日本の医薬品
構造式集
2024

JN047687

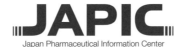

Japan Pharmaceutical Information Center

発刊にあたって

　医薬品にとって構造式はきわめて多くの情報を内蔵し、その本質を示す精髄といえるものです。構造式には、医薬品の安定性、溶解性などの化学的特性がふくまれ、薬効や薬理が示唆され、容易に類似化合物の類推ができ、製造や合成の難易度までもわかります。薬剤師をはじめ化学、薬学領域の学生、研究者にとっては不可欠なものです。さらに最近は、医師、看護師や生物学研究者にも構造式に堪能な方が増えています。

　しかし、このような重要な情報を含む構造式をいざ調べようとすると案外と手間がかかります。これらを一覧とした冊子を常に手元において、医薬品の本質たる構造式を見ておくことは、医薬にかかわる仕事をする人々はもちろん、携わらんとしている学生、研究者の皆様の貴重な情報となり、医薬品についての感覚を磨くことに活用していただけるものと思います。ぜひご愛用ください。

一般財団法人
日本医薬情報センター（JAPIC）

元会長　首　藤　紘　一
（日本の医薬品 構造式集 2005/平成17年1月発行より転載）

JAPICとは

　一般財団法人日本医薬情報センター（JAPIC）は、1972年に当時の厚生省から財団法人として認可され、2012年4月からは内閣総理大臣の認可を受け一般財団法人として現在に至っております。JAPICは、**医薬品及び医療機器に関する国内外の情報を迅速に集め、公正な立場で整理・分析して的確でかつ使いやすい・見やすい形の情報に加工し、それらを医療機関、製薬企業、医療機器企業等に提供**することによって、国民の健康、医療の向上に寄与することを目的に活動しております。

　この間、特に医療用医薬品、一般用医薬品の添付文書情報を網羅した**「医療用医薬品集」**、**「一般用医薬品集」**（JAPIC編集・発行、丸善出版（株）発売）はJAPICの出版物として幅広く認知され、親しまれてまいりました。また、ボリューム・価格とも1/2にした**「医療用医薬品集 普及新版」**や医薬品の効能効果と標準病名が対応する**「添付文書記載病名集」**なども発行しております。また、**医薬品添付文書データベース**や医薬品と対応病名データベースなどのデータや**「医薬品と対応病名検索システム」**の提供も行っております。そのほか、国内医薬品安全性情報に重点をおいた**「医薬文献・学会情報速報サービス（JAPIC-Qサービス）」**および**「海外規制当局等安全性措置情報（JAPIC Daily Mail）」**なども広くご利用いただいております。医薬文献情報、学会演題情報、電子添文情報、新薬承認審査報告書などを網羅したデータベースを誰でも無料（一部有料）で検索できる**医薬品情報データベース「iyakuSearch」**も提供しております。

　昨今、副作用防止策の一環として、医薬品の適正使用はもとより、さらに進んで医薬品の有害作用を予知できるような情報を期待する声もあがっております。それだけに今後ますます医薬品情報の重要性が増してくると思われます。一方では医薬情報、医薬品・医療機器関連情報が著しく増加している毎日の中にあって、正しい情報をタイムリーかつ的確に提供するために、佇むことなく日々新しくしていくように心がけ、皆様のお役に立てることを誇りにできる医薬情報センターとして成長していきたいと存じます。

　今後とも、皆様からのご支援、ご協力をよろしくお願い申し上げます。

凡　例

　現在汎用されている医療用医薬品のうち，４成分以上の配合剤,一部の高分子製剤,低分子製剤などを除く約1,500成分の構造式を収載している。各成分には構造式に加え，一般名,化学名,分子式・分子量，効能・効果，薬効分類番号を記載した。

　本文の配列は成分（大きい文字で示した部分）の五十音順とし，単独成分を優先に記載している。また，配合剤のうち，単独成分としても掲載している成分についてはそちらを参照していただきたい。

　薬効分類番号は平成２年４月に統計審議会において答申された改正案による「日本標準商品分類」に準拠し，「医薬品及び関連製品」を示す87以降の３桁を記載している。

　索引は一般名・製品名を網羅した五十音索引と，欧文一般名から検索できる欧文索引を収載している。更に，五十音索引の製品名には取扱会社名（製造販売会社）も合わせて記載している。なお，一般名に準ずる製品名は省略した。

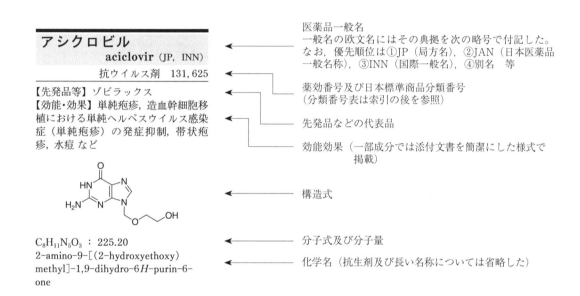

アシクロビル　←　医薬品一般名
　一般名の欧文名にはその典拠を次の略号で付記した。なお，優先順位は①JP（局方名），②JAN（日本医薬品一般名称），③INN（国際一般名），④別名　等

抗ウイルス剤　131,625　←　薬効番号及び日本標準商品分類番号（分類番号表は索引の後を参照）

【先発品等】ゾビラックス　←　先発品などの代表品

【効能・効果】単純疱疹，造血幹細胞移植における単純ヘルペスウイルス感染症（単純疱疹）の発症抑制，帯状疱疹，水痘　など　←　効能効果（一部成分では添付文書を簡潔にした様式で掲載）

←　構造式

$C_8H_{11}N_5O_3$：225.20　←　分子式及び分子量

2-amino-9-[(2-hydroxyethoxy)methyl]-1,9-dihydro-6H-purin-6-one　←　化学名（抗生剤及び長い名称については省略した）

　記載構造式に関しては原則として一部表記を統一した。ただし，成分によっては，構造の表現，及び構造式の向き等調節している。統一した表記は以下のとおりである。

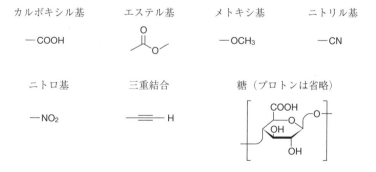

カルボキシル基	エステル基	メトキシ基	ニトリル基
—COOH		—OCH₃	—CN

ニトロ基	三重結合	糖（プロトンは省略）
—NO₂		

五十音索引

項目表題医薬品名（医薬品の一般名）：太字。その他の名称，代表品等：細字

INDEX

7

INDEX

11

15

INDEX

アルファベット索引

I N D E X

35

I
N
D
E
X

37

I
N
D
E
X

薬効分類番号表

「日本標準商品分類」に準拠，「医薬品及び関連製品」を示す87以降の３桁を記載

11- 中枢神経系用薬
111 全身麻酔剤
112 睡眠鎮静剤，抗不安剤
113 抗てんかん剤
114 解熱鎮痛消炎剤
115 興奮剤，覚醒剤
116 抗パーキンソン剤
117 精神神経用剤
118 総合感冒剤
119 その他の中枢神経系用薬

12- 末梢神経系用薬
121 局所麻酔剤
122 骨格筋弛緩剤
123 自律神経剤
124 鎮けい剤
125 発汗剤，止汗剤
129 その他の末梢神経系用薬

13- 感覚器官用薬
131 眼科用剤
132 耳鼻科用剤
133 鎮暈剤
139 その他の感覚器官用薬

19- その他の神経系及び感覚器官用医薬品

21- 循環器官用薬
211 強心剤
212 不整脈用剤
213 利尿剤
214 血圧降下剤
215 血管補強剤
216 血管収縮剤
217 血管拡張剤
218 高脂血症用剤
219 その他の循環器官用薬

22- 呼吸器官用薬
221 呼吸促進剤
222 鎮咳剤
223 去痰剤
224 鎮咳去痰剤
225 気管支拡張剤
226 含嗽剤
229 その他の呼吸器官用薬

23- 消化器官用薬
231 止しゃ剤，整腸剤
232 消化性潰瘍用剤
233 健胃消化剤
234 制酸剤
235 下剤，浣腸剤
236 利胆剤
237 複合胃腸剤
239 その他の消化器官用薬

24- ホルモン剤（抗ホルモン剤を含む）
241 脳下垂体ホルモン剤
242 唾液腺ホルモン剤
243 甲状腺，副甲状腺ホルモン剤
244 たん白同化ステロイド剤
245 副腎ホルモン剤
246 男性ホルモン剤
247 卵胞ホルモン及び黄体ホルモン剤
248 混合ホルモン剤
249 その他のホルモン剤（抗ホルモン剤を含む）

25- 泌尿生殖器官及び肛門用薬
251 泌尿器官用剤
252 生殖器官用剤（性病予防剤を含む）
253 子宮収縮剤
254 避妊剤
255 痔疾用剤
259 その他の泌尿生殖器官及び肛門用薬

26- 外皮用薬
261 外皮用殺菌消毒剤
262 創傷保護剤
263 化膿性疾患用剤
264 鎮痛，鎮痒，収斂，消炎剤
265 寄生性皮ふ疾患用剤
266 皮ふ軟化剤（腐しょく剤を含む）
267 毛髪用剤（発毛剤，脱毛剤，染毛剤，養毛剤）
268 浴剤
269 その他の外皮用薬

27- 歯科口腔用薬
271 歯科用局所麻酔剤
272 歯髄失活剤
273 歯科用鎮痛鎮静剤（根管及び齲窩消毒剤を含む）
274 歯髄乾屍剤（根管充填剤を含む）
275 歯髄覆罩剤
276 歯科用抗生物質製剤
279 その他の歯科口腔用薬

29- その他の個々の器官系用医薬品

31- ビタミン剤
311 ビタミンA及びD剤
312 ビタミンB_1剤
313 ビタミンB剤（ビタミンB_1剤を除く）
314 ビタミンC剤
315 ビタミンE剤
316 ビタミンK剤
317 混合ビタミン剤（ビタミンA・D混合製剤を除く）
319 その他のビタミン剤

32- 滋養強壮薬
321 カルシウム剤
322 無機質製剤
323 糖類剤
324 有機酸製剤
325 たん白アミノ酸製剤
326 臓器製剤
327 乳幼児用剤
329 その他の滋養強壮薬

33- 血液・体液用薬
331 血液代用剤
332 止血剤
333 血液凝固阻止剤
339 その他の血液・体液用薬

34- 人工透析用薬
341 人工腎臓透析用剤
342 腹膜透析用剤
349 その他の人工透析用薬

39- その他の代謝性医薬品
391 肝臓疾患用剤
392 解毒剤
393 習慣性中毒用剤
394 痛風治療剤
395 酵素製剤
396 糖尿病用剤
397 総合代謝性製剤
399 他に分類されない代謝性医薬品

41- 細胞賦活用薬
411 クロロフィル製剤
412 色素製剤
419 その他の細胞賦活用薬

42- 腫瘍用薬
421 アルキル化剤
422 代謝拮抗剤
423 抗腫瘍性抗生物質製剤
424 抗腫瘍性植物成分製剤
429 その他の腫瘍用薬

43- 放射性医薬品

44- アレルギー用薬
441 抗ヒスタミン剤
442 刺激療法剤
443 非特異性免疫原製剤
449 その他のアレルギー用薬

49- その他の組織細胞機能用医薬品

51- 生薬

52- 漢方製剤

59- その他の生薬及び漢方処方に基づく医薬品

61- 抗生物質製剤
611 主としてグラム陽性菌に作用するもの
612 主としてグラム陰性菌に作用するもの
613 主としてグラム陽性･陰性菌に作用するもの
614 主としてグラム陽性菌・マイコプラズマに作用するもの
615 主としてグラム陽性･陰性菌･リケッチア・クラミジアに作用するもの
616 主として抗酸菌に作用するもの
617 主としてカビに作用するもの
619 その他の抗生物質製剤（複合抗生物質製剤を含む）

62- 化学療法剤
621 サルファ剤
622 抗結核剤
623 抗ハンセン病剤
624 合成抗菌剤
625 抗ウイルス剤
629 その他の化学療法剤

63- 生物学的製剤
631 ワクチン類
632 毒素及びトキソイド類
633 抗毒素類及び抗レプトスピラ血清類
634 血液製剤類
635 生物学的試験用製剤類
636 混合生物学的製剤
639 その他の生物学的製剤

64- 寄生動物用薬
641 抗原虫剤
642 駆虫剤
649 その他の寄生動物用薬

69- その他の病原生物に対する医薬品

71- 調剤用薬
711 賦形剤
712 軟膏基剤
713 溶解剤
714 矯味，矯臭，着色剤
715 乳化剤
719 その他の調剤用薬

72- 診断用薬（体外診断用医薬品を除く）
721 X線造影剤
722 機能検査用試薬
729 その他の診断用薬（体外診断用医薬品を除く）

73- 公衆衛生用薬
731 防腐剤
732 防疫用殺菌消毒剤
733 防虫剤
734 殺虫剤
735 殺そ剤
739 その他の公衆衛生用薬

74- 体外診断用医薬品
741 一般検査用試薬
742 血液検査用試薬
743 生化学的検査用試薬
744 免疫血清学的検査用試薬
745 細菌学的検査用薬
746 病理組織検査用薬
747 体外診断用放射性医薬品
749 その他の体外診断用医薬品

79- その他の治療を主目的としない医薬品
791 ばん創こう
799 他に分類されない治療を主目的としない医薬品

81- アルカロイド系麻薬（天然麻薬）
811 あへんアルカロイド系製剤
812 コカアルカロイド系製剤
819 その他のアルカロイド系麻薬（天然麻薬）

82- 非アルカロイド系麻薬
821 合成麻薬

アカラブルチニブ
acalabrutinib (JAN, INN)
抗悪性腫瘍剤・ブルトン型チロシンキナーゼ阻害剤　429

【先発品等】カルケンス
【効能・効果】慢性リンパ性白血病（小リンパ球性リンパ腫を含む）

$C_{26}H_{23}N_7O_2$：465.51
4-{8-amino-3-[(2S)-1-(but-2-ynoyl)pyrrolidin-2-yl]imidazo[1,5-a]pyrazin-1-yl}-N-(pyridin-2-yl)benzamide

アカルボース
acarbose (JAN)
α-グルコシダーゼ阻害剤　396

【効能・効果】糖尿病の食後過血糖の改善

$C_{25}H_{43}NO_{18}$：645.6

アカンプロサートカルシウム
acamprosate calcium (JAN)
acamprosate (INN)
アルコール依存症 断酒補助剤　119

【先発品等】レグテクト
【効能・効果】アルコール依存症患者における断酒維持の補助

$C_{10}H_{20}Ca\ N_2O_8S_2$：400.48
monocalcium bis(3-acetamidopropane-1-sulfonate)

アキシチニブ
axitinib (JAN, INN)
キナーゼ阻害剤　429

【先発品等】インライタ
【効能・効果】根治切除不能又は転移性の腎細胞癌

$C_{22}H_{18}N_4OS$：386.47

N-methyl-2-({3-[(1E)-2-(pyridin-2-yl)ethen-1-yl]-1H-indazol-6-yl}sulfanyl)benzamide

アクタリット
actarit (JAN, INN)
疾患修飾性抗リウマチ薬（DMARD）　114

【先発品等】オークル　モーバー
【効能・効果】関節リウマチ

$C_{10}H_{11}NO_3$：193.20
4-acetylaminophenylacetic acid

アクチノマイシンD
actinomycin D (JP)
ダクチノマイシン　dactinomycin (INN)
抗腫瘍性抗生物質　423

【先発品等】コスメゲン
【効能・効果】(1)ウイルムス腫瘍, 絨毛上皮腫, 破壊性胞状奇胎 (2)小児悪性固形腫瘍（ユーイング肉腫ファミリー腫瘍, 横紋筋肉腫 など）に対する他の抗悪性腫瘍剤との併用療法

MeGly = N-メチルグリシン
MeVal = N-メチルバリン

$C_{62}H_{86}N_{12}O_{16}$：1,255.42

アクラルビシン塩酸塩
aclarubicin hydrochloride
(JP, INN)
抗腫瘍性抗生物質　423

【先発品等】アクラシノン
【効能・効果】胃癌, 肺癌, 乳癌, 卵巣癌, 悪性リンパ腫, 急性白血病の自覚的並びに他覚的症状の寛解及び改善

$C_{42}H_{53}NO_{15}$・HCl：848.33

アクリジニウム臭化物
aclidinium bromide (JAN, INN)
COPD治療剤　225

【先発品等】エクリラ
【効能・効果】慢性閉塞性肺疾患（慢性気管支炎, 肺気腫）の気道閉塞性障害に基づく諸症状の緩解

$C_{26}H_{30}BrNO_4S_2$：564.56
(3R)-3-[2-hydroxy-2,2-di(thiophen-2-yl)acetyloxy]-1-(3-phenyloxypropyl)-1-azoniabicyclo[2.2.2]octane bromide

アコチアミド塩酸塩水和物
acotiamide hydrochloride hydrate (JAN)
acotiamide (INN)
機能性ディスペプシア（FD）治療剤　239

【先発品等】アコファイド
【効能・効果】機能性ディスペプシアにおける食後膨満感, 上腹部膨満感, 早期満腹感

$C_{21}H_{30}N_4O_5S$・HCl・$3H_2O$：541.06
N-{2-[bis(1-methylethyl)amino]ethyl}-2-([2-hydroxy-4,5-dimethoxybenzoyl)amino]thiazole-4-carboxamide monohydrochloride trihydrate

アザシチジン
azacitidine (JAN, INN)
ヌクレオシドアナログ　429

【先発品等】ビダーザ
【効能・効果】骨髄異形成症候群, 急性骨髄性白血病

$C_8H_{12}N_4O_5$：244.20
4-amino-1-β-D-ribofuranosyl-1,3,5-triazin-2(1H)-one

アザチオプリン
azathioprine (JP, INN)

免疫抑制剤　399

【先発品等】アザニン　イムラン
【効能・効果】(1)腎移植，肝移植，心移植，肺移植における拒絶反応の抑制(2)ステロイド依存性のクローン病の緩解導入及び緩解維持並びにステロイド依存性の潰瘍性大腸炎の緩解維持(3)全身性血管炎，全身性エリテマトーデス（SLE），難治性リウマチ性疾患など治療抵抗性のリウマチ性疾患(4)自己免疫性肝炎

$C_9H_7N_7O_2S$ ： 277.26
6-(1-methyl-4-nitro-1H-imidazol-5-ylthio)purine

アシクロビル
aciclovir (JP, INN)

抗ウイルス剤　131, 625

【先発品等】ゾビラックス
【効能・効果】単純疱疹，造血幹細胞移植における単純ヘルペスウイルス感染症（単純疱疹）の発症抑制，帯状疱疹，水痘 など

$C_8H_{11}N_5O_3$ ： 225.20
2-amino-9-[(2-hydroxyethoxy)methyl]-1,9-dihydro-6H-purin-6-one

アジスロマイシン 水和物
azithromycin hydrate (JP)
azithromycin (INN)

15員環マクロライド系抗生物質
131, 614

【先発品等】ジスロマック
【効能・効果】〈適応菌種〉レンサ球菌属，インフルエンザ菌，マイコバクテリウム・アビウムコンプレックス（MAC） など 〈適応症〉リンパ管・リンパ節炎，子宮頸管炎，エイズに伴う播種性MAC症の発症抑制及び治療 など

$C_{38}H_{72}N_2O_{12}$・$2H_2O$ ： 785.02

アシタザノラスト 水和物
acitazanolast hydrate (JAN)
acitazanolast (INN)

アレルギー性結膜炎治療剤　131

【先発品等】ゼペリン
【効能・効果】アレルギー性結膜炎

$C_9H_7N_5O_3$・H_2O ： 251.20
3'-(1H-tetrazol-5-yl)oxanilic acid monohydrate

アシミニブ 塩酸塩
asciminib hydrochloride (JAN)
asciminib (INN)

抗悪性腫瘍剤・チロシンキナーゼインヒビター（ABLミリストイルポケット結合型阻害剤）　429

【先発品等】セムブリックス
【効能・効果】前治療薬に抵抗性又は不耐容の慢性骨髄性白血病

$C_{20}H_{18}ClF_2N_5O_3$・HCl ： 486.30
N-[4-(chlorodifluoromethoxy)phenyl]-6-[(3R)-3-hydroxypyrrolidin-1-yl]-5-(1H-pyrazol-3-yl)pyridine-3-carboxamide monohydrochloride

アジルサルタン
azilsartan (JAN, INN)

持続性AT$_1$受容体遮断剤　214

【先発品等】アジルバ
【効能・効果】高血圧症

$C_{25}H_{20}N_4O_5$ ： 456.45
2-ethoxy-1-{[2'-(5-oxo-4,5-dihydro-1,2,4-oxadiazol-3-yl)biphenyl-4-yl]methyl}-1H-benzo[d]imidazole-7-carboxylic acid

アスコルビン酸
ascorbic acid (JP, INN)

ビタミンC　314

【先発品等】ハイシー
【効能・効果】(1)ビタミンC欠乏症の予防及び治療(2)毛細管出血，薬物中毒，副腎皮質機能障害などのうち，ビタミンCの欠乏又は代謝障害が関与すると推定される場合 など

$C_6H_8O_6$ ： 176.12
L-$threo$-hex-2-enono-1,4-lactone

アズトレオナム
aztreonam (JP, INN)

モノバクタム系抗生物質　612

【先発品等】アザクタム
【効能・効果】〈適応菌種〉淋菌，髄膜炎菌，インフルエンザ菌，緑膿菌 など 〈適応症〉敗血症，肺炎，膀胱炎，腎盂腎炎，前立腺炎，胆管炎，子宮内感染，化膿性髄膜炎，角膜炎 など

$C_{13}H_{17}N_5O_8S_2$ ： 435.43
2-{(Z)-(2-aminothiazol-4-yl)-[(2S,3S)-2-methyl-4-oxo-1-sulfoazetidin-3-ylcarbamoyl]methyleneaminooxy}-2-methyl-1-propanoic acid

アスピリン　aspirin (JP)
アセチルサリチル酸　acetyl salicylic acid

サリチル酸系解熱鎮痛・抗血小板剤
114, 339

【効能・効果】(1)解熱鎮痛(2)抗血小板：狭心症，虚血性脳血管障害，冠動脈バイパス術（CABG）あるいは経皮経管冠動脈形成術（PTCA）施行後における血栓・塞栓形成の抑制(3)川崎病

$C_9H_8O_4$ ： 180.16
2-acetoxybenzoic acid

アスピリン・ダイアルミネート
aspirin (JP)・dialuminate

抗血小板剤 339

【効能・効果】狭心症（慢性安定狭心症，不安定狭心症），心筋梗塞，虚血性脳血管障害〔一過性脳虚血発作（TIA，脳梗塞〕，冠動脈バイパス術（CABG）あるいは経皮経管冠動脈形成術（PTCA）施行後における血栓・塞栓形成の抑制，川崎病

dialuminate

dihydroxyaluminum aminoacetate (aluminum glycinate)　magnesium carbonate
1:2

aspirin
$C_9H_8O_4$ ： 180.16
2-acetoxybenzoic acid

dihydroxyaluminum aminoacetate
$C_2H_6AlNO_4 \cdot {}_XH_2O$ ： 135.05（無水物）

アズレン　azulene
アズレンスルホン酸ナトリウム水和物
sodium gualenate hydrate (JAN)
〔sodium gualenate (INN)〕
ジメチルイソプロピルアズレン
1,4-dimethyl-7-isopropylazulene (JAN)

消炎剤　131, 226, 232, 239, 264

【先発品等】アズノール，−ST
【効能・効果】内服：胃潰瘍，胃炎における自覚症状及び他覚所見の改善　眼科用：急性結膜炎，慢性結膜炎，アレルギー性結膜炎　など　含嗽用・挿入用：咽頭炎，扁桃炎，口内炎　など　外用：湿疹，熱傷・その他の疾患によるびらん及び潰瘍

sodium gualenate hydrate

1,4-dimethyl-7-isopropylazulene

sodium gualenate hydrate
$C_{15}H_{17}NaO_3S \cdot \frac{1}{2}H_2O$ ： 309.36
$C_{15}H_{17}NaO_3S \cdot H_2O$ ： 318.36
sodium 1,4-dimethyl-7-isopropyl-azulene-3-sulfonate semihydrate
sodium 1,4-dimethyl-7-isopropyl-azulene-3-sulfonate monohydrate
1,4-dimethyl-7-isopropylazulene
$C_{15}H_{18}$ ： 198.30

アセタゾラミド
acetazolamide (JP, INN)

炭酸脱水酵素抑制剤　213

【先発品等】ダイアモックス
【効能・効果】緑内障，てんかん，肺気腫における呼吸性アシドーシスの改善，心性浮腫，肝性浮腫，月経前緊張症，メニエール病及びメニエール症候群　など

$C_4H_6N_4O_3S_2$ ： 222.25
N-(5-sulfamoyl-1,3,4-thiadiazol-2-yl)acetamide

アセチルコリン塩化物
acetylcholine chloride
(JAN, INN)

副交感神経興奮剤　123, 722

【先発品等】オビソート
【効能・効果】麻酔後の腸管麻痺，消化管機能低下のみられる急性胃拡張，円形脱毛症，冠動脈造影検査時の冠攣縮薬物誘発試験における冠攣縮の誘発

$C_7H_{16}ClNO_2$ ： 181.66
2-acetoxy-N,N,N-trimethylethyl-aminium chloride

アセチルシステイン
acetylcysteine (JP, INN)

気道粘液溶解剤・アセトアミノフェン中毒解毒剤・巻き爪治療用剤
223, 269, 392

【先発品等】ムコフィリン　リネイル
【効能・効果】内用液：アセトアミノフェン過量摂取時の解毒　吸入液：(1)気管支喘息，肺結核，肺化膿症，肺炎などの去痰　(2)気管支造影，気管支鏡検査，気管切開術などにおける前後処置　ゲル：巻き爪矯正の補助

$C_5H_9NO_3S$ ： 163.19
$(2R)$-2-acetylamino-3-sulfanylpropanoic acid

アセチルフェネトライド
acetylpheneturide (JAN)

フェニル尿素系抗てんかん剤　113

【先発品等】クランポール
【効能・効果】(1)てんかんの痙攣発作：強直間代発作，焦点発作　(2)精神運動発作　(3)自律神経発作

$C_{13}H_{16}N_2O_3$ ： 248.28
N-(2-phenylbutyryl)-N'-acetylurea

アセトアミノフェン
acetaminophen (JP)
パラセタモール　paracetamol (INN)

アミノフェノール系解熱鎮痛剤　114

【先発品等】アセリオ　アルピニー　アンヒバ　カロナール
【効能・効果】(1)頭痛，耳痛，症候性神経痛，腰痛症，筋肉痛，打撲痛，捻挫痛　など　(2)急性上気道炎の解熱・鎮痛　など

$C_8H_9NO_2$ ： 151.16
N-(4-hydroxyphenyl)acetamide

アセトヘキサミド
acetohexamide (JP, INN)

スルホニル尿素系血糖降下剤　396

【先発品等】ジメリン
【効能・効果】インスリン非依存型糖尿病

$C_{15}H_{20}N_2O_4S$ ： 324.40
4-acetyl-N-(cyclohexylcarbamoyl)benzenesulfonamide

アセナピンマレイン酸塩
asenapin maleate (JAN)
asenapin (INN)

抗精神病剤　117

【先発品等】シクレスト
【効能・効果】統合失調症

及び鏡像異性体

$C_{17}H_{16}ClNO \cdot C_4H_4O_4$ ： 401.84
(3a*RS*,12b*RS*)-5-chloro-2-methyl-
2,3,3a,12b-tetrahydro-1*H*-dibenzo
[2,3:6,7]oxepino[4,5-*c*]pyrrole
monomaleate

アセメタシン
acemetacin (JP, INN)

インドール酢酸系解熱消炎鎮痛剤・
インドメタシンプロドラッグ　114

【先発品等】ランツジール
【効能・効果】(1)肩関節周囲炎，腰痛
症，頸肩腕症候群などの消炎・鎮痛
(2)手術後及び外傷後の消炎・鎮痛 (3)
急性上気道炎の解熱・鎮痛

$C_{21}H_{18}ClNO_6$ ： 415.82
2-{2-[1-(4-chlorobenzoyl)-5-
methoxy-2-methyl-1*H*-indol-3-yl]
acetyloxy}acetic acid

アゼラスチン塩酸塩
azelastine hydrochloride
(JP, INN)

アレルギー性疾患治療剤　449

【先発品等】アゼプチン
【効能・効果】気管支喘息，アレルギー
性鼻炎，蕁麻疹，湿疹・皮膚炎，アト
ピー性皮膚炎，皮膚瘙痒症，痒疹

$C_{22}H_{24}ClN_3O \cdot HCl$ ： 418.36
4-[(4-chlorophenyl)methyl]-2-[(4*RS*)-
(1-methylazepan-4-yl)]-phthalazin-
1(2*H*)-one monohydrochloride

アゼルニジピン
azelnidipine (JP, INN)

ジヒドロピリジン系カルシウム拮抗剤
214

【先発品等】カルブロック
【効能・効果】高血圧症

$C_{33}H_{34}N_4O_6$ ： 582.65
3-[1-(diphenylmethyl)azetidin-3-yl]
5-(1-methylethyl) (4*RS*)-2-amino-6-
methyl-4-(3-nitrophenyl)-1,4-
dihydropyridine-3,5-dicarboxylate

亜セレン酸ナトリウム
sodium serenite (JAN)

低セレン血症治療剤　322

【先発品等】アセレンド
【効能・効果】低セレン血症

Na_2SeO_3 ： 172.94
sodium selenite

アゾセミド
azosemide (JAN, INN)

ループ利尿剤　213

【先発品等】ダイアート
【効能・効果】心性浮腫（うっ血性心不
全），腎性浮腫，肝性浮腫

$C_{12}H_{11}ClN_6O_2S_2$ ： 370.84
2-chloro-5-(1*H*-tetrazol-5-yl)-4-
[(thien-2-ylmethyl)amino]benzene-
sulfonamide

アタザナビル硫酸塩
atazanavir sulfate (JAN)
atazanavir (INN)

抗ウイルス・HIVプロテアーゼ阻害剤
625

【先発品等】レイアタッツ
【効能・効果】HIV-1感染症

$C_{38}H_{52}N_6O_7 \cdot H_2SO_4$ ： 802.93
dimethyl(3*S*,8*S*,9*S*,12*S*)-9-benzyl-
3,12-di-*tert*-butyl-8-hydroxy-4,11-
dioxo-6-[4-(pyridin-2-yl)benzyl]-
2,5,6,10,13-pentaazatetradecanedioate

---

monosulfate

アダパレン
adapalene (JAN, INN)

ナフトエ酸誘導体　269

【先発品等】ディフェリン
【効能・効果】尋常性痤瘡

$C_{28}H_{28}O_3$ ： 412.52
6-[4-methoxy-3-(tricyclo[3.3.1.1^{3,7}]
dec-1-yl)phenyl]naphtalene-2-
carboxylic acid

アデニン　adenine (JAN)
白血球減少症用プリン塩基　419

【先発品等】ロイコン
【効能・効果】放射線暴射ないし薬物に
よる白血球減少症

$C_5H_5N_5$ ： 135.13
6-aminopurine

アデノシン adenosine (JAN)
心臓疾患診断補助剤　799

【先発品等】アデノスキャン
【効能・効果】十分に運動負荷をかけら
れない患者において心筋血流シンチグ
ラフィによる心臓疾患の診断を行う場
合の負荷誘導

$C_{10}H_{13}N_5O_4$ ： 267.24
6-amino-9-β-D-ribofuranosyl-9*H*-
purine

アデノシン三リン酸
二ナトリウム水和物
adenosine triphosphate
disodium hydrate (JAN)

代謝性剤　399

【先発品等】アデホス,-L　トリノシンS
【効能・効果】(1)頭部外傷後遺症に伴う
諸症状の改善 (2)心不全 (3)眼精疲労に
おける調節機能の安定化 (4)メニエー
ル病及び内耳障害に基づくめまい (5)

脳性小児麻痺（弛緩型）　など

$C_{10}H_{14}N_5Na_2O_{13}P_3 \cdot 3H_2O$ ： 605.19
adenosine triphosphate disodium trihydrate (adenosine 5'-triphosphate disodium trihydrate)

アテノロール
atenolol (JP, INN)
β-遮断剤（β₁選択性）212

【先発品等】テノーミン
【効能・効果】(1)本態性高血圧症 (2)狭心症 (3)頻脈性不整脈

$C_{14}H_{22}N_2O_3$ ： 266.34
2-(4-{(2RS)-2-hydroxy-3-[(1-methylethyl)amino]propyloxy}phenyl)acetamide

アトバコン
atovaquone (JAN, INN)
ニューモシスチス肺炎治療剤 629

【先発品等】サムチレール
【効能・効果】〈適応菌種〉ニューモシスチス・イロベチー〈適応症〉ニューモシスチス肺炎，ニューモシスチス肺炎の発症抑制

$C_{22}H_{19}ClO_3$ ： 366.84
2-[trans-4-(4-chlorophenyl)cyclohexyl]-3-hydroxy-1,4-naphthoquinone

アトバコン・プログアニル
塩酸塩
atovaquone (JAN, INN)・
proguanil hydrochloride
(JAN, INN)
抗マラリア剤 641

【先発品等】マラロン
【効能・効果】マラリア

---

atovaquone
$C_{22}H_{19}ClO_3$ ： 366.84
2-[trans-4-(4-chlorophenyl)cyclohexyl]-3-hydroxy-1,4-naphthoquinone

proguanil hydrochloride
$C_{11}H_{16}ClN_5 \cdot HCl$ ： 290.19
1-(4-chlorophenyl)-5-(1-methylethyl)biguanide monohydrochloride

アトモキセチン塩酸塩
atomoxetine hydrochloride (JAN)
atomoxetine (INN)
選択的ノルアドレナリン
再取り込み阻害剤 117

【先発品等】ストラテラ
【効能・効果】注意欠陥/多動性障害（AD/HD）

$C_{17}H_{21}NO \cdot HCl$ ： 291.82
(3R)-N-methyl-3-(2-methylphenoxy)-3-phenylpropan-1-amine monohydrochloride

アトルバスタチン
カルシウム水和物
atorvastatin calcium hydrate (JP)
atorvastatin (INN)
HMG-CoA還元酵素阻害剤 218

【先発品等】リピトール
【効能・効果】高コレステロール血症，家族性高コレステロール血症

$C_{66}H_{68}CaF_2N_4O_{10} \cdot 3H_2O$ ： 1,209.39
monocalcium bis{(3R,5R)-7-[2-(4-fluorophenyl)-5-(1-methylethyl)-3-phenyl-4-(phenylcarbamoyl)-1H-pyrrol-1-yl]-3,5-dihydroxyheptanoate} trihydrate

アドレナリン
adrenaline (JP)
エピネフリン epinephrine (INN)
副腎髄質ホルモン，カテコラミン 245

【先発品等】エピペン　ボスミン
【効能・効果】(1)気管支喘息などに基づく気管支痙攣の緩解 (2)急性低血圧又はショック時の補助治療 (3)心停止の補助治療 (4)蜂毒，食物及び薬物等に起因するアナフィラキシー反応に対する補助治療　など

$C_9H_{13}NO_3$ ： 183.20
4-[(1R)-1-hydroxy-2-(methylamino)ethyl]benzene-1,2-diol

アトロピン硫酸塩水和物
atropine sulfate hydrate (JP)
副交感神経遮断剤 124, 131

【効能・効果】(1)内服：胃・十二指腸潰瘍における運動亢進，胃腸の痙攣性疼痛，有機リン系殺虫剤・副交感神経興奮剤の中毒，麻酔前投薬　など (2)眼科用：散瞳と調節麻痺

$(C_{17}H_{23}NO_3)_2 \cdot H_2SO_4 \cdot H_2O$ ： 694.83
(1R,3r,5S)-8-methyl-8-azabicyclo[3.2.1]oct-3-yl [(2RS)-3-hydroxy-2-phenyl]propanoate hemisulfate hemihydrate

アナグリプチン
anagliptin (JAN, INN)
選択的DPP-4阻害剤・
2型糖尿病治療剤 396

【先発品等】スイニー
【効能・効果】2型糖尿病

$C_{19}H_{25}N_7O_2$ ： 383.45
N-[2-({2-[(2S)-2-cyanopyrrolidin-1-yl]-2-oxoethyl}amino)-2-methylpropyl]-2-methylpyrazolo[1,5-a]pyrimidine-6-carboxamide

アナグレリド塩酸塩水和物
anagrelide hydrochloride hydrate (JAN)
anagrelide (INN)
本態性血小板血症治療剤 429

【先発品等】アグリリン
【効能・効果】本態性血小板血症

$C_{10}H_7Cl_2N_3O \cdot HCl \cdot H_2O$ ： 310.56
6,7-dichloro-1,5-dihydroimidazo
[2,1-b]quinazolin-2(3H)-one
monohydrochloride monohydrate

アナストロゾール
anastrozole (JP, INN)
アロマターゼ阻害剤　429

【先発品等】アリミデックス
【効能・効果】閉経後乳癌

$C_{17}H_{19}N_5$ ： 293.37
2,2'-[5-(1H-1,2,4-triazol-1-
ylmethyl)benzene-1,3-diyl]bis
(2-methylpropanenitrile)

アナモレリン塩酸塩
anamorelin hydrochloride (JAN)
anamorelin (INN)
グレリン様作用薬　399

【先発品等】エドルミズ
【効能・効果】次の悪性腫瘍における
がん悪液質：非小細胞肺癌, 胃癌,
膵癌, 大腸癌

$C_{31}H_{42}N_6O_3 \cdot HCl$ ： 583.16
(3R)-3-benzyl-N,N',N'-trimethyl-
1-(2-methylalanyl-D-tryptophyl)
piperidine-3-carbohydrazide
monohydrochloride

アバカビル硫酸塩
abacavir sulfate (JAN)
abacavir (INN)
抗ウイルス・HIV逆転写酵素阻害剤　625

【先発品等】ザイアジェン
【効能・効果】HIV感染症

$(C_{14}H_{18}N_6O)_2 \cdot H_2SO_4$ ： 670.74

(-)-{(1S,4R)-4-[2-amino-6-
(cyclopropylamino)purine-9-yl]
cyclopenta-2-enyl}methanol
hemisulfate

アバコパン
avacopan (JAN, INN)
選択的C5a受容体拮抗薬　399

【先発品等】タブネオス
【効能・効果】顕微鏡的多発血管炎, 多
発血管炎性肉芽腫症

$C_{33}H_{35}F_4N_3O_2$ ： 581.64
(2R,3S)-2-[4-(cyclopentylamino)
phenyl]-1-(2-fluoro-6-methyl-
benzoyl)-N-[4-methyl-3-(trifluoro-
methyl)phenyl]piperidine-3-carboxamide

アバトロンボパグ
マレイン酸塩
avatrombopag maleate (JAN)
トロンボポエチン受容体作動薬　339

【先発品等】ドプテレット
【効能・効果】待機的な観血的手技を予
定している慢性肝疾患患者における血
小板減少症の改善

$C_{29}H_{34}Cl_2N_6O_3S_2 \cdot C_4H_4O_4$ ： 765.73
1-(3-chloro-5-{[4-(4-chlorothiophen-
2-yl)-5-(4-cyclohexylpiperazin-1-yl)-
1,3-thiazol-2-yl]carbamoyl}
pyridin-2-yl)piperidine-4-carboxylic
acid monomaleate

アパルタミド
apalutamide (JAN, INN)
前立腺癌治療剤　429

【先発品等】アーリーダ
【効能・効果】遠隔転移を有しない去勢
抵抗性前立腺癌, 遠隔転移を有する前
立腺癌

$C_{21}H_{15}F_4N_5O_2S$ ： 477.43
4-{7-[6-cyano-5-(trifluoromethyl)
pyridin-3-yl]-8-oxo-6-thioxo-5,7-

---

diazaspiro[3.4]octan-5-yl}-2-
fluoro-N-methylbenzamide

アピキサバン
apixaban (JAN, INN)
経口FXa阻害剤　333

【先発品等】エリキュース
【効能・効果】非弁膜症性心房細動患者
における虚血性脳卒中及び全身性塞栓
症の発症抑制

$C_{25}H_{25}N_5O_4$ ： 459.50
1-(4-methoxyphenyl)-7-oxo-6-[4-
(2-oxopiperidin-1-yl)phenyl]-4,5,6,7-
tetrahydro-1H-pyrazolo[3,4-c]
pyridine-3-carboxamide

アビラテロン酢酸エステル
abiraterone acetate (JAN)
abiraterone (INN)
前立腺癌治療剤（CYP17阻害剤）　429

【先発品等】ザイティガ
【効能・効果】(1)去勢抵抗性前立腺癌
(2)内分泌療法未治療のハイリスクの予
後因子を有する前立腺癌

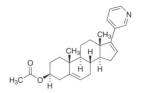

$C_{26}H_{33}NO_2$ ： 391.55
17-(pyridin-3-yl)androsta-5,16-
dien-3β-yl acetate

アファチニブマレイン酸塩
afatinib maleate (JAN)
afatinib (INN)
抗悪性腫瘍剤/チロシンキナーゼ阻害剤　429

【先発品等】ジオトリフ
【効能・効果】EGFR遺伝子変異陽性の
手術不能又は再発非小細胞肺癌

$C_{24}H_{25}ClFN_5O_3 \cdot 2C_4H_4O_4$ ： 718.08
(2E)-N-[4-(3-chloro-4-fluoroanilino)-
7-{[(3S)-oxolan-3-yl]oxy}

quinazolin-6-yl]-4-(dimethylamino)
but-2-enamide dimaleate

アプラクロニジン塩酸塩
apraclonidine
hydrochloride (JAN)
apraclonidine (INN)

レーザー術後眼圧上昇防止剤　131

【先発品等】アイオピジンUD
【効能・効果】アルゴンレーザー線維柱帯形成術、アルゴンレーザー虹彩切開術、及びNd-ヤグレーザー後嚢切開術後に生じる眼圧上昇の防止

$C_9H_{10}Cl_2N_4 \cdot HCl$ ： 281.57
2-[(4-amino-2,6-dichlorophenyl)
imino] imidazolidine monohydrochloride

アプリンジン塩酸塩
aprindine hydrochloride (JP)
aprindine (INN)

ナトリウムチャネル遮断剤　212

【先発品等】アスペノン
【効能・効果】頻脈性不整脈

$C_{22}H_{30}N_2 \cdot HCl$ ： 358.95
N-(2,3-dihydro-1H-inden-2-yl)-
N',N'-diethyl-N-phenylpropane-
1,3-diamine monohydrochloride

アプレピタント
aprepitant (INN, JAN)

選択的NK$_1$受容体拮抗型制吐剤　239

【先発品等】イメンド
【効能・効果】抗悪性腫瘍剤（シスプラチン等）投与に伴う消化器症状（悪心、嘔吐）（遅発期を含む）

$C_{23}H_{21}F_7N_4O_3$ ： 534.43
5-{[(2R,3S)-2-{(1R)-1-[3,5-bis
(trifluoromethyl)phenyl]ethoxy}-3-(4-
fluorophenyl)morpholin-4-yl]methyl}-
1,2-dihydro-3H-1,2,4-triazol-3-one

アプレミラスト
apremilast (JAN, INN)

PDE4阻害剤　399

【先発品等】オテズラ
【効能・効果】局所療法で効果不十分な尋常性乾癬、関節症性乾癬、局所療法で効果不十分なベーチェット病による口腔潰瘍

$C_{22}H_{24}N_2O_7S$ ： 460.50
N-{2-[(1S)-1-(3-ethoxy-4-
methoxyphenyl)-2-(methylsulfonyl)
ethyl]-1,3-dioxo-2,3-dihydro-1H-
isoindol-4-yl}acetamide

アフロクアロン
afloqualone (JP, INN)

筋緊張性疾患治療剤　124

【先発品等】アロフト
【効能・効果】(1)頸肩腕症候群、腰痛症の筋緊張状態の改善 (2)脳血管障害、脳性麻痺、痙性脊髄麻痺などによる痙性麻痺

$C_{16}H_{14}FN_3O$ ： 283.30
6-amino-2-fluoromethyl-3-(2-tolyl)-
3H-quinazolin-4-one

アブロシチニブ
abrocitinib (JAN, INN)

ヤヌスキナーゼ (JAK) 阻害剤　449

【先発品等】サイバインコ
【効能・効果】既存治療で効果不十分なアトピー性皮膚炎

$C_{14}H_{21}N_5O_2S$ ： 323.41
N-{cis-3-[methyl(7H-pyrrolo
[2,3-d]pyrimidin-4-yl)amino]
cyclobutyl}propane-1-sulfonamide

アベマシクリブ
abemaciclib (JAN, INN)

抗悪性腫瘍剤 (CDK4/6阻害剤)　429

【先発品等】ベージニオ
【効能・効果】(1)ホルモン受容体陽性かつHER2陰性の手術不能又は再発乳癌

(2)ホルモン受容体陽性かつHER2陰性で再発高リスクの乳癌における術後薬物療法

$C_{27}H_{32}F_2N_8$ ： 506.59
N-{5-[(4-ethylpiperazin-1-yl)methyl]
pyridin-2-yl}-5-fluoro-4-[4-fluoro-
2-methyl-1-(1-methylethyl)-1H-
benzimidazol-6-yl]pyrimidin-2-amine

アポモルヒネ塩酸塩水和物
apomorphine hydrochloride
hydrate (JAN)

抗パーキンソン剤　116

【先発品等】アポカイン
【効能・効果】パーキンソン病におけるオフ症状の改善（レボドパ含有製剤の頻回投与及び他の抗パーキンソン病薬の増量等を行っても十分に効果が得られない場合）

$C_{17}H_{17}NO_2 \cdot HCl \cdot \frac{1}{2}H_2O$ ： 312.79
(6aR)-6-methyl-5,6,6a,7-tetrahydro-
4H-dibenzo[de,g]quinoline-10,11-diol
monohydrochloride hemihydrate

アマンタジン塩酸塩
amantadine hydrochloride (JP)
amantadine (INN)

抗パーキンソン剤、抗A型インフルエンザウイルス剤　116, 117, 625

【先発品等】シンメトレル
【効能・効果】(1)パーキンソン症候群 (2)脳梗塞後遺症に伴う意欲・自発性低下の改善 (3)A型インフルエンザウイルス感染症

$C_{10}H_{17}N \cdot HCl$ ： 187.71
tricyclo[3.3.1.1^{3,7}]dec-1-ylamine
monohydrochloride

アミオダロン塩酸塩
amiodarone hydrochloride (JP)
amiodarone (INN)

不整脈治療剤　212

【先発品等】アンカロン
【効能・効果】生命に危険のある次の再

発性不整脈で他の抗不整脈薬が無効
か，又は使用できない場合：心室細
動，心室性頻拍，心不全（低心機能）
又は肥大型心筋症に伴う心房細動　など

C$_{25}$H$_{29}$I$_2$NO$_3$・HCl ： 681.77
(2-butylbenzofuran-3-yl) {4-[2-
(diethylamino)ethoxy]-3,5-diiodophenyl}
methanone monohydrochloride

アミカシン硫酸塩
amikacin sulfate (JP)
amikacin (INN)

アミノグリコシド系抗生物質　612,616
【先発品等】アリケイス
【効能・効果】〈適応菌種〉シトロバク
ター属，クレブシエラ属，セラチア
属，緑膿菌　など　〈適応症〉敗血症，
肺炎，肺膿瘍，膀胱炎，腎盂腎炎，腹
膜炎　など

C$_{22}$H$_{43}$N$_5$O$_{13}$・2H$_2$SO$_4$ ： 781.76

アミドトリゾ酸
ナトリウムメグルミン
meglumine sodium amidotrizoate
sodium amidotrizoate (INN)

直接膵管胆道・逆行性尿路・関節・
唾液腺・消化管造影剤　721
【先発品等】ガストログラフイン
【効能・効果】(1)内視鏡の逆行性膵胆管
撮影，経皮経肝胆道撮影 (2)唾液腺撮
影 (3)消化管撮影　など

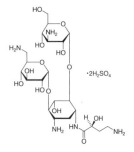

amidotrizoic acid

meglumine

amidotrizoic acid(JP)
C$_{11}$H$_9$I$_3$N$_2$O$_4$ ： 613.91
3,5-bis(acetylamino)-2,4,6-

triiodobenzoic acid

アミトリプチリン塩酸塩
amitriptyline hydrochloride (JP)
amitriptyline (INN)

三環系抗うつ剤　117
【先発品等】トリプタノール
【効能・効果】精神科領域におけるうつ
病・うつ状態，夜尿症，末梢性神経障
害性疼痛

C$_{20}$H$_{23}$N・HCl ： 313.86
3-(10,11-dihydro-5H-dibenzo[a,d]
cyclohepten-5-ylidene)-N,N-dimethyl-
propylamine monohydrochloride

アミノ安息香酸エチル
ethyl aminobenzoate (JP)
ベンゾカイン　benzocaine (INN)

エステル型局所麻酔剤　271
【効能・効果】(1)内服：胃炎，胃潰瘍に
伴う疼痛・嘔吐 (2)外皮用：外傷，熱
傷，日焼け，皮膚潰瘍，瘙痒症，痔疾
における鎮痛・鎮痒 (3)歯科用：歯科
領域における表面麻酔

C$_9$H$_{11}$NO$_2$ ： 165.19
ethyl 4-aminobenzoate

アミノフィリン水和物
aminophylline hydrate (JP)
aminophylline (INN)

キサンチン系強心・利尿剤　211
【先発品等】アプニション　キョーフィ
リン　ネオフィリン，-PL
【効能・効果】(1)未熟児無呼吸発作 (2)
気管支喘息，うっ血性心不全，脳卒中
発作急性期，閉塞性肺疾患，チェーン・
ストークス呼吸，脳卒中発作急性期　など

(C$_7$H$_8$N$_4$O$_2$)$_2$・C$_2$H$_8$N$_2$・xH$_2$O
1,3-dimethyl-1H-purine-2,6(3H,7H)-
dione hemi(ethane-1,2-diamine)hydrate

アミノレブリン酸塩酸塩
aminolevulinic acid
hydrochloride (JAN)

光線力学診断用剤　729
【先発品等】アラグリオ　アラベル
【効能・効果】悪性神経膠腫の腫瘍摘出
術中における腫瘍組織の可視化，経尿
道的膀胱腫瘍切除術時における筋層非
浸潤性膀胱癌の可視化

C$_5$H$_9$NO$_3$・HCl ： 167.59
5-amino-4-oxopentanoic acid
hydrochloride

アムシノニド
amcinonide (JAN, INN)

副腎皮質ホルモン　264
【先発品等】ビスダーム
【効能・効果】湿疹・皮膚炎群，痒疹
群，虫さされ，乾癬，掌蹠膿疱症，扁
平苔癬，紅皮症，慢性円板状エリテマ
トーデス，円形脱毛症

C$_{28}$H$_{35}$FO$_7$ ： 502.57
16α,17α-cyclopentylidenedioxy-9α-
fluoro-11β,21-dihydroxy-1,4-
pregnadiene-3,20-dione-21-acetate

アムホテリシンB
amphotericin B (JP, INN)

ポリエンマクロライド系
抗真菌性抗生物質　617
【先発品等】アムビゾーム　ファンギゾン
【効能・効果】(1)内服：消化管における
カンジダ異常増殖 (2)注射：〈有効菌
種〉アスペルギルス，カンジダ，ムコー
ル，クリプトコッカス　など　〈適
応症〉(1)前記真菌による深在性感染症
(2)真菌感染が疑われる発熱性好中球減
少症 (3)リーシュマニア症

C$_{47}$H$_{73}$NO$_{17}$ ： 924.08

アムルビシン塩酸塩
amrubicin hydrochloride (JAN)
amrubicin (INN)

アントラサイクリン系
抗腫瘍性抗生物質　423

【先発品等】カルセド
【効能・効果】非小細胞肺癌, 小細胞肺癌

$C_{25}H_{25}NO_9 \cdot HCl$ ： 519.93
(＋)-(7S,9S)-9-acetyl-9-amino-7-
[(2-deoxy-β-$_D$-$erythro$-
pentopyranosyl)oxy]-7,8,9,10-
tetrahydro-6,11-dihydroxy-5,12-
naphthacenedione hydrochloride

アムロジピンベシル酸塩
amlodipine besilate (JP)
amlodipine (INN)

ジヒドロピリジン系カルシウム拮抗剤
217

【先発品等】アムロジン,-OD　ノルバスク,-OD
【効能・効果】高血圧症, 狭心症

$C_{20}H_{25}ClN_2O_5 \cdot C_6H_6O_3S$ ： 567.05
3-ethyl 5-methyl (4RS)-2-[(2-amino-
ethoxy)methyl]-4-(2-chlorophenyl)-
6-methyl-1,4-dihydropyridine-3,5-
dicarboxylate monobenzenesulfonate

アムロジピンベシル酸塩・
アトルバスタチン
カルシウム水和物
amlodipine besilate (JP)
〔amlodipine (INN)〕・
atorvastatin calcium hydrate
(JAN) 〔atorvastatin (INN)〕

ジヒドロピリジン系カルシウム拮抗剤
/HMG-CoA還元酵素阻害剤合剤　219

【先発品等】カデュエット
【効能・効果】高血圧症又は狭心症と,
高コレステロール血症又は家族性高コ
レステロール血症を併発している患者

---

amlodipine besilate
$C_{20}H_{25}ClN_2O_5 \cdot C_6H_6O_3S$ ： 567.05
3-ethyl 5-methyl (4RS)-2-[(2-amino-
ethoxy)methyl]-4-(2-chlorophenyl)-
6-methyl-1,4-dihydropyridine-3,5-
dicarboxylate monobenzenesulfonate

atorvastatin calcium hydrate
$C_{66}H_{68}CaF_2N_4O_{10} \cdot 3H_2O$ ： 1,209.39
monocalcium bis{(3R,5R)-7-[2-(4-
fluorophenyl)-5-(1-methylethyl)-3-
phenyl-4-phenylcarbamoyl-1H-pyrrol-1-
yl]-3,5-dihydroxyheptanoate} trihydrate

アメジニウムメチル硫酸塩
amezinium metilsulfate
(JAN, INN)

低血圧治療剤　219

【先発品等】リズミック
【効能・効果】本態性低血圧, 起立性低
血圧, 透析施行時の血圧低下の改善

$C_{12}H_{15}N_3O_5S$ ： 313.33
4-amino-6-methoxy-1-
phenylpyridazinium methylsulfate

アメナメビル
amenamevir (JAN, INN)

抗ヘルペスウイルス剤　625

【先発品等】アメナリーフ
【効能・効果】(1)帯状疱疹 (2)再発性の
単純疱疹

$C_{24}H_{26}N_4O_5S$ ： 482.55
N-(2,6-dimethylphenyl)-N-(2-{[4-
(1,2,4-oxadiazol-3-yl)phenyl]amino}-
2-oxoethyl)-1,1-dioxothiane-
4-carboxamide

アモキサピン
amoxapine (JP, INN)

三環系抗うつ剤　117

【先発品等】アモキサン
【効能・効果】うつ病・うつ状態

$C_{17}H_{16}ClN_3O$ ： 313.78
2-chloro-11-(piperazin-1-yl)dibenzo
[b, f][1,4]oxazepin

アモキシシリン水和物
amoxicillin hydrate (JP)
amoxicillin (INN)

合成ペニシリン　613

【先発品等】サワシリン　パセトシン
【効能・効果】〈適応菌種〉ブドウ球菌
属, レンサ球菌属, 肺炎球菌, 大腸菌,
インフルエンザ菌, ヘリコバクター・
ピロリ　など　〈適応症〉(1)骨髄炎,
肺炎　など (2)胃潰瘍・十二指腸潰瘍
などにおけるヘリコバクター・ピロリ
感染症

$C_{16}H_{19}N_3O_5S \cdot 3H_2O$ ： 419.45

アモキシシリン水和物・
クラブラン酸カリウム
amoxicillin hydrate (JP)
〔amoxicillin (INN)〕・
potassium clavulanate (JP)
〔clavulanic acid (INN)〕

β-ラクタマーゼ阻害剤配合抗生物質
613

【先発品等】オーグメンチン125SS,
-250RS　クラバモックス
【効能・効果】〈適応菌種〉淋菌, クレ
ブシエラ属, プロテウス属, インフル
エンザ菌　など　〈適応症〉慢性膿皮
症, 急性気管支炎, 膀胱炎, 腎盂腎炎,
子宮内感染, 中耳炎　など

amoxicillin hydrate

potassium clavulanate

amoxicillin hydrate
$C_{16}H_{19}N_3O_5S \cdot 3H_2O$ ： 419.45

potassium clavulanate
$C_8H_8KNO_5$ ： 237.25

アモスラロール塩酸塩
amosulalol hydrochloride (JP)
amosulalol (INN)

$\alpha\beta$-遮断剤　214

【先発品等】ローガン
【効能・効果】本態性高血圧症, 褐色細胞腫による高血圧症

$C_{18}H_{24}N_2O_5S \cdot HCl$ ： 416.92
5-((1RS)-1-hydroxy-2-{[2-(2-methoxyphenoxy)ethyl]amino}ethyl)-2-methylbenzenesulfonamide monohydrochloride

アモバルビタール
amobarbital (JP, INN)

バルビツール酸系催眠鎮静剤　112

【効能・効果】不眠症, 不安緊張状態の鎮静

$C_{11}H_{18}N_2O_3$ ： 226.27
5-ethyl-5-(3-methylbutyl)pyrimidine-2,4,6(1H,3H,5H)-trione

アモロルフィン塩酸塩
amorolfine hydrochloride (JAN)
amorolfine (INN)

抗真菌剤　265

【先発品等】ペキロン
【効能・効果】(1)白癬：足白癬, 手白癬, 体部白癬, 股部白癬 (2)皮膚カンジダ症：指間びらん症, 間擦疹 (乳児寄生菌性紅斑を含む), 爪囲炎 (3)癜風

$C_{21}H_{35}NO \cdot HCl$ ： 353.98
(±)-cis-2,6-dimethyl-4-[3-[4-(1,1-dimethylpropyl)phenyl]-2-methyl-propyl]morpholine monohydrochloride

アラセプリル
alacepril (JP, INN)

ACE阻害剤, プロドラッグ　214

【先発品等】セタプリル
【効能・効果】本態性高血圧症, 腎性高血圧症

$C_{20}H_{26}N_2O_5S$ ： 406.50
(2S)-2-{(2S)-1-[(2S)-3-(acetylsulfanyl)-2-methylpropanoyl]pyrrolidine-2-carbonyl}amino-3-phenylpropanoic acid

アリスキレンフマル酸塩
aliskiren fumarate (JAN)
aliskiren (INN)

直接的レニン阻害剤　214

【先発品等】ラジレス
【効能・効果】高血圧症

$2C_{30}H_{53}N_3O_6 \cdot C_4H_4O_4$ ： 1,219.59
bis[(2S,4S,5S,7S)-5-amino-N-(2-carbamoyl-2-methylpropyl)-4-hydroxy-2-(1-methylethyl)-7-[4-methoxy-3-(3-methoxypropoxy)benzyl]-8-methylnonanamide]monofumarate

アリピプラゾール
aripiprazole (JAN, INN)

抗精神病薬　117

【先発品等】エビリファイ, -OD
【効能・効果】(1)統合失調症 (2)双極性障害における躁症状の改善 (3)うつ病・うつ状態 (既存治療で十分な効果が認められない場合に限る) (4)小児期の自閉スペクトラム症に伴う易刺激性

$C_{23}H_{27}Cl_2N_3O_2$ ： 448.39
7-[4-[4-(2,3-dichlorophenyl)-1-piperazinyl]butoxy]-3,4-dihydro-2(1H)-quinolinone

アリメマジン酒石酸塩
alimemazine tartrate (JP)
alimemazine (INN)

フェノチアジン系抗ヒスタミン剤　441

【先発品等】アリメジン
【効能・効果】皮膚疾患に伴う瘙痒, 蕁麻疹, 感冒等で上気道炎に伴うくしゃみ・鼻汁・咳嗽, アレルギー性鼻炎

$(C_{18}H_{22}N_2S)_2 \cdot C_4H_6O_6$ ： 746.98
N,N,2-trimethyl-3-(10H-phenothiazin-10-yl)propylamine hemitartrate

アルガトロバン水和物
argatroban hydrate (JP)
argatroban (INN)

選択的抗トロンビン剤　219

【先発品等】スロンノン　ノバスタン
【効能・効果】(1)脳血栓症急性期に伴う神経症候 (運動麻痺) などの改善 (2)慢性動脈閉塞症における四肢潰瘍, 安静時疼痛並びに冷感の改善 (3)血液体外循環時の灌流血液の凝固防止 (血液透析) など

$C_{23}H_{36}N_6O_5S \cdot H_2O$ ： 526.65
(2R,4R)-4-methyl-1-((2S)-2-{[(3RS)-3-methyl-1,2,3,4-tetrahydroquinolin-8-yl]sulfonyl}amino-5-guanidinopentanoyl)piperidine-2-carboxylic acid monohydrate

L-アルギニン塩酸塩
L-arginine hydrochloride (JP)
arginine (INN)

尿素サイクル異常症薬, 下垂体機能検査負荷剤　399, 722

【先発品等】アルギU
【効能・効果】(1)先天性尿素サイクル異常症又はリジン尿性蛋白不耐症における高アンモニア血症の急性増悪において経口製剤により調節不能な場合の緊急的血中アンモニア濃度の低下 (2)下垂体機能検査

$C_6H_{14}N_4O_2 \cdot HCl$ ： 210.66
(2S)-2-amino-5-guanidinopentanoic acid monohydrochloride

L-アルギニン塩酸塩・L-アルギニン
L-arginine
hydrochloride (JAN, INN)・
L-arginine (JAN)
arginine (INN)

尿素サイクル異常症薬　399

【先発品等】アルギU
【効能・効果】先天性尿素サイクル異常症又はリジン尿性蛋白不耐症における血中アンモニア濃度の上昇抑制

L-arginine
$C_6H_{14}N_4O_2$: 174.20
(2S)-2-amino-5-guanidinopentanoic acid

L-arginine hydrochloride
$C_6H_{14}N_4O_2$・HCl : 210.66
(2S)-2-amino-5-guanidinopentanoic acid monohydrochloride

L-アルギニン L-グルタミン酸塩水和物
L-arginine L-glutamate
hydrate (JAN)
アルギニングルタメート　arginine glutamate

高アンモニア血症改善剤　399

【先発品等】アルギメート
【効能・効果】高アンモニア血症

$C_{11}H_{23}N_5O_6$: 321.33（無水物）

アルキルジアミノエチルグリシン塩酸塩
alkyldiaminoethylglycine
hydrochloride (JAN)

消毒剤　261

【効能・効果】手指・皮膚、手術部位の皮膚・粘膜、皮膚・粘膜の創傷部位、医療機器、手術室・病室・家具・器具・物品などの消毒

[RNHCH$_2$CH$_2$NHCH$_2$CH$_2$NHCH$_2$COOH]・HCl

R = C$_8$H$_{17}$ – C$_{16}$H$_{33}$

alkyldiaminoethylglycine hydrochloride

N-[2-[[2-(dodecylamino)ethyl]amino]ethyl]glycine hydrochloride

アルギン酸ナトリウム
sodium alginate (JAN)

防御因子増強剤　232, 332

【先発品等】アルト　アルロイドG
【効能・効果】(1)胃・十二指腸潰瘍、びらん性胃炎における止血及び自覚症状の改善 (2)胃生検の出血時の止血 など

$(C_6H_7O_6Na)n$

アルクロメタゾン
プロピオン酸エステル
alclometasone
dipropionate (JAN)
alclometasone (INN)

副腎皮質ホルモン　264

【先発品等】アルメタ
【効能・効果】湿疹・皮膚炎群、乾癬、痒疹群、紅斑症、薬疹・中毒疹、紅皮症、慢性円板状エリテマトーデス など

$C_{28}H_{37}ClO_7$: 521.04
(＋)-7α-chloro-11β,17,21-trihydroxy-16α-methyl-1,4-pregnadiene-3,20-dione 17,21-dipropionate

アルジオキサ
aldioxa (JP, INN)

防御因子増強剤　232

【効能・効果】胃潰瘍、十二指腸潰瘍、胃炎における自覚症状及び他覚所見の改善

$C_4H_7AlN_4O_5$: 218.10
dihydroxo[(4RS)-5-oxo-4-ureido-4,5-dihydro-1H-imidazol-2-yl]oxoaluminium

アルテメテル・ルメファントリン
artemether (JAN, INN)・
lumefantrine (JAN, INN)

抗マラリア剤　641

【先発品等】リアメット
【効能・効果】マラリア

artemether
$C_{16}H_{26}O_5$: 298.37
(3R,5aS,6R,8aS,9R,10S,12R,12aR)-10-methoxy-3,6,9-trimethyldecahydro-1H-3,12-epoxy[1,2]dioxepino[4,3-i]isochromene

lumefantrine
$C_{30}H_{32}Cl_3NO$: 528.94
(1RS)-2-dibutylamino-1-[(Z)-2,7-dichloro-9-(4-chlorobenzylidene)-9H-fluoren-4-yl] ethanol

アルファカルシドール
alfacalcidol (JAN, INN)

活性型ビタミンD$_3$　311

【先発品等】アルファロール　ワンアルファ
【効能・効果】(1)慢性腎不全、副甲状腺機能低下症、ビタミンD抵抗性クル病・骨軟化症、未熟児におけるビタミンD代謝異常に伴う諸症状の改善 (2)骨粗鬆症

$C_{27}H_{44}O_2$: 400.64
(1S,3R,5Z,7E)-9,10-secocholesta-5,7,10(19)-triene-1,3-diol

アルプラゾラム
alprazolam (JP, INN)

ベンゾジアゼピン系抗不安剤　112

【先発品等】コンスタン　ソラナックス
【効能・効果】心身症（胃・十二指腸潰瘍、過敏性腸症候群、自律神経失調症）における身体症候並びに不安・緊

張・抑うつ・睡眠障害

$C_{17}H_{13}ClN_4$ ： 308.76
8-chloro-1-methyl-6-phenyl-4H-[1,2,4]
triazolo[4,3-a]〔1,4〕benzodiazepine

アルプロスタジル
alprostadil (JP, INN)
プロスタグランジンE₁誘導体　219

【先発品等】パルクス　リプル
【効能・効果】(1)慢性動脈閉塞症における四肢潰瘍並びに安静時疼痛の改善 (2)進行性全身性硬化症，糖尿病などにおける皮膚潰瘍の改善 (3)動脈管依存性先天性心疾患における動脈管の開存など

$C_{20}H_{34}O_5$ ： 354.48
7-{(1R,2R,3R)-3-hydroxy-2-
〔(1E,3S)-3-hydroxyoct-1-en-1-yl〕-
5-oxocyclopentyl}heptanoic acid

アルプロスタジル
アルファデクス
alprostadil alfadex (JP)
alprostadil (INN)
プロスタグランジンE₁誘導体　219,269

【先発品等】プロスタンディン
【効能・効果】慢性動脈閉塞症における四肢潰瘍並びに安静時疼痛の改善，振動病における末梢血行障害に伴う自覚症状の改善並びに末梢循環・神経・運動機能障害の回復，血行再建術後の血流維持 など

$C_{20}H_{34}O_5 \cdot xC_{36}H_{60}O_{30}$
7-{(1R,2R,3R)-3-hydroxy-2-
〔(1E,3S)-3-hydroxyoct-1-en-1-yl〕-
5-oxocyclopentyl}heptanoic acid-
α-cyclodextrin

アルベカシン硫酸塩
arbekacin sulfate (JP)
arbekacin (INN)
アミノグリコシド系抗生物質　611

【先発品等】ハベカシン

【効能・効果】〈適応菌種〉メチシリン耐性黄色ブドウ球菌（MRSA）〈適応症〉敗血症, 肺炎

$C_{22}H_{44}N_6O_{10} \cdot xH_2SO_4 (x=2-2\frac{1}{2})$：
552.62(ただし遊離塩基)

アルベンダゾール
albendazole (JAN, INN)
ベンズイミダゾール系駆虫剤　642

【先発品等】エスカゾール
【効能・効果】包虫症

$C_{12}H_{15}N_3O_2S$ ： 265.33
methyl 5-(propylthio)-2-
benzimidazolecarbamate

アルミノパラアミノ
サリチル酸カルシウム水和物
aluminoparaaminosalicylate
calcium hydrate (JAN)
結核化学療法剤　622

【先発品等】アルミノニッパスカルシウム
【効能・効果】〈適応菌種〉結核菌〈適応症〉肺結核及びその他の結核症

$C_{14}H_{13}AlCaN_2O_8 \cdot 5H_2O$ ： 494.40
calcium monoaqua-monohydroxo-
bis(4-amino-2-hydroxybenzoate)
aluminate pentahydrate

アレクチニブ塩酸塩
alectinib hydrochloride (JAN)
alectinib (INN)
抗悪性腫瘍剤/ALK阻害剤　429

【先発品等】アレセンサ
【効能・効果】(1)ALK〔Anaplastic Lymphoma Kinase(未分化リンパ腫キナーゼ)〕融合遺伝子陽性の切除不能な進行・再発の非小細胞肺癌 (2)再発又は難治性のALK融合遺伝子陽性の未分化大細胞リンパ腫

$C_{30}H_{34}N_4O_2 \cdot HCl$ ： 519.08
9-ethyl-6,6-dimethyl-8-[4-(morpholin-4-yl)piperidin-1-yl]-11-oxo-6,11-dihydro-5H-benzo〔b〕carbazole-3-carbonitrile monohydrochloride

アレンドロン酸
ナトリウム水和物
alendronate sodium hydrate (JP)
alendronic acid (INN)
骨粗鬆症治療剤　399

【先発品等】フォサマック　ボナロン
【効能・効果】内服：骨粗鬆症　注射：悪性腫瘍による高カルシウム血症

$C_4H_{12}NNaO_7P_2 \cdot 3H_2O$ ： 325.12
monosodium trihydrogen 4-amino-1-
hydroxybutane-1,1-diyldiphosphonate
trihydrate

アログリプチン安息香酸塩
alogliptin benzoate (JAN)
alogliptin (INN)
選択的DPP-4阻害剤・
2型糖尿病治療剤　396

【先発品等】ネシーナ
【効能・効果】2型糖尿病

$C_{18}H_{21}N_5O_2 \cdot C_7H_6O_2$ ： 461.51
2-({6-〔(3R)-3-aminopiperidin-
1-yl〕-3-methyl-2,4-dioxo-3,4-
dihydropyrimidin-1(2H)-yl}methyl)
benzonitrile monobenzoate

アログリプチン安息香酸塩・
ピオグリタゾン塩酸塩
alogliptin benzoate (JAN)
〔alogliptin (INN)〕・
pioglitazone hydrochloride (JP)
〔pioglitazone (INN)〕
選択的DPP-4阻害剤/チアゾリジン系薬
配合剤・2型糖尿病治療剤　396

【先発品等】リオベル-LD,-HD
【効能・効果】2型糖尿病。ただし，アログリプチン安息香酸塩及びピオグリ

タゾン塩酸塩の併用による治療が適切と判断される場合に限る

alogliptin benzoate

pioglitazone hydrochloride

alogliptin benzoate
$C_{18}H_{21}N_5O_2 \cdot C_7H_6O_2$ ： 461.51
2-({6-[(3R)-3-aminopiperidin-1-yl]-3-methyl-2,4-dioxo-3,4-dihydropyrimidin-1(2H)-yl}methyl)benzonitrile monobenzoate

pioglitazone hydrochloride
$C_{19}H_{20}N_2O_3S \cdot HCl$ ： 392.90
(5RS)-5-{4-[2-(5-ethylpyridin-2-yl)ethoxy] benzyl} thiazolidine-2,4-dione monohydrochloride

---

アロチノロール塩酸塩
arotinolol hydrochloride (JP)
arotinolol (INN)

αβ-遮断剤　212

【効能・効果】(1)本態性高血圧症（軽症〜中等症），狭心症，頻脈性不整脈 (2)本態性振戦

$C_{15}H_{21}N_3O_2S_3 \cdot HCl$ ： 408.00
5-{2-[(2RS)-3-(1,1-dimethylethyl)amino-2-hydroxypropylsulfanyl]-1,3-thiazol-4-yl} thiophene-2-carboxamide monohydrochloride

---

アロプリノール
allopurinol (JP, INN)

キサンチンオキシダーゼ阻害剤・高尿酸血症治療剤　394

【先発品等】ザイロリック
【効能・効果】痛風，高尿酸血症を伴う高血圧症における高尿酸血症の是正

$C_5H_4N_4O$ ： 136.11
1H-pyrazolo[3,4-d]pyrimidin-4-ol

安息香酸ナトリウム・カフェイン
caffeine and sodium benzoate (JP)

キサンチン系興奮・強心・利尿剤　211

【先発品等】アンナカ
【効能・効果】眠気，倦怠感，血管拡張性及び脳圧亢進性頭痛，血管拡張性及び脊椎穿刺後頭痛 など

sodium benzoate

caffeine

sodium benzoate
$C_7H_5NaO_2$ ： 144.10
monosodium benzoate

caffeine
$C_8H_{10}N_4O_2 \cdot H_2O$ ： 212.21
3,7-dihydro-1,3,7-trimethyl-1H-purine-2,6-dione hydrate

アンピシリン
ampicillin (INN)

アンピシリン水和物　ampicillin hydrate (JP)
アンピシリンナトリウム　ampicillin sodium (JP)

合成ペニシリン　613

【先発品等】ビクシリン
【効能・効果】〈適応菌種〉肺炎球菌，腸球菌属，淋菌，炭疽菌，放線菌，赤痢菌，インフルエンザ菌，梅毒トレポネーマ など 〈適応症〉腎盂腎炎，淋菌感染症，腹膜炎，子宮内感染，麦粒腫，猩紅熱，炭疽，放線菌症，梅毒 など

ampicillin hydrate

ampicillin sodium

anhydrous ampicillin

ampicillin hydrate
$C_{16}H_{19}N_3O_4S \cdot 3H_2O$ ： 403.45

ampicillin sodium
$C_{16}H_{18}N_3NaO_4S$ ： 371.39

アンピシリンナトリウム・クロキサシリンナトリウム水和物
ampicillin sodium (JP)
〔ampicillin (INN)〕・
cloxacillin sodium hydrate (JP)
〔cloxacillin (INN)〕

複合合成ペニシリン　619

【効能・効果】〈適応菌種〉ブドウ球菌属，肺炎球菌，インフルエンザ菌 など 〈適応症〉肺炎，慢性膿皮症，肺膿瘍，膀胱炎，腎盂腎炎，新生児の細菌感染予防 など

ampicillin sodium

cloxacillin sodium hydrate

ampicillin sodium
$C_{16}H_{18}N_3NaO_4S$ ： 371.39

cloxacillin sodium hydrate
$C_{19}H_{17}ClN_3NaO_5S \cdot H_2O$ ： 475.88

アンピシリンナトリウム・スルバクタムナトリウム
ampicillin sodium (JP)
〔ampicillin (INN)〕・
sulbactam sodium (JP)
〔sulbactam (INN)〕

β-ラクタマーゼ阻害剤配合抗生物質　613

【先発品等】ユナシン-S
【効能・効果】〈適応菌種〉本剤に感性のブドウ球菌属，肺炎球菌，モラクセラ（ブランハメラ）・カタラーリス，大腸菌，プロテウス属，インフルエンザ菌 〈適応症〉肺炎，肺膿瘍，膀胱炎，腹膜炎

ampicillin sodium

sulbactam sodium

ampicillin sodium
$C_{16}H_{18}N_3NaO_4S$ ： 371.39

sulbactam sodium
$C_8H_{10}NNaO_5S$ ： 255.22

アンピロキシカム
ampiroxicam (JP, INN)

オキシカム系消炎鎮痛剤,
ピロキシカムプロドラッグ　114

【先発品等】フルカム
【効能・効果】関節リウマチ, 変形性関節症, 腰痛症, 肩関節周囲炎, 頸肩腕症候群の鎮痛, 消炎

$C_{20}H_{21}N_3O_7S$ ： 447.46
ethyl(1*RS*)-1-({2-methyl-1,1-dioxido-3-[(pyridin-2-ylamino)carbonyl]-2*H*-1,2-benzothiazin-4-yl}oxy)ethyl carbonate

アンブリセンタン
ambrisentan (JAN, INN)

エンドセリン受容体拮抗薬　219

【先発品等】ヴォリブリス
【効能・効果】肺動脈性肺高血圧症

$C_{22}H_{22}N_2O_4$ ： 378.42
(2*S*)-2-[(4,6-dimethylpyrimidin-2-yl)oxy]-3-methoxy-3,3-diphenylpropanoic acid

アンブロキソール塩酸塩
ambroxol hydrochloride (JAN)
ambroxol (INN)

気道潤滑去痰剤　223

【先発品等】ムコソルバン,-DS,-L
【効能・効果】(1)急性気管支炎, 気管支喘息, 慢性気管支炎, 気管支拡張症, 肺結核, 塵肺症, 手術後の喀痰喀出困難の去痰 (2)慢性副鼻腔炎の排膿　など

$C_{13}H_{18}Br_2N_2O·HCl$ ： 414.56
trans-4-[(2-amino-3,5-dibromobenzyl)amino]cyclohexanol hydrochloride

アンベノニウム塩化物
ambenonium chloride (JP, INN)

抗コリンエステラーゼ剤　123

【先発品等】マイテラーゼ
【効能・効果】重症筋無力症

$C_{28}H_{42}Cl_4N_4O_2$ ： 608.47
2,2'-[(1,2-dioxoethane-1,2-diyl)diimino]bis[*N*-(2-chlorobenzyl)-*N*,*N*-diethylethylaminium]dichloride

イオジキサノール
iodixanol (JAN, INN)

非イオン性等浸透圧造影剤　721

【先発品等】ビジパーク
【効能・効果】脳血管撮影, 四肢血管撮影, 逆行性尿路撮影, 内視鏡的逆行性膵胆管撮影

$C_{35}H_{44}I_6N_6O_{15}$ ： 1,550.19
a diastereomeric mixture of 5,5'-[(2-hydroxytrimethylene)bis(acetylimino)]bis[*N*,*N*'-bis(2,3-dihydroxypropyl)-2,4,6-triiodo-1,3-benzenedicarboxamide]

イオトロクス酸メグルミン
iotroxate meglumine (JAN)
iotroxic acid (JP, INN)

胆嚢・胆管造影剤　721

【先発品等】ビリスコピン
【効能・効果】胆嚢・胆管撮影

iotroxic acid

iotroxic acid
$C_{22}H_{18}I_6N_2O_9$ ： 1,215.81
3,3'-(3,6,9-trioxaundecanedioyl)diiminobis(2,4,6-triiodobenzoic acid)

イオトロラン
iotrolan (JAN, INN)

非イオン性造影剤　721

【先発品等】イソビスト
【効能・効果】脊髄撮影, コンピュータ断層撮影における脳室・脳槽・脊髄造影, 関節撮影, 子宮卵管撮影

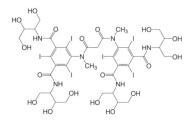

$C_{37}H_{48}I_6N_6O_{18}$ ： 1,626.23
a diastereomeric mixture of 5,5'-[malonylbis(methylimino)]bis[*N*,*N*'-bis(2,3-dihydroxy-1-(hydroxymethyl)propyl]-2,4,6-triiodoisophthalamide]

イオパミドール
iopamidol (JP, INN)

非イオン性尿路・血管造影剤　721

【先発品等】イオパミロン
【効能・効果】ディジタルX線撮影法による動脈性血管撮影及び静脈性血管撮影, コンピュータ断層撮影における造影　など

$C_{17}H_{22}I_3N_3O_8$ ： 777.09
N,*N*'-bis[2-hydroxy-1-(hydroxymethyl)ethyl]-5-[(2*S*)-2-hydroxypropanoyl-amino]-2,4,6-triiodoisophthalamide

イオフルパン（^{123}I）
ioflupane $^{(123}$I) (INN)

放射性診断薬　430

【先発品等】ダットスキャン
【効能・効果】パーキンソン症候群及びレビー小体型認知症の診断におけるドパミントランスポーターシンチグラフィ

$C_{18}H_{23}F^{123}INO_2$ ： 427.38
methyl(1*R*,2*S*,3*S*,5*S*)-8-(3-fluoropropyl)-3-(4-[^{123}I]iodophenyl)-8-azabicyclo[3.2.1]octane-2-carboxylate又は*N*-ω-fluoropropyl-2β-carbomethoxy-3β-(4-[^{123}I]iodophenyl)nortropane

イオプロミド
iopromide (JAN, INN)

非イオン性尿路・血管造影剤　721

【先発品等】プロスコープ

【効能・効果】ディジタルX線撮影法による動脈性血管撮影及び静脈性血管撮影，コンピュータ断層撮影における造影　など

$C_{18}H_{24}I_3N_3O_8$：791.11
N,N'-bis(2,3-dihydroxypropyl)-2,4,6-triiodo-5-(2-methoxyacetamido)-N-methylisophtalamide

イオヘキソール
iohexol (JP, INN)
非イオン性造影剤　721

【先発品等】オムニパーク
【効能・効果】ディジタルX線撮影法による動脈性血管撮影及び静脈性血管撮影，コンピュータ断層撮影における造影　など

$C_{19}H_{26}I_3N_3O_9$：821.14

イオベルソール
ioversol (JAN, INN)
非イオン性造影剤　721

【先発品等】オプチレイ
【効能・効果】ディジタルX線撮影法による動脈性血管撮影及び静脈性血管撮影，コンピュータ断層撮影における造影　など

$C_{18}H_{24}I_3N_3O_9$：807.12
(±)-N,N'-bis(2,3-dihydroxypropyl)-5-[N-(2-hydroxyethyl)glycolamido]-2,4,6-triiodoisophthalamide

イオマゼニル（^{123}I）
iomazenil (^{123}I) (JAN, INN)
放射性医薬品・脳疾患診断薬　430

【先発品等】ベンゾダイン
【効能・効果】外科的治療が考慮される部分てんかん患者におけるてんかん焦点の診断

$C_{15}H_{14}{}^{123}IN_3O_3$：407.20
ethyl 5,6-dihydro-7-iodo-(^{123}I)-5-methyl-6-oxo-4H-imidazo[1,5-a][1,4]benzodiazepine-3-carboxylate

イオメプロール
iomeprol (JAN, INN)
非イオン性造影剤　721

【先発品等】イオメロン
【効能・効果】ディジタルX線撮影法による動脈性血管撮影及び静脈性血管撮影，コンピュータ断層撮影における造影　など

$C_{17}H_{22}I_3N_3O_8$：777.09
diastereomeric mixture of N,N'-bis(2,3-dihydroxypropyl)-5-[(hydroxyacetyl)methylamino]-2,4,6-triiodo-1,3-benzenedicarboxamide

イカチバント 酢酸塩
icatibant acetate (JAN)
icatibant (INN)
遺伝性血管性浮腫（HAE）治療用 選択的ブラジキニンB2受容体ブロッカー　449

【先発品等】フィラジル
【効能・効果】遺伝性血管性浮腫の急性発作

$C_{59}H_{89}N_{19}O_{13}S \cdot 3C_2H_4O_2$：1,484.68

イキサゾミブクエン酸エステル
ixazomib citrate (JAN)
ixazomib (INN)
抗悪性腫瘍剤（プロテアソーム阻害剤）　429

【先発品等】ニンラーロ
【効能・効果】(1)再発又は難治性の多発性骨髄腫 (2)多発性骨髄腫における維持療法

$C_{20}H_{23}BCl_2N_2O_9$：517.12
2,2'-{2-[(1R)-1-({[(2,5-dichlorobenzoyl)amino]acetyl}amino)-3-methylbutyl]-5-oxo-1,3,2-dioxaborolane-4,4-diyl}diacetic acid

イグラチモド
iguratimod (JAN, INN)
抗リウマチ剤　399

【先発品等】ケアラム
【効能・効果】関節リウマチ

$C_{17}H_{14}N_2O_6S$：374.37
N-[7-[(methanesulfonyl)amino]-4-oxo-6-phenoxy-4H-1-benzopyran-3-yl]formamide

イコサペント酸エチル
ethyl icosapentate (JP)
icosapent (INN)
EPA剤　218, 339

【先発品等】エパデール，-EM,-S
【効能・効果】(1)閉塞性動脈硬化症に伴う潰瘍，疼痛及び冷感の改善 (2)高脂血症

$C_{22}H_{34}O_2$：330.50
ethyl(5Z,8Z,11Z,14Z,17Z)-icosa-5,8,11,14,17-pentaenoate

イサブコナゾニウム 硫酸塩
isavuconazonium sulfate (JAN)
深在性真菌症治療剤　617

【先発品等】クレセンバ
【効能・効果】次の皮膚真菌症の治療 (1)アスペルギルス症（侵襲性アスペルギルス症，慢性進行性肺アスペルギルス症，単純性肺アスペルギローマ）(2)ムーコル症 (3)クリプトコックス症〔肺クリプトコックス症，播種性クリプトコックス症（クリプトコックス脳髄膜炎を含む）〕

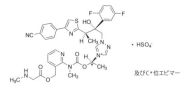

C_{35}H_{36}F_2N_8O_9S_2 ： 814.84
1-{(2R,3R)-3-[4-(4-cyanophenyl)-1,3-thiazol-2-yl]-2-(2,5-difluorophenyl)-2-hydroxybutyl}-4-{(1RS)-1-[methyl(3-{[(methylamino)acetyloxy]methyl}pyridin-2-yl)carbamoyloxy]ethyl}-1,2,4-triazoliummono(hydrogen sulfate)

・HSO_4^-
及びC*位エピマー

イストラデフィリン
istradefylline (JAN, INN)

アデノシンA_{2A}受容体括抗薬　116

【先発品等】ノウリアスト
【効能・効果】レボドパ含有製剤で治療中のパーキンソン病におけるウェアリングオフ現象の改善

C_{20}H_{24}N_4O_4 ： 384.43
(E)-8-(3,4-dimethoxystyryl)-1,3-diethyl-7-methyl-3,7-dihydro-1H-purine-2,6-dione

イセパマイシン硫酸塩
isepamicin sulfate (JP)
isepamicin (INN)

アミノグリコシド系抗生物質　612

【先発品等】エクサシン
【効能・効果】〈適応菌種〉大腸菌, クレブシエラ属, 緑膿菌　など〈適応症〉敗血症, 肺炎, 腎盂腎炎, 腹膜炎など

・xH_2SO_4

C_{22}H_{43}N_5O_{12}・xH_2SO_4 ： 569.60(但し遊離塩基)

イソクスプリン塩酸塩
isoxsuprine hydrochloride (JP)
isoxsuprine (INN)

脳・木梢血行動態改善剤, 子宮鎮痙剤
124, 217

【先発品等】ズファジラン
【効能・効果】(1)頭部外傷後遺症に伴う随伴症状 (2)ビュルガー病, 閉塞性動脈硬化症, 血栓性静脈炎, 凍瘡・凍傷などに伴う末梢循環障害 (3)子宮収縮の抑制 (4)月経困難症

・HCl

C_{18}H_{23}NO_3・HCl ： 337.84
(1RS,2SR)-1-(4-hydroxyphenyl)-2-{[(2SR)-1-phenoxypropan-2-yl]amino}propan-1-ol monohydrochloride

イソコナゾール硝酸塩
isoconazole nitrate (JAN)
isoconazole (INN)

トリアゾール系抗真菌剤　252, 265

【先発品等】アデスタン
【効能・効果】外皮用：次の皮膚真菌症の治療 (1)白癬：体部白癬 (斑状小水疱性白癬, 頑癬) など (2)カンジダ症：指間びらん症 など (3)癜風 など 腟用：カンジダに起因する腟炎及び外陰腟炎

・HNO_3

C_{18}H_{14}Cl_4N_2O・HNO_3 ： 479.15
1-{2-[(2,6-dichlorobenzyl)oxy]-2-(2,4-dichlorophenyl)ethyl}imidazole nitrate

イソソルビド
isosorbide (JP, INN)

浸透圧性利尿剤, メニエール病改善剤
213

【先発品等】イソバイド
【効能・効果】(1)脳腫瘍時の脳圧降下, 頭部外傷に起因する脳圧亢進時の脳圧降下, 腎・尿管結石時の利尿, 緑内障の眼圧降下 (2)メニエール病

C_6H_{10}O_4 ： 146.14
1,4:3,6-dianhydro-D-glucitol

イソニアジド
isoniazid (JP, INN)

結核化学療法剤　622

【効能・効果】〈適応菌種〉結核菌　〈適応症〉肺結核及びその他の結核症

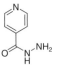

C_6H_7N_3O ： 137.14
pyridine-4-carbohydrazide

イソニアジドメタンスルホン酸ナトリウム水和物
isoniazid sodium methanesulfonate hydrate (JAN)
methaniazide (INN)

結核化学療法剤　622

【先発品等】ネオイスコチン
【効能・効果】〈適応菌種〉結核菌　〈適応症〉肺結核及びその他の結核症

C_7H_8N_3NaO_4S・H_2O ： 271.22
sodium (2-isonicotinoylhydrazino)methanesulfonate hydrate

イソフルラン
isoflurane (JP, INN)

ハロゲン系吸入麻酔剤　111

【効能・効果】全身麻酔

C_3H_2ClF_5O ： 184.49
(2RS)-2-chloro-2-(difluoromethoxy)-1,1,1-trifluoroethane

イソプレナリン塩酸塩
isoprenaline hydrochloride
isoprenaline (INN)

dl-イソプレナリン塩酸塩
　dl-isoprenaline hydrochloride (JAN)
〔dl-塩酸イソプロテレノール
　dl-isoproterenol hydrochloride〕
l-イソプレナリン塩酸塩
　l-isoprenaline hydrochloride (JP)
〔l-塩酸イソプロテレノール
　l-isoproterenol hydrochloride〕

β-刺激剤, カテコラミン　133, 211, 225

【先発品等】アスプール　イソメニール　プロタノール L,-S
【効能・効果】(1)内服：内耳障害に基づくめまい。各種の高度の徐脈, 殊にアダムス・ストークス症候群における発作防止 (2)吸入液：気管支喘息などに基づく気管支痙攣の緩解 (3)注射：アダムス・ストークス症候群(徐脈型)の発作時, あるいは発作反復時。心筋梗塞や細菌内毒素等による急性心不全, 手術後の低心拍出量症候群, 気管支喘息の重症発作時

dl-isoproterenol hydrochloride

l-isoproterenol hydrochloride

dl-isoprenaline hydrochloride
$C_{11}H_{17}NO_3 \cdot HCl$ ： 247.72
4-{(1*RS*)-1-hydroxy-2-[(1-methylethyl)amino]ethyl} benzene-1,2-diol monohydrochloride

l-isoprenaline hydrochloride
$C_{11}H_{17}NO_3 \cdot HCl$ ： 247.72
4-{(1*R*)-1-hydroxy-2-[(1-methylethyl)amino] ethyl} benzene-1,2-diol monohydrochloride

イソプロパノール
isopropanol (JP)
殺菌消毒剤　261

【先発品等】イソプロピルアルコール
【効能・効果】手指・皮膚，医療機器の消毒

C_3H_8O ： 60.10
propan-2-ol

イダルビシン塩酸塩
idarubicin hydrochloride (JP)
idarubicin (INN)
アントラサイクリン系
抗腫瘍性抗生物質　423

【先発品等】イダマイシン
【効能・効果】急性骨髄性白血病

$C_{26}H_{27}NO_9 \cdot HCl$ ： 533.95

イトプリド塩酸塩
itopride hydrochloride (JAN)
itopride (INN)
消化管運動賦活剤　239

【先発品等】ガナトン
【効能・効果】慢性胃炎における消化器症状（腹部膨満感，上腹部痛，食欲不振，胸やけ，悪心，嘔吐）

$C_{20}H_{26}N_2O_4 \cdot HCl$ ： 394.9
N-[4-[2-(dimethylamino)ethoxy]benzyl]-3,4-dimethoxybenzamide monohydrochloride

イトラコナゾール
itraconazole (JP, INN)
トリアゾール系抗真菌剤　629

【先発品等】イトリゾール
【効能・効果】〈適応菌種〉皮膚糸状菌，カンジダ属，マラセチア属，アスペルギルス属　など　〈適応症〉内臓真菌症，深在性皮膚真菌症，表在性皮膚真菌症，白癬，カンジダ症，癜風，マラセチア毛包炎，爪白癬　など

$C_{35}H_{38}Cl_2N_8O_4$ ： 705.63

イヌリン
inulin (JAN)
腎機能検査用薬　722

【先発品等】イヌリード
【効能・効果】糸球体ろ過量の測定による腎機能検査

$C_6H_{11}O_5(C_6H_{10}O_5)_nOH$ ： 3,000～8,000
α-D-glucopyranosyl-(1→2)-[(2→1)-β-D-fructofuranan]with average molecular weight between 3,000 and 8,000

イノシンプラノベクス
inosine pranobex (JAN)
inosine (INN)
免疫賦活剤　629

【先発品等】イソプリノシン
【効能・効果】亜急性硬化性全脳炎患者における生存期間の延長

$C_{10}H_{12}N_4O_5 \cdot 3(C_9H_9NO_3 \cdot C_5H_{13}NO)$：1,115.25
1:3 complex of inosine and 2-hydroxypropyldimethylammonium 4-acetamidobenzoate

イバブラジン塩酸塩
ivabradine hydrochloride(JAN)
ivabradine (INN)
HCNチャネル遮断薬　219

【先発品等】コララン
【効能・効果】洞調律かつ投与開始時の安静時心拍数が75回/分以上の慢性心不全。ただし，β-遮断薬を含む慢性心不全の標準的な治療を受けている患者に限る

$C_{27}H_{36}N_2O_5 \cdot HCl$ ： 505.05
3-{3-[[[(7*S*)-3,4-dimethoxybicyclo[4.2.0]octa-1,3,5-trien-7-yl]methyl](methyl)amino]propyl}-7,8-dimethoxy-1,3,4,5-tetrahydro-2*H*-3-benzazepin-2-onemonohydrochloride

イバンドロン酸
ナトリウム水和物
ibandronate sodium hydrate
(JAN)
ibandronic acid (INN)
骨粗鬆症治療剤　399

【先発品等】ボンビバ
【効能・効果】骨粗鬆症

$C_9H_{22}NNaO_7P_2 \cdot H_2O$ ： 359.23
monosodium[1-hydroxy-3-(methylpentylamino)propane-1,1-diyl]diphosphonate monohydrate

イフェンプロジル酒石酸塩
ifenprodil tartrate (JP)
ifenprodil (INN)
鎮暈剤　133, 219

【先発品等】セロクラール
【効能・効果】脳梗塞後遺症，脳出血後遺症に伴うめまいの改善

$(C_{21}H_{27}NO_2)_2 \cdot C_4H_6O_6$ ： 800.98
(1*RS*,2*SR*)-4-[2-(4-benzylpiperidin-1-yl)-1-hydroxypropyl]phenol hemi-(2*R*,3*R*)-tartrate

イブジラスト
ibudilast (JP, INN)

気管支喘息・脳血管障害改善・
アレルギー性結膜炎治療剤　131, 219, 449

【先発品等】ケタス
【効能・効果】内服：(1)気管支喘息 (2)脳梗塞後遺症に伴う慢性脳循環障害によるめまいの改善　眼科用：アレルギー性結膜炎

$C_{14}H_{18}N_2O$ ： 230.31
1-[2-(1-methylethyl)pyrazolo[1,5-a]pyridin-3-yl]-2-methylpropan-1-one

イブプロフェン
ibuprofen (JP, INN)

フェニルプロピオン酸系
解熱消炎鎮痛剤　114

【先発品等】ブルフェン
【効能・効果】(1)関節リウマチ，関節痛，神経痛，月経困難症，紅斑などの消炎・鎮痛 (2)手術並びに外傷後の消炎・鎮痛 (3)急性上気道炎の解熱・鎮痛 など

$C_{13}H_{18}O_2$ ： 206.28
(2RS)-2-[4-(2-methylpropyl)phenyl]propanoic acid

イブプロフェンピコノール
ibuprofen piconol (JP)
ibuprofen (JP, INN)

フェニルプロピオン酸系消炎鎮痛剤　264

【先発品等】スタデルム　ベシカム
【効能・効果】急性湿疹，接触皮膚炎，アトピー皮膚炎，慢性湿疹，酒さ様皮膚炎・口囲皮膚炎，帯状疱疹，尋常性痤瘡

$C_{19}H_{23}NO_2$ ： 297.39
pyridin-2-ylmethyl(2RS)-2-[4-(2-methylpropyl)phenyl]propanoate

イブプロフェン L-リシン
ibuprofen L-lysine (JAN)
ibuprofen (INN)

未熟児動脈管開存症治療剤　219

【先発品等】イブリーフ

【効能・効果】次の疾患で保存療法（水分制限，利尿剤投与等）が無効の場合：未熟児動脈管開存症

$C_{13}H_{18}O_2 \cdot C_6H_{14}N_2O_2$ ： 352.47
(2RS)-2-[4-(2-methylpropyl)phenyl]propanoic acid-(2S)-2,6-diaminohexanoic acid(1/1)

イプラグリフロジン
L-プロリン
ipragliflozin L-proline (JAN)
ipragliflozin (INN)

選択的SGLT2阻害剤・糖尿病用剤　396

【先発品等】スーグラ
【効能・効果】1型糖尿病，2型糖尿病

$C_{21}H_{21}FO_5S \cdot C_5H_9NO_2$ ： 519.58
(1S)-1,5-anhydro-1-C-{3[(1-benzothiophen-2-yl)methyl]-4-fluorophenyl}-D-glucitol-(2S)-pyrrolidine-2-carboxylic acid (1:1)

イプラトロピウム
臭化物水和物
ipratropium bromide hydrate (JP)
ipratropium bromide (INN)

抗コリン性気管支収縮抑制剤　225

【先発品等】アトロベント
【効能・効果】気管支喘息，慢性気管支炎，肺気腫の気道閉塞性障害に基づく呼吸困難 など諸症状の緩解

$C_{20}H_{30}BrNO_3 \cdot H_2O$ ： 430.38
(1R,3r,5S)-3-[(2RS)-3-hydroxy-2-phenylpropanoyloxy]-8-methyl-8-(1-methylethyl)-8-azoniabicyclo[3.2.1]octane bromide monohydrate

イプリフラボン
ipriflavone (JP, INN)

イソフラボン系骨粗鬆症治療剤　399

【効能・効果】骨粗鬆症における骨量減少の改善

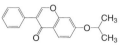

$C_{18}H_{16}O_3$ ： 280.32
7-(1-methylethyl)oxy-3-phenyl-4H-chromen-4-one

イブルチニブ
ibrutinib (JAN, INN)

抗悪性腫瘍・ブルトン型
チロシンキナーゼ阻害剤　429

【先発品等】イムブルビカ
【効能・効果】慢性リンパ性白血病（小リンパ球性リンパ腫を含む），原発性マクログロブリン血症及びリンパ形質細胞リンパ腫，マントル細胞リンパ腫，造血幹細胞移植後の慢性移植片対宿主病（ステロイド剤の投与で効果不十分な場合）

$C_{25}H_{24}N_6O_2$ ： 440.50
1-{(3R)-3-[4-amino-3-(4-phenoxyphenyl)-1H-pyrazolo[3,4-d]pyrimidin-1-yl]piperidin-1-yl}prop-2-en-1-one

イベルメクチン
ivermectin (JAN, INN)

糞線虫駆虫剤　642

【先発品等】ストロメクトール
【効能・効果】腸管糞線虫症，疥癬

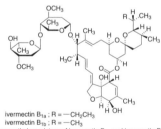

ivermectin B_{1a} ; R = —CH$_2$CH$_3$
ivermectin B_{1b} ; R = —CH$_3$
ivermectin is a mixture of ivermectin B_{1a} and ivermectin B_{1b}

ivermectin

ivermectin B_{1a}
$C_{48}H_{74}O_{14}$ ： 875.10

ivermectin B_{1b}
$C_{47}H_{72}O_{14}$ ： 861.07

イホスファミド
ifosfamide (JAN, INN)

ナイトロジェンマスタード系
アルキル化剤　421

【先発品等】イホマイド
【効能・効果】(1)肺小細胞癌，前立腺癌，子宮頸癌，骨肉腫などの自覚的並びに他覚的症状の寛解 (2)悪性骨・軟

部腫瘍, 小児悪性固形腫瘍に対する他の抗悪性腫瘍剤との併用療法

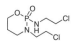

$C_7H_{15}Cl_2N_2O_2P$ ： 261.09
（±）-3-(2-chloroethyl)-2-[(2-chloroethyl)amino]tetrahydro-2H-1,3,2-oxazaphosphorine 2-oxide

イマチニブ メシル酸塩
imatinib mesilate （JAN）
imatinib （INN）

チロシンキナーゼ阻害剤　429

【先発品等】グリベック
【効能・効果】慢性骨髄性白血病, KIT(CD117)陽性消化管間質腫瘍, フィラデルフィア染色体陽性急性リンパ性白血病, FIP1L1-PDGFRα陽性の好酸球増多症候群・慢性好酸球性白血病

$C_{29}H_{31}N_7O \cdot CH_4O_3S$ ： 589.71
4-(4-methylpiperazin-1-ylmethyl)-N-[4-methyl-3-(4-pyridin-3-ylpyrimidin-2-ylamino)phenyl]benzamide monomethanesulfonate

イミキモド
imiquimod （JAN, INN）

ウイルス感染細胞障害作用剤　629

【先発品等】ベセルナ
【効能・効果】尖圭コンジローマ（外性器又は肛門周囲に限る），日光角化症（顔面又は禿頭部に限る）

$C_{14}H_{16}N_4$ ： 240.30
4-amino-1-(2-methylpropyl)-1H-imidazo[4,5-c]quinoline

イミダフェナシン
imidafenacin （JAN, INN）

膀胱選択性抗コリン剤　259

【先発品等】ウリトス,-OD　ステーブラ,-OD
【効能・効果】過活動膀胱における尿意切迫感，頻尿及び切迫性尿失禁

$C_{20}H_{21}N_3O$ ： 319.40
4-(2-methyl-1H-imidazol-1-yl)-2,2-diphenylbutanamide

イミダプリル 塩酸塩
imidapril hydrochloride （JP）
imidapril （INN）

ACE阻害剤, プロドラッグ　214

【先発品等】タナトリル
【効能・効果】(1)高血圧症, 腎実質性高血圧症 (2)1型糖尿病に伴う糖尿病性腎症

$C_{20}H_{27}N_3O_6 \cdot HCl$ ： 441.91
(4S)-3-{(2S)-2-[(1S)-1-ethoxycarbonyl-3-phenylpropylamino]propanoyl}-1-methyl-2-oxoimidazolidine-4-carboxylic acid monohydrochloride

イミプラミン 塩酸塩
imipramine hydrochloride （JP）
imipramine （INN）

三環系抗うつ剤, 遺尿症治療剤　117

【先発品等】イミドール　トフラニール
【効能・効果】(1)精神科領域におけるうつ病・うつ状態 (2)遺尿症（昼, 夜）

$C_{19}H_{24}N_2 \cdot HCl$ ： 316.87
3-(10,11-dihydro-5H-dibenzo[b,f]azepin-5-yl)-N,N-dimethylpropylamine monohydrochloride

イミペネム 水和物・
シラスタチン ナトリウム
imipenem hydrate （JP）
［imipenem （INN）］・
cilastatin sodium （JP）
［cilastatin （INN）］

カルバペネム系抗生物質　613

【先発品等】チエナム
【効能・効果】〈適応菌種〉ブドウ球菌属, 肺炎球菌, バクテロイデス属, プレボテラ属, インフルエンザ菌　など〈適応症〉敗血症, 骨髄炎, 肺炎, 腹膜炎, 胆嚢炎　など

---

imipenem hydrate
$C_{12}H_{17}N_3O_4S \cdot H_2O$ ： 317.36

cilastatin sodium
$C_{16}H_{25}N_2NaO_5S$ ： 380.43

イメグリミン 塩酸塩
imeglimin hydrochloride （JAN）
imeglimin （INN）

糖尿病用剤　396

【先発品等】ツイミーグ
【効能・効果】2型糖尿病

$C_6H_{13}N_5 \cdot HCl$ ： 191.66
(6R)-N^2,N^2,6-trimethyl-3,6-dihydro-1,3,5-triazine-2,4-diamine monohydrochloride

イリノテカン 塩酸塩水和物
irinotecan hydrochloride hydrate （JP）
irinotecan （INN）

DNAトポイソメラーゼ I 阻害型抗悪性腫瘍剤, プロドラッグ　424

【先発品等】オニバイド　カンプト　トポテシン
【効能・効果】小細胞肺癌, 非小細胞肺癌, 子宮頸癌, 卵巣癌, 胃癌, 結腸・直腸癌, 乳癌, 有棘細胞癌, 悪性リンパ腫（非ホジキンリンパ腫）等

$C_{33}H_{38}N_4O_6 \cdot HCl \cdot 3H_2O$ ： 677.18

イルソグラジン マレイン酸塩
irsogladine maleate （JP）
irsogladine （INN）

防御因子増強剤　232

【先発品等】ガスロンN,-OD
【効能・効果】(1)胃潰瘍 (2)急性胃炎, 慢性胃炎の急性増悪期の胃粘膜病変（びらん, 出血, 発赤, 浮腫）の改善

$C_9H_7Cl_2N_5 \cdot C_4H_4O_4$: 372.16
6-(2,5-dichlorophenyl)-1,3,5-
triazine-2,4-diamine monomaleate

イルベサルタン
irbesartan (JP, INN)

アンギオテンシン-II受容体拮抗剤　214

【先発品等】アバプロ　イルベタン
【効能・効果】高血圧症

$C_{25}H_{28}N_6O$: 428.53
2-butyl-3-{[2'-(1H-tetrazol-5-yl)
biphenyl-4-yl]methyl}-1,3-diazaspiro
[4.4]non-1-en-4-one

イルベサルタン・
アムロジピン ベシル酸塩
irbesartan (JAN, INN) ・
amlodipine besilate (JP)
〔amlodipine (INN)〕

アンギオテンシン-II受容体拮抗剤/
ジヒドロピリジン系カルシウム拮抗剤
合剤　214

【先発品等】アイミクス-LD,-HD
【効能・効果】高血圧症

irbesartan

amlodipine besilate

irbesartan
$C_{25}H_{28}N_6O$: 428.53
2-butyl-3-{[2'-(1H-tetrazol-5-yl)
biphenyl-4-yl]methyl}-1,3-diazaspiro
[4.4]non-1-en-4-one

amlodipine besilate
$C_{20}H_{25}ClN_2O_5 \cdot C_6H_6O_3S$: 567.05
3-ethyl 5-methyl (4RS)-2-[(2-amino-
ethoxy)methyl] -4-(2-chlorophenyl)-

6-methyl-1,4-dihydropyridine-3,5-
dicarboxylate monobenzenesulfonate

イルベサルタン・
トリクロルメチアジド
irbesartan (JAN, INN) ・
trichlormethiazide (JP, INN)

長時間作用型ARB/利尿薬合剤　214

【先発品等】イルトラ-LD,-HD
【効能・効果】高血圧症

irbesartan

trichlormethiazide

irbesartan
$C_{25}H_{28}N_6O$: 428.53
2-butyl-3-{[2'-(1H-tetrazol-5-yl)
biphenyl-4-yl]methyl}-1,3-diazaspiro
[4.4]non-1-en-4-one

trichlormethiazide
$C_8H_8Cl_3N_3O_4S_2$: 380.66
(3RS)-6-chloro-3-dichloromethyl-3,4-
dihydro-2H-1,2,4-benzothiadiazine-
7-sulfonamide-1,1-dioxide

イロプロスト iloprost (JAN)

プロスタグランジンI2誘導体製剤　219

【先発品等】ベンテイビス
【効能・効果】肺動脈性肺高血圧症

$C_{22}H_{32}O_4$: 360.49
(5E)-5-{(3aS,4R,5R,6aS)-5-
hydroxy-4-[(1E,3S,4RS)-3-hydroxy-
4-methyloct-1-en-6-yn-1-yl]
hexahydropentalen-2(1H)-ylidene}
pentanoic acid

インジウム (^{111}In)
ペンテトレオチド
indium (^{111}In) pentetreotide

放射性医薬品・神経内分泌腫瘍診断薬
430

【先発品等】オクトレオスキャン

【効能・効果】神経内分泌腫瘍の診断に
おけるソマトスタチン受容体シンチグ
ラフィ

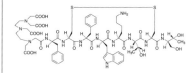

Pentetreotide
$C_{63}H_{87}N_{13}O_{19}S_2$: 1,394.60

インジゴカルミン
indigocarmine (JP)

腎機能検査用薬・
センチネルリンパ節同定用薬　722,729

【効能・効果】腎機能検査（分腎機能測
定による），乳癌，悪性黒色腫におけ
るセンチネルリンパ節の同定

$C_{16}H_8N_2Na_2O_8S_2$: 466.35
disodium 3,3'-dioxo-[$\Delta^{2,2'}$-
biindoline]-5,5'-disulfonate

インダカテロール 酢酸塩・
グリコピロニウム 臭化物・
モメタゾン フランカルボン酸エステル
indacaterol acetate
〔indacaterol (INN)〕・
glycopyrronium bromide
(JAN, INN) ・
mometasone furoate (JAN)
〔mometasone (INN)〕

3成分配合喘息治療剤　229

【先発品等】エナジア
【効能・効果】気管支喘息（吸入ステロ
イド剤，長時間作用性吸入β_2-刺激剤
及び長時間作用性吸入抗コリン剤の併
用が必要な場合）

indacaterol acetate

glycopyrronium bromide

mometasone furoate

indacaterol acetate
$C_{24}H_{28}N_2O_3 \cdot C_2H_4O_2$: 452.54
5-{(1R)-2-[(5,6-diethyl-2,3-
dihydro-1H-inden-2-yl)amino]-1-
hydroxyethyl}-8-hydroxyquinolin-
2(1H)-one monoacetate

glycopyrronium bromide
$C_{19}H_{28}BrNO_3$: 398.33
(3RS)-3-[(2SR)-(2-cyclopentyl-2-
hydroxy-2-phenylacetyl)oxy]-1,1-
dimethylpyrrolidinium bromide

mometasone furoate
$C_{27}H_{30}Cl_2O_6$: 521.43
[(8S,9R,10S,11S,13S,14S,16R,17R)-
9-chloro-17-(2-chloroacetyl)-
11-hydroxy-10,13,16-trimethyl-
3-oxo-6,7,8,11,12,14,15,16-
octahydrocyclopenta[a]phenanthren-
17-yl]furan-2-carboxylate

インダカテロール
マレイン酸塩
indacaterol maleate (JAN)
indacaterol (INN)

長時間作用型β₂-刺激剤　225

【先発品等】オンブレス
【効能・効果】慢性閉塞性肺疾患（慢性
気管支炎，肺気腫）の気道閉塞性障害
に基づく諸症状の緩解

$C_{24}H_{28}N_2O_3 \cdot C_4H_4O_4$: 508.56
5-{(1R)-2-[(5,6-diethyl-2,3-
dihydro-1H-inden-2-yl)amino]-1-
hydroxyethyl}-8-hydroxyquinolin-
2(1H)-one monomaleate

インダパミド
indapamide (JP, INN)

非チアジド系降圧剤　214

【先発品等】テナキシル　ナトリックス
【効能・効果】本態性高血圧症

・1/2 H₂O

$C_{16}H_{16}ClN_3O_3S$: 365.83
4-chloro-N-[(2RS)-2-methyl-
2,3-dihydro-1H-indol-1-yl]-3-
sulfamoylbenzamide

インドシアニングリーン
indocyanine green (JAN)

肝・循環機能検査用試薬，センチネル
リンパ節同定用薬，蛍光眼底造影剤
722, 729

【先発品等】オフサグリーン　ジアグ
ノグリーン
【効能・効果】検査用：(1)肝機能検査：
肝疾患の診断，予後治癒の判定 (2)循
環機能検査：心臓血管系疾患の診断
(3)血管及び組織の血流評価 (4)乳癌，
悪性黒色腫におけるセンチネルリンパ
節の同定 (5)肝外胆管の描出　造影
用：網脈絡膜血管の造影

$C_{43}H_{47}N_2NaO_6S_2$: 774.96

インドメタシン
indometacin (JP, INN)

インドール酢酸系解熱消炎鎮痛・
未熟児動脈管開存症治療剤
114, 219, 264

【先発品等】アコニップ　イドメシン
インサイド　インダシン　インテナース
インテバン　カトレップ　コリフメシン
ゼムパック　ハップスターID　ラクティオン
【効能・効果】内服：(1)消炎・鎮痛・解
熱 (2)手術後及び外傷後の炎症及び腫
脹の緩解　注射：未熟児の動脈管開存
症で保存療法が無効の場合　眼科用：
白内障手術時　外用・坐剤：消炎・鎮
痛 など

$C_{19}H_{16}ClNO_4$: 357.79
[1-(4-chlorobenzoyl)-5-methoxy-2-
methyl-1H-indol-3-yl]acetic acid

インドメタシン
ファルネシル
indometacin farnesil (JAN)
indometacin (JP, INN)

インドール酢酸系消炎鎮痛剤　114

【先発品等】インフリー，-S
【効能・効果】関節リウマチ，変形性関
節症，腰痛症，肩関節周囲炎，頸肩腕
症候群の消炎・鎮痛

$C_{34}H_{40}ClNO_4$: 562.15

イソプロピルウノプロストン
isopropyl unoprostone (JAN)
unoprostone (INN)

イオンチャネル開口薬，
緑内障・高眼圧症治療剤　131

【先発品等】レスキュラ
【効能・効果】緑内障，高眼圧症

$C_{25}H_{44}O_5$: 424.61
(+)-isopropyl Z-7-[(1R,2R,3R,5S)-
3,5-dihydroxy-2-(3-oxodecyl)
cyclopentyl]hept-5-enoate

ウパシカルセト
ナトリウム水和物
upacicalcet sodium hydrate
(JAN)
upacicalcet (INN)

カルシウム受容体作動薬　399

【先発品等】ウパシタ
【効能・効果】血液透析下の二次性副甲
状腺機能亢進症

・xH₂O

$C_{11}H_{13}ClN_3NaO_6S \cdot xH_2O$: 373.75(脱
水物として)
monosodium 3-({[(2S)-2-amino-2-
carboxyethyl]carbamoyl}amino)-5-
chloro-4-methylbenzenesulfonate
hydrate

ウパダシチニブ水和物
upadacitinib hydrate (JAN)
upadacitinib (INN)

ヤヌスキナーゼ（JAK）阻害剤　399

【先発品等】リンヴォック
【効能・効果】既存治療で効果不十分な次の疾患：関節リウマチ（関節の構造的損傷の防止を含む），関節症性乾癬，X線基準を満たさない体軸性脊椎関節炎，強直性脊椎炎，アトピー性皮膚炎，中等症から重症の潰瘍性大腸炎の寛解導入及び維持療法，中等症から重症の活動期クローン病の寛解導入及び維持療法

$C_{17}H_{19}F_3N_6O \cdot \frac{1}{2}H_2O$：389.38
$(3S,4R)$-3-ethyl-4-(3H-imidazo〔1,2-a〕pyrrolo〔2,3-e〕pyrazin-8-yl)-N-(2,2,2-trifluoroethyl)pyrrolidine-1-carboxamide hemihydrate

ウフェナマート
ufenamate (JAN, INN)

消炎・鎮痛剤　264

【先発品等】コンベック　フエナゾール
【効能・効果】急性湿疹，慢性湿疹，脂漏性湿疹，貨幣状湿疹，接触皮膚炎，アトピー皮膚炎，おむつ皮膚炎，酒さ様皮膚炎・口囲皮膚炎，帯状疱疹

$C_{18}H_{18}F_3NO_2$：337.34
butyl 2-〔〔3-(trifluoromethyl)phenyl〕amino〕benzoate

ウベニメクス
ubenimex (JP, INN)

非特異的免疫賦活剤　429

【先発品等】ベスタチン
【効能・効果】成人急性非リンパ性白血病に対する完全寛解導入後の維持強化化学療法剤との併用による生存期間の延長

$C_{16}H_{24}N_2O_4$：308.37
$(2S)$-2-〔$(2S,3R)$-3-amino-2-hydroxy-4-phenylbutanoylamino〕-4-

methylpentanoic acid

ウメクリジニウム臭化物・ビランテロール
トリフェニル酢酸塩
umeclidinium bromide (JAN, INN)・vilanterol trifenatate (JAN)

COPD治療配合剤　225

【先発品等】アノーロ
【効能・効果】慢性閉塞性肺疾患（慢性気管支炎・肺気腫）の気道閉塞性障害に基づく諸症状の緩解（長時間作用性吸入抗コリン剤及び長時間作用性吸入β_2-刺激剤の併用が必要な場合）

umeclidinium bromide
$C_{29}H_{34}BrNO_2$：508.49
1-〔2-(benzyloxy)ethyl〕-4-(hydroxy-diphenylmethyl)-1-azoniabicyclo〔2.2.2〕octane bromide

vilanterol trifenatate
$C_{24}H_{33}Cl_2NO_5 \cdot C_{20}H_{16}O_2$：774.77
4-{(1R)-2-〔6-{2-〔(2,6-dichloro-benzyl)oxy〕ethoxy}hexyl)amino〕-1-hydroxyethyl}-2-(hydroxymethyl)phenol mono(2,2,2,-triphenylacetate)

ウラピジル
urapidil (JP, INN)

排尿障害改善剤，α_1-遮断剤　214, 259

【先発品等】エブランチル
【効能・効果】(1)本態性高血圧症，腎性高血圧症，褐色細胞腫による高血圧症 (2)前立腺肥大症に伴う排尿障害 (3)神経因性膀胱に伴う排尿困難

$C_{20}H_{29}N_5O_3$：387.48
6-{3-〔4-(2-methoxyphenyl)piperazin-1-yl〕propylamino}-1,3-dimethyluracil

ウルソデオキシコール酸
ursodeoxycholic acid (JP, INN)

肝・胆・消化機能改善剤　236

【先発品等】ウルソ
【効能・効果】(1)胆道系疾患などにおける利胆，慢性肝疾患における肝機能の改善，炎症性小腸疾患などにおける消化不良 (2)外殻石灰化を認めないコレ

ステロール系胆石の溶解　など

$C_{24}H_{40}O_4$：392.57
$3\alpha,7\beta$-dihydroxy-5β-cholan-24-oic acid

エカベトナトリウム水和物
ecabet sodium hydrate (JP)
ecabet (INN)

防御因子増強剤　232

【先発品等】ガストローム
【効能・効果】(1)胃潰瘍 (2)急性胃炎，慢性胃炎の急性増悪期の胃粘膜病変（びらん，出血，発赤，浮腫）の改善

$C_{20}H_{27}NaO_5S \cdot 5H_2O$：492.56
$(1R,4aS,10aS)$-1,4a-dimethyl-7-(1-methylethyl)-6-sodiosulfonato-1,2,3,4,4a,9,10,10a-octahydrophenanthrene-1-carboxylic acid pentahydrate

エキセメスタン
exemestane (JAN, INN)

アロマターゼ阻害剤　429

【先発品等】アロマシン
【効能・効果】閉経後乳癌

$C_{20}H_{24}O_2$：296.40
(＋)-6-methyleneandrosta-1,4-diene-3,17-dione

エグアレンナトリウム水和物
egualen sodium hydrate (JAN)
egualen (INN)

胃潰瘍治療剤　232

【先発品等】アズロキサ
【効能・効果】胃潰瘍におけるH₂受容体拮抗薬との併用療法

$C_{15}H_{17}NaO_3S \cdot \frac{1}{3} H_2O$ ： 306.35
sodium 3-ethyl-7-isopropyl-1-
azulenesulfonate・⅓ hydrate

エサキセレノン
esaxerenone (JAN, INN)
選択的ミネラルコルチコイド受容体
ブロッカー　214

【先発品等】ミネブロ，-OD
【効能・効果】高血圧症

$C_{22}H_{21}F_3N_2O_4S$ ： 466.47
(5P)-1-(2-hydroxyethyl)-N-[4-
(methanesulfonyl)phenyl]-4-methyl-
5-[2-(trifluoromethyl)phenyl]-1H-
pyrrole-3-carboxamide

エスシタロプラムシュウ酸塩
escitalopram oxalate (JAN)
escitalopram (INN)
選択的セロトニン再取り込み阻害剤
(SSRI)　117

【先発品等】レクサプロ
【効能・効果】うつ病・うつ状態，社会
不安障害

$C_{20}H_{21}FN_2O \cdot C_2H_2O_4$ ： 414.43
(1S)-1-[3-(dimethylamino)propyl]-
1-(4-fluorophenyl)-1,3-dihydroiso-
benzofuran-5-carbonitrile monooxalate

エスゾピクロン
eszopiclone (JAN, INN)
不眠症治療剤　112

【先発品等】ルネスタ
【効能・効果】不眠症

$C_{17}H_{17}ClN_6O_3$ ： 388.81
(5S)-6-(5-chloropyridin-2-yl)-7-
oxo-6,7-dihydro-5H-pyrrolo[3,4-b]
pyrazin-5-yl 4-methylpiperazine-1-
carboxylate

エスタゾラム
estazolam (JP, INN)
ベンゾジアゼピン系睡眠剤　112

【先発品等】ユーロジン
【効能・効果】不眠症，麻酔前投薬

$C_{16}H_{11}ClN_4$ ： 294.74
8-chloro-6-phenyl-4H-[1,2,4]-
triazolo[4,3-a][1,4]benzodiazepine

エストラジオール
estradiol (JAN, INN)
エストラジオール製剤　247

【先発品等】エストラーナ　ジュリナ
ディビゲル　ル・エストロジェル
【効能・効果】更年期障害及び卵巣欠落
症状に伴う次の症状：血管運動神経症
状（Hot flush及び発汗），泌尿生殖器
の萎縮症状，閉経後骨粗鬆症，性腺機
能低下症，性腺摘出又は原発性卵巣不
全による低エストロゲン症　など

$C_{18}H_{24}O_2$ ： 272.38
estra-1,3,5(10)-triene-3,17β-diol

エストラジオール・
酢酸ノルエチステロン
estradiol (INN)・
norethisterone acetate (JAN)
〔norethisterone (INN)〕
経皮吸収卵胞・黄体ホルモン剤　248

【先発品等】メノエイド
【効能・効果】更年期障害及び卵巣欠落
症状に伴う血管運動神経系症状（Hot
flush及び発汗）

estradiol

norethisterone acetate

estradiol
$C_{18}H_{24}O_2$ ： 272.38

estra-1,3,5(10)-triene-3,17β-diol

norethisterone acetate
$C_{22}H_{28}O_3$ ： 340.46
3-oxo-19-nor-17α-pregn-4-en-20-
yn-17-yl acetate

エストラジオール・
レボノルゲストレル
estradiol (JAN, INN)・
levonorgestrel (JAN, INN)
経口エストラジオール・プロゲスチン
配合閉経後骨粗鬆症治療剤　248

【先発品等】ウェールナラ
【効能・効果】閉経後骨粗鬆症

estradiol

levonorgestrel

estradiol
$C_{18}H_{24}O_2$ ： 272.38
estra-1,3,5(10)-triene-3,17β-diol

levonorgestrel
$C_{21}H_{28}O_2$ ： 312.45
(−)-13-ethyl-17-hydroxy-18,19-
dinor-17α-pregn-4-en-20-yn-3-one

エストラジオール
吉草酸エステル
estradiol valerate (JAN, INN)
卵胞ホルモン　247

【先発品等】ペラニン　プロギノン
【効能・効果】無月経，月経周期異常，
月経量異常，月経困難症，機能性子宮
出血，子宮発育不全症，卵巣欠落症
状，更年期障害，不妊症

$C_{23}H_{32}O_3$ ： 356.50
estra-1,3,5(10)-triene-3,17β-diol
17-pentanoate

エストラムスチン
リン酸エステルナトリウム水和物
estramustine phosphate
sodium hydrate (JAN)
estramustine (INN)
ナイトロジェンマスタード系
アルキル化剤　421

【先発品等】エストラサイト
【効能・効果】前立腺癌

$C_{23}H_{30}Cl_2NNa_2O_6P \cdot H_2O$ ： 582.36
1,3,5(10)estratriene-3,17β-diol
3-[bis(2-chloroethyl)carbamate]
17-disodium phosphate hydrate

エストリオールestriol （JP）
estriol succinate （INN）

卵胞ホルモン　247, 252

【先発品等】エストリール　ホーリン,-V
【効能・効果】(1)更年期障害，腟炎，子宮頸管炎並びに子宮腟部びらん　(2)老人性骨粗鬆症　(3)分娩時の頸管軟化

$C_{18}H_{24}O_3$ ： 288.38
estra-1,3,5(10)-triene-3,16α,17β-triol

結合型エストロゲン
estrogens, conjugated （JAN）

卵胞ホルモン　247

【先発品等】プレマリン
【効能・効果】更年期障害，卵巣欠落症状，卵巣機能不全症，腟炎，機能性子宮出血

エストロン硫酸エステルナトリウム
sodium estrone sulfate

エクイリン硫酸エステルナトリウム
sodium equilin sulfate

17α-ジヒドロエクイリン硫酸エステルナトリウム

エスフルルビプロフェン・ハッカ油
esflurbiprofen （JAN, INN）・mentha oil （JP）

経皮吸収型鎮痛消炎剤　264

【先発品等】ロコア
【効能・効果】変形性関節症における鎮痛・消炎

Esflurbiprofen

esflurbiprofen
$C_{15}H_{13}FO_2$ ： 244.26
(2S)-2-(2-fluorobiphenyl-4-yl)
propanoic acid

エスモロール塩酸塩
esmolol hydrochloride （JAN）
esmolol （INN）

短時間作用型β₁-遮断剤　212

短時間作用型 β_1-遮断剤　212

【先発品等】ブレビブロック
【効能・効果】手術時の上室性頻脈性不整脈に対する緊急処置

$C_{16}H_{25}NO_4 \cdot HCl$ ： 331.83
(±)-methyl 3-{4-[2-hydroxy-3-(isopropylamino)propoxy]phenyl}
propanoate monohydrochloride

エゼチミブ
ezetimibe （JAN, INN）

小腸コレステロールトランスポーター阻害剤　218

【先発品等】ゼチーア
【効能・効果】高コレステロール血症，家族性高コレステロール血症，ホモ接合体性シトステロール血症

$C_{24}H_{21}F_2NO_3$ ： 409.4
(3R,4S)-1-(4-fluorophenyl)-3-
[(3S)-3-(4-fluorophenyl)-3-
hydroxypropyl]-4-(4-hydroxyphenyl)
azetidin-2-one

エソメプラゾール
マグネシウム水和物
esomeprazole magnesium hydrate （JAN）
esomeprazole （INN）

プロトンポンプインヒビター　232

【先発品等】ネキシウム
【効能・効果】(1)胃潰瘍，十二指腸潰瘍，吻合部潰瘍，Zollinger-Ellison症候群　(2)逆流性食道炎　(3)胃潰瘍又は十二指腸潰瘍におけるヘリコバクター・ピロリの除菌の補助　など

$C_{34}H_{36}N_6O_6S_2Mg \cdot 3H_2O$ ： 767.17
bis{5-methoxy-2-[(S)-(4-methoxy-
3,5-dimethylpyridin-2-yl)methane-
sulfinyl]-1H-benzimidazol-1-yl}
monomagnesium trihydrate

エダラボン
edaravone （JP, INN）

脳保護剤（フリーラジカルスカベンジャー）　119

【先発品等】ラジカット
【効能・効果】脳梗塞急性期に伴う神経症候，日常生活動作障害，機能障害の改善，筋萎縮性側索硬化症（ALS）における機能障害の進行抑制

$C_{10}H_{10}N_2O$ ： 174.20
5-methyl-2-phenyl-2,4-dihydro-3H-
pyrazol-3-one

エタンブトール塩酸塩
ethambutol hydrochloride （JP）
ethambutol （INN）

結核化学療法剤　622

【先発品等】エサンブトール　エブトール
【効能・効果】〈適応菌種〉マイコバクテリウム属　〈適応症〉肺結核及びその他の結核症，マイコバクテリウム・アビウムコンプレックス（MAC）症を含む非結核性抗酸菌症

$C_{10}H_{24}N_2O_2 \cdot 2HCl$ ： 277.23
2,2'-(ethylenediimino)bis[(2S)-
butan-1-ol] dihydrochloride

エチオナミド
ethionamide (JP, INN)

結核化学療法剤　622

【先発品等】ツベルミン
【効能・効果】〈適応菌種〉本剤に感性の結核菌　〈適応症〉肺結核及びその他の結核症

$C_8H_{10}N_2S$：166.24
2-ethylpyridine-4-carbothioamide

エチゾラム
etizolam (JP, INN)

チエノジアゼピン系抗不安剤　117

【先発品等】デパス
【効能・効果】(1)神経症，うつ病における不安・緊張 など (2)心身症における身体症候 など (3)統合失調症における睡眠障害 (4)頸椎症，腰痛症などにおける不安・緊張・抑うつ及び筋緊張

$C_{17}H_{15}ClN_4S$：342.85
4-(2-chlorophenyl)-2-ethyl-9-methyl-6*H*-thieno[3,2-*f*][1,2,4]triazolo[4,3-*a*][1,4]diazepine

エチドロン酸ニナトリウム
etidronate disodium (JP)
etidronic acid (INN)

ビスホスホネート系骨代謝改善剤　399

【先発品等】ダイドロネル
【効能・効果】(1)骨粗鬆症 (2)脊髄損傷後，股関節形成術後における初期及び進行期の異所性骨化の抑制 (3)骨ページェット病

$C_2H_6Na_2O_7P_2$：249.99
disodium dihydrogen 1-hydroxyethane-1,1-diyldiphosphonate

エチニルエストラジオール
ethinylestradiol (JP, INN)

卵胞ホルモン　247

【先発品等】プロセキソール
【効能・効果】前立腺癌，閉経後の末期乳癌

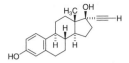

$C_{20}H_{24}O_2$：296.40
19-nor-17α-pregna-1,3,5(10)-triene-20-yne-3,17-diol

エチニルエストラジオール・レボノルゲストレル
ethinylestradiol (JP, INN) ・
levonorgestrel (JAN, INN)

経口避妊剤　254

【先発品等】アンジュ21,28　トリキュラー21,28
【効能・効果】避妊

ethinylestradiol
$C_{20}H_{24}O_2$：296.40
19-nor-17α-pregna-1,3,5(10)-triene-20-yne-3,17-diol

levonorgestrel
$C_{21}H_{28}O_2$：312.45
(−)-13-ethyl-17-hydroxy-18,19-dinor-17α-pregn-4-en-20-yn-3-one

L-エチルシステイン塩酸塩
ethyl L-cysteine hydrochloride (JP)

活性SH基含有去痰剤　223

【先発品等】チスタニン
【効能・効果】(1)急・慢性気管支炎，肺結核，手術後の喀痰喀出困難の去痰 (2)慢性副鼻腔炎の排膿

$C_5H_{11}NO_2S$・HCl：185.67
ethyl (2*R*)-2-amino-3-sulfanylpropanoate monohydrochloride

エチレフリン塩酸塩
etilefrine hydrochloride (JP)
etilefrine (INN)

交感神経興奮・昇圧剤　211

【先発品等】エホチール
【効能・効果】本態性低血圧，症候性低血圧，起立性低血圧，網膜動脈の血行障害 など

$C_{10}H_{15}NO_2$・HCl：217.69
(1*RS*)-2-ethylamino-1-(3-hydroxyphenyl)ethanol monohydrochloride

エデト酸カルシウムナトリウム水和物
calcium sodium edetate hydrate (JP)
sodium calcium edetate (INN)

鉛解毒剤　392

【先発品等】ブライアン
【効能・効果】鉛中毒

$C_{10}H_{12}CaN_2Na_2O_8$・xH₂O：374.27(無水物)
disodium[{*N*,*N*'-ethane-1,2-diylbis[*N*-(carboxymethyl)glycinato]}(4-)-*N*,*N*',*O*,*O*',*O*^*N*,*O*^*N*']calciate(2-)hydrate

エテルカルセチド塩酸塩
etelcalcetide hydrochloride (JAN)
etelcalcetide (INN)

カルシウム受容体作動薬　399

【先発品等】パーサビブ
【効能・効果】血液透析下の二次性副甲状腺機能亢進症

$C_{38}H_{73}N_{21}O_{10}S_2$・xHCl(4≤x≤5)：1,048.25
N-acetyl-*S*-[(2*R*)-2-amino-2-carboxyethylsulfanyl]-D-cysteinyl-D-alanyl-D-arginyl-D-arginyl-D-arginyl-D-alanyl-D-argininamide hydrochloride

エテンザミド
ethenzamide (JP, INN)

サリチル酸アミド系解熱鎮痛剤　114

【効能・効果】解熱鎮痛剤の調剤に用いる

$C_9H_{11}NO_2$：165.19
2-ethoxybenzamide

エドキサバン トシル酸塩水和物
edoxaban tosilate hydrate (JAN)
edoxaban (INN)

経口活性化血液凝固第X因子
（FXa）阻害剤　333

【先発品等】リクシアナ,-OD
【効能・効果】(1)非弁膜症性心房細動患者における虚血性脳卒中及び全身性塞栓症の発症抑制 (2)静脈血栓塞栓症（深部静脈血栓症及び肺血栓塞栓症）の治療及び再発抑制 (3)膝関節全置換術，股関節全置換術，股関節骨折手術の下肢整形外科手術施行患者における静脈血栓塞栓症の発症抑制

$C_{24}H_{30}ClN_7O_4S \cdot C_7H_8O_3S \cdot H_2O$ ： 738.27
N-(5-chloropyridin-2-yl)-N'-[(1S,2R,4S)-4-(dimethylcarbamoyl)-2-(5-methyl-4,5,6,7-tetrahydro[1,3]thiazolo[5,4-c]pyridine-2-carboxamido)cyclohexyl]oxamide mono(4-methylbenzenesulfonate)monohydrate

エトスクシミド
ethosuximide (JP, INN)

スクシミド系抗てんかん剤　113

【先発品等】エピレオプチマル　ザロンチン
【効能・効果】定型欠神発作（小発作），小型（運動）発作〔ミオクロニー発作，失立（無動）発作，点頭てんかん（幼児けい縮発作，BNS痙攣等）〕

$C_7H_{11}NO_2$ ： 141.17
(2RS)-2-ethyl-2-methylsuccinimide

エトトイン
ethotoin (JAN, INN)

ヒダントイン系抗てんかん剤　113

【先発品等】アクセノン
【効能・効果】てんかんの痙攣発作：強直間代発作（全般痙攣発作，大発作）

$C_{11}H_{12}N_2O_2$ ： 204.23
3-ethyl-5-phenylhydantoin

エトドラク
etodolac (JP, INN)

インドール酢酸系消炎鎮痛剤　114

【先発品等】オステラック　ハイペン
【効能・効果】(1)関節リウマチ，変形性関節症，腰痛症，肩関節周囲炎，頸腕症候群，腱鞘炎の消炎・鎮痛 (2)手術後並びに外傷後の消炎・鎮痛

$C_{17}H_{21}NO_3$ ： 287.35
2-[(1RS)-1,8-diethyl-1,3,4,9-tetrahydropyrano[3,4-b]indol-1-yl]acetic acid

エトポシド
etoposide (JP, INN)

DNAトポイソメラーゼⅡ阻害型
抗悪性腫瘍剤　424

【先発品等】ベプシド　ラステット,-S
【効能・効果】(1)肺小細胞癌，悪性リンパ腫，子宮頸癌，がん化学療法後に増悪した卵巣癌，急性白血病，睾丸腫瘍，膀胱癌，絨毛性疾患，胚細胞腫瘍 (2)小児悪性固形腫瘍に対する他の抗悪性腫瘍剤との併用療法 (3)腫瘍特異的T細胞輸注療法の前処置

$C_{29}H_{32}O_{13}$ ： 588.56

エトラビリン
etravirine (JAN, INN)

非核酸系逆転写酵素阻害型（NNRTI）
抗HIV剤　625

【先発品等】インテレンス
【効能・効果】HIV-1感染症

$C_{20}H_{15}BrN_6O$ ： 435.28
4-[6-amino-5-bromo-2-(4-cyanoanilino)pyrimidin-4-yloxy]-3,5-dimethylbenzonitrile

エトレチナート
etretinate (JAN, INN)

合成レチノイド　311

【先発品等】チガソン
【効能・効果】諸治療が無効かつ重症な乾癬群，掌蹠角化症，ダリエー病，毛孔性紅色粃糠疹，口腔白板症　など

$C_{23}H_{30}O_3$ ： 354.49
ethyl(2E,4E,6E,8E)-9-(4-methoxy-2,3,6-trimethylphenyl)-3,7-dimethyl-2,4,6,8-nonatetraenoate

エドロホニウム 塩化物
edrophonium chloride (JP, INN)

コリンエステラーゼ阻害剤　722

【効能・効果】重症筋無力症の診断，筋弛緩剤投与後の遷延性呼吸抑制の作用機序の鑑別診断

$C_{10}H_{16}ClNO$ ： 201.69
N-ethyl-3-hydroxy-N,N-dimethylanilinium chloride

エナラプリル マレイン酸塩
enalapril maleate (JP)
enalapril (INN)

ACE阻害剤，プロドラッグ　214,217

【先発品等】レニベース
【効能・効果】(1)本態性高血圧症，腎性高血圧症　など (2)ジギタリス製剤，利尿剤等を投与しても十分な効果が認められない慢性心不全

$C_{20}H_{28}N_2O_5 \cdot C_4H_4O_4$ ： 492.52
(2S)-1-{(2S)-2-[[(1S)-1-ethoxycarbonyl-3-phenylpropylamino]propanoyl}pyrrolidine-2-carboxylic acid monomaleate

エナロデュスタット
enarodustat (JAN, INN)

HIF-PH阻害薬・腎性貧血治療薬　399

【先発品等】エナロイ
【効能・効果】腎性貧血

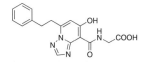

C$_{17}$H$_{16}$N$_4$O$_4$ ： 340.33
N-[7-hydroxy-5-(2-phenylethyl)
[1,2,4]triazolo[1,5-*a*]pyridine-8-
carbonyl]glycine

エヌトレクチニブ
entrectinib （JAN, INN）
抗悪性腫瘍剤・チロシンキナーゼ阻害剤
429

【先発品等】ロズリートレク
【効能・効果】(1)*NTRK*融合遺伝子陽性
の進行・再発の固形癌 (2)*ROS1*融合遺
伝子陽性の切除不能な進行・再発の非
小細胞肺癌

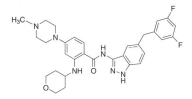

C$_{31}$H$_{34}$F$_2$N$_6$O$_2$ ： 560.64
N-{5-[(3,5-difluorophenyl)methyl]-
1*H*-indazol-3-yl}-4-(4-methylpiperazin-
1-yl)-2-[(oxan-4-yl)amino]benzamide

エノキサパリンナトリウム
enoxaparin sodium （JAN, INN）
血液凝固阻止剤 333

【先発品等】クレキサン
【効能・効果】股関節全置換術, 膝関節
全置換術, 股関節骨折手術の下肢整形
外科手術施行患者, 及び静脈血栓塞栓
症の発症リスクの高い, 腹部手術施行
患者における静脈血栓塞栓症の発症抑制

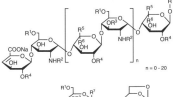

R^1, R^3, R^4 = SO$_3$Na 又は H
R^2 = SO$_3$Na 又は COCH$_3$
R^5=COONa, R^6=H 又は R^5=H, R^6=COONa
R^7=H, R^8=OH 又は R^7=OH, R^8=H
R^9=H, R^{10}=NHSO$_3$Na 又は R^9=NHSO$_3$Na, R^{10}=H

分子量：約4,500(3,800〜5,000)

エノシタビン
enocitabine （JAN, INN）
抗悪性腫瘍・シタラビン誘導体 422

【先発品等】サンラビン
【効能・効果】急性白血病

NHCO(CH$_2$)$_{20}$CH$_3$

C$_{31}$H$_{55}$N$_3$O$_6$ ： 565.78
N^4-behenoyl-1-β-D-
arabinofuranosylcytosine

エバスチン
ebastine （JP, INN）
持続性選択H$_1$受容体拮抗剤,
カレバスタチンプロドラッグ 449

【先発品等】エバステル, -OD
【効能・効果】蕁麻疹, 湿疹・皮膚炎,
痒疹, 皮膚瘙痒症, アレルギー性鼻炎

C$_{32}$H$_{39}$NO$_2$ ： 469.66
1-[4-(1,1-dimethylethyl)phenyl]-4-
[4-(diphenylmethoxy)piperidin-1-yl]
butan-1-one

エパルレスタット
epalrestat （JP, INN）
アルドース還元酵素阻害剤 399

【先発品等】キネダック
【効能・効果】糖尿病性末梢神経障害に
伴う自覚症状（しびれ感, 疼痛）, 振
動覚異常, 心拍変動異常の改善

C$_{15}$H$_{13}$NO$_3$S$_2$ ： 319.40
2-{(5*Z*)-5-[(2*E*)-2-methyl-3-
phenylprop-2-en-1-ylidene]-4-oxo-
2-thioxothiazolidin-3-yl}acetic acid

エピナスチン塩酸塩
epinastine hydrochloride （JAN）
epinastine （INN）
アレルギー性疾患治療剤 131, 449

【先発品等】アレジオン, -LX
【効能・効果】(1)気管支喘息 (2)アレル
ギー性鼻炎 (3)蕁麻疹, 湿疹・皮膚炎,
皮膚瘙痒症, 痒疹, 瘙痒を伴う尋常性
乾癬 (4)アレルギー性結膜炎 など

C$_{16}$H$_{15}$N$_3$・HCl ： 285.77
（±）-3-amino-9,13b-dihydro-1*H*-

---

dibenz[*c,f*]imidazo[1,5-*a*]azepine
hydrochloride

エピルビシン塩酸塩
epirubicin hydrochloride （JP）
epirubicin （INN）
アントラサイクリン系
抗腫瘍性抗生物質 423

【効能・効果】(1)急性白血病, 悪性リン
パ腫, 乳癌, 卵巣癌, 胃癌, 肝癌, 尿路
上皮癌の自覚的並びに他覚的症状の緩
解 (2)乳癌に対する他の抗悪性腫瘍剤
との併用療法

C$_{27}$H$_{29}$NO$_{11}$・HCl ： 579.98

エファビレンツ
efavirenz （JAN, INN）
抗ウイルス・HIV逆転写酵素阻害剤 625

【先発品等】ストックリン
【効能・効果】HIV-1感染症

C$_{14}$H$_9$ClF$_3$NO$_2$ ： 315.67
(−)-(*S*)-6-chloro-4-(cyclopropyl-
ethynyl)-1,4-dihydro-4-(trifluoromethyl)-
2*H*-3,1-benzoxazin-2-one

エフィナコナゾール
efinaconazole （JAN, INN）
爪白癬治療剤 629

【先発品等】クレナフィン
【効能・効果】〈適応菌種〉皮膚糸状菌
（トリコフィトン属）〈適応症〉爪白癬

C$_{18}$H$_{22}$F$_2$N$_4$O ： 348.39
(2*R*,3*R*)-2-(2,4-difluorophenyl)-3-
(4-methylenepiperidin-1-yl)-1-(1*H*-
1,2,4-triazol-1-yl)butan-2-ol

エフェドリン塩酸塩
ephedrine hydrochloride (JP)

気管支拡張 β_2-刺激剤　211, 222

【効能・効果】(1)気管支喘息，感冒，肺結核，上気道炎などに伴う咳嗽 (2)鼻粘膜の充血・腫脹 (3)麻酔時の血圧降下

$C_{10}H_{15}NO \cdot HCl$ ： 201.69
$(1R,2S)$-2-methylamino-1-phenyl-propan-1-ol monohydrochloride

エプラジノン塩酸塩
eprazinone hydrochloride (JAN)
eprazinone (INN)

鎮咳去痰剤　224

【先発品等】レスプレン
【効能・効果】肺結核，肺炎，気管支拡張症，気管支喘息，急・慢性気管支炎，上気道炎，感冒時の鎮咳及び去痰

$C_{24}H_{32}N_2O_2 \cdot 2HCl$ ： 453.45
1-(2-phenyl-2-ethoxy)ethyl-4-(2-benzoyl)propylpiperazine dihydrochloride

エプレレノン
eplerenone (JP, INN)

選択的アルドステロンブロッカー　214

【先発品等】セララ
【効能・効果】高血圧症，次の状態で，アンギオテンシン変換酵素阻害薬又はアンギオテンシンⅡ受容体拮抗薬，β-遮断薬，利尿薬等の基礎治療を受けている患者：慢性心不全

$C_{24}H_{30}O_6$ ： 414.49
9,11α-epoxy-7α-(methoxycarbonyl)-3-oxo-17α-pregn-4-ene-21,17-carbolactone

エペリゾン塩酸塩
eperisone hydrochloride (JP)
eperisone (INN)

γ-系筋緊張・循環改善剤　124

【先発品等】ミオナール
【効能・効果】(1)頸肩腕症候群，腰痛症などによる筋緊張状態の改善 (2)脳血管障害，術後後遺症（脳・脊髄腫瘍を含む），外傷後遺症（脊髄損傷，頭部外傷），脳性小児麻痺，スモン（SMON）などによる痙性麻痺

$C_{17}H_{25}NO \cdot HCl$ ： 295.85
$(2RS)$-1-(4-ethylphenyl)-2-methyl-3-piperidin-1-ylpropan-1-one monohydrochloride

エベロリムス
everolimus (JAN, INN)

免疫抑制剤，
抗悪性腫瘍剤（mTOR阻害剤）　399, 429

【先発品等】アフィニトール　サーティカン
【効能・効果】(1)根治切除不能又は転移性の腎細胞癌，神経内分泌腫瘍，手術不能又は再発乳癌，結節性硬化症 (2)心移植，腎移植，肝移植の臓器移植における拒絶反応の抑制

$C_{53}H_{83}NO_{14}$ ： 958.22

エボカルセト
evocalcet (JAN, INN)

カルシウム受容体作動薬　399

【先発品等】オルケディア
【効能・効果】(1)維持透析下の二次性副甲状腺機能亢進症 (2)次の疾患における高カルシウム血症：副甲状腺癌，副甲状腺摘出術不能又は術後再発の原発性副甲状腺機能亢進症

$C_{24}H_{26}N_2O_2$ ： 374.48
2-{4-[(3S)-3-{[(1R)-1-(naphthalen-1-yl)ethyl]amino}pyrrolidin-1-yl]phenyl}acetic acid

エホニジピン
塩酸塩エタノール付加物
efonidipine hydrochloride ethanolate (JAN)
efonidipine (INN)

ジヒドロピリジン系カルシウム拮抗剤　214

【先発品等】ランデル
【効能・効果】高血圧症，腎実質性高血圧症，狭心症

$C_{34}H_{38}N_3O_7P \cdot HCl \cdot C_2H_5OH$ ： 714.18

エポプロステノール
ナトリウム
epoprostenol sodium (JAN)
epoprostenol (INN)

プロスタグランジン I_2製剤　219

【先発品等】フローラン
【効能・効果】肺動脈性肺高血圧症

$C_{20}H_{31}NaO_5$ ： 374.45
monosodium (+)-(Z)-(3aR,4R,5R,6aS)-3,3a,4,5,6,6a-hexahydro-5-hydroxy-4-[(E)-(3S)-3-hydroxy-1-octenyl]-2H-cyclopenta[b]furan-$\Delta^{2,\ \delta}$-valerate

エムトリシタビン
emtricitabine (JAN, INN)

抗ウイルス・HIV逆転写酵素阻害剤　625

【先発品等】エムトリバ
【効能・効果】HIV-1感染症

$C_8H_{10}FN_3O_3S$ ： 247.25
4-amino-5-fluoro-1-[(2R,5S)-2-(hydroxymethyl)-1,3-oxathiolan-5-yl]pyrimidin-2(1H)-one

エメダスチンフマル酸塩
emedastine fumarate (JP)
emedastine (INN)

アレルギー性疾患治療剤　449

【先発品等】レミカット　アレサガ
【効能・効果】アレルギー性鼻炎，蕁麻疹，湿疹・皮膚炎，皮膚瘙痒症，痒疹

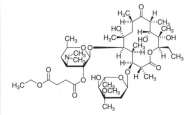

$C_{17}H_{26}N_4O \cdot 2C_4H_4O_4$ ： 534.56
1-(2-ethoxyethyl)-2-(4-methyl-1,4-
diazepan-1-yl)-1*H*-benzimidazole
difumarate

エリグルスタット 酒石酸塩
eliglustat tartrate (JAN)
eliglustat (INN)

グルコシルセラミド合成酵素阻害薬　399

【先発品等】サデルガ
【効能・効果】ゴーシェ病の諸症状（貧血，血小板減少症，肝脾腫及び骨症状）の改善

$(C_{23}H_{36}N_2O_4)_2 \cdot C_4H_6O_6$ ： 959.17
N-〔(*1R,2R*)-1-(2,3-dihydrobenzo
〔*b*〕〔1,4〕dioxin-6-yl)-1-hydroxy-3-
(pyrrolidin-1-yl)propan-2-yl〕
octanamide hemi-(*2R,3R*)-tartrate

エリスロマイシン
erythromycin (JP, INN)

14員環マクロライド系抗生物質　614

【効能・効果】〈適応菌種〉肺炎球菌，淋菌，髄膜炎菌，ジフテリア菌，軟性下疳菌，百日咳菌，梅毒トレポネーマ　など　〈適応症〉骨髄炎，肺炎，梅毒，子宮内感染，中耳炎，猩紅熱，ジフテリア，百日咳　など

$C_{37}H_{67}NO_{13}$ ： 733.93

エリスロマイシン
エチルコハク酸エステル
erythromycin ethylsuccinate (JP)
erythromycin (JP, INN)

14員環マクロライド系抗生物質　614

【先発品等】エリスロシン，-W
【効能・効果】〈適応菌種〉肺炎球菌，髄膜炎菌，ジフテリア菌，百日咳菌，淋菌，ジフテリア菌，梅毒トレポネーマ　など　〈適応症〉子宮内感染，中耳炎，猩紅熱，ジフテリア，百日咳など

$C_{43}H_{75}NO_{16}$ ： 862.05

エリスロマイシン
ステアリン酸塩
erythromycin stearate (JP)
erythromycin (JP, INN)

14員環マクロライド系抗生物質　614

【先発品等】エリスロシン
【効能・効果】〈適応菌種〉肺炎球菌，淋菌，髄膜炎菌，ジフテリア菌，軟性下疳菌，百日咳菌，梅毒トレポネーマ　など　〈適応症〉骨髄炎，肺炎，梅毒，子宮内感染，中耳炎，猩紅熱，ジフテリア，百日咳　など

$\cdot CH_3(CH_2)_{16}COOH$

$C_{37}H_{67}NO_{13} \cdot C_{18}H_{36}O_2$ ： 1,018.40

エリスロマイシン
ラクトビオン酸塩
erythromycin lactobionate (JP)
erythromycin (JP, INN)

14員環マクロライド系抗生物質　614

【先発品等】エリスロシン
【効能・効果】〈適応菌種〉ブドウ球菌属，レンサ球菌属，肺炎球菌，ジフテリア菌　〈適応症〉外傷・熱傷及び手術創等の二次感染，肺炎，ジフテリア

$C_{37}H_{67}NO_{13} \cdot C_{12}H_{22}O_{12}$ ： 1,092.22

エリブリン メシル酸塩
eribulin mesilate (JP)
eribulin (INN)

非タキサン系
微小管ダイナミクス阻害剤　429

【先発品等】ハラヴェン
【効能・効果】手術不能又は再発乳癌，悪性軟部腫瘍

$\cdot H_3C-SO_3H$

$C_{40}H_{59}NO_{11} \cdot CH_4O_3S$ ： 826.00

エルカトニン
elcatonin (JP, INN)

合成カルシトニン誘導体　399

【先発品等】エルシトニン，-S
【効能・効果】骨粗鬆症における疼痛，高カルシウム血症，骨ページェット病

Ser-Asn-Leu-Ser-Thr / Val-Leu-Gly-
Lys-Leu-Ser-Gln-Glu-Leu-His-Lys-Leu-Gln-Thr-Tyr-
Pro-Arg-Thr-Asp-Val-Gly-Ala-Gly-Thr-Pro-NH$_2$

$C_{148}H_{244}N_{42}O_{47}$ ： 3,363.77

エルデカルシトール
eldecalcitol (JAN, INN)

活性型ビタミンD$_3$誘導体　311

【先発品等】エディロール
【効能・効果】骨粗鬆症

$C_{30}H_{50}O_5$ ： 490.72
(*1R,2R,3R,5Z,7E*)-2-(3-hydroxy-
propyloxy)-9,10-secocholesta-
5,7,10(19)-triene-1,3,25-triol

エルトロンボパグ オラミン
eltrombopag olamine (JAN)
eltrombopag (INN)

経口血小板増加薬・
トロンボポエチン受容体作動薬　399

【先発品等】レボレード
【効能・効果】慢性特発性血小板減少性

紫斑病，再生不良性貧血

$C_{25}H_{22}N_4O_4 \cdot 2(C_2H_7NO)$ ： 564.63
3'-{(2Z)-2[1-(3,4-dimethylphenyl)-3-methyl-5-oxo-1,5-dihydro-4H-pyrazol-4-ylidene]hydrazino}-2'-hydroxybiphenyl-3-carboxylic acid bis(2-aminoethanol)

エルビテグラビル・コビシスタット・エムトリシタビン・テノホビルアラフェナミドフマル酸塩
elvitegravir (JAN, INN)・
cobicistat (JAN, INN)・
emtricitabine (JAN, INN)・
tenofovir alafenamide fumarate (JAN)
〔tenofovir alafenamide (INN)〕

抗ウイルス化学療法剤　625

【先発品等】ゲンボイヤ
【効能・効果】HIV-1感染症

elvitegravir
$C_{23}H_{23}ClFNO_5$ ： 447.88

cobicistat
$C_{40}H_{53}N_7O_5S_2$ ： 776.02

emtricitabine
$C_8H_{10}FN_3O_3S$ ： 247.25

tenofovir alafenamide fumarate
$(C_{21}H_{29}N_6O_5P)_2 \cdot C_4H_4O_4$ ： 1,069.00

エルロチニブ 塩酸塩
erlotinib hydrochloride (JAN)
erlotinib (INN)

チロシンキナーゼ阻害剤　429

【先発品等】タルセバ
【効能・効果】(1)切除不能な再発・進行性で，がん化学療法施行後に増悪した非小細胞肺癌 (2)EGFR遺伝子変異陽性の切除不能な再発・進行性で，がん化学療法未治療の非小細胞肺癌 (3)治癒切除不能な膵癌

$C_{22}H_{23}N_3O_4 \cdot HCl$ ： 429.90
N-(3-ethynylphenyl)-6,7-bis(2-methoxyethoxy)quinazoline-4-amine monohydrochloride

エレトリプタン 臭化水素酸塩
eletriptan hydrobromide (JAN)
eletriptan (INN)

$5-HT_{1B/1D}$受容体作動剤，
トリプタン系製剤　216

【先発品等】レルパックス
【効能・効果】片頭痛

$C_{22}H_{26}N_2O_2S \cdot HBr$ ： 463.43
(＋)-(R)-3-(1-methylpyrrolidin-2-ylmethyl)-5-(2-phenylsulfonylethyl)-1H-indole monohydrobromide

エロビキシバット 水和物
elobixibat hydrate (JAN)
elobixibat (INN)

胆汁酸トランスポーター阻害剤　235

【先発品等】グーフィス
【効能・効果】慢性便秘症（器質的疾患による便秘を除く）

$C_{36}H_{45}N_3O_7S_2 \cdot H_2O$ ： 713.90
[(2R)-2-(2-{[3,3-dibutyl-7-(methyl-sulfanyl)-1,1-dioxo-5-phenyl-2,3,4,5-tetrahydro-1H-1,5-benzothiazepin-8-yl]oxy}acetamido)-2-phenyl-acetamido]acetic acid monohydrate

エンコラフェニブ
encorafenib (JAN, INN)

抗悪性腫瘍剤・BRAF阻害剤　429

【先発品等】ビラフトビ
【効能・効果】(1)BRAF遺伝子変異を有する根治切除不能な悪性黒色腫 (2)がん化学療法後に増悪したBRAF遺伝子変異を有する治癒切除不能な進行・再発の結腸・直腸癌

$C_{22}H_{27}ClFN_7O_4S$ ： 540.01
methyl N-{(2S)-1-[(4-{3-[5-chloro-2-fluoro-3-(methanesulfonamido)phenyl]-1-(propan-2-yl)-1H-pyrazol-4-yl}pyrimidin-2-yl)amino]propan-2-yl}carbamate

エンザルタミド
enzalutamide (JAN, INN)

前立腺癌治療剤　429

【先発品等】イクスタンジ
【効能・効果】去勢抵抗性前立腺癌，遠隔転移を有する前立腺癌

$C_{21}H_{16}F_4N_4O_2S$ ： 464.44
4-{3-[4-cyano-3-(trifluoromethyl)phenyl]-5,5-dimethyl-4-oxo-2-sulfanylideneimidazolidin-1-yl}-2-fluoro-N-methylbenzamide

エンシトレルビル フマル酸
ensitrelvir fumaric acid (JAN)
ensitrelvir (INN)

抗SARS-CoV-2剤　625

【先発品等】ゾコーバ
【効能・効果】SARS-CoV-2による感染症

$C_{22}H_{17}ClF_3N_9O_2 \cdot C_4H_4O_4$ ： 647.95
(6E)-6-[(6-chloro-2-methyl-2H-indazol-5-yl)imino]-3-[(1-methyl-1H-1,2,4-triazol-3-yl)methyl]-1-[(2,4,5-trifluorophenyl)methyl]-1,3,5-triazinane-2,4-dione monofumaric acid

エンタカポン
entacapone (JAN, INN)

末梢COMT阻害剤　116

【先発品等】コムタン
【効能・効果】レボドパ・カルビドパ又はレボドパ・ベンセラジド塩酸塩との併用によるパーキンソン病における症状の日内変動（wearing-off現象）の改善

$C_{14}H_{15}N_3O_5$：305.29
$(2E)$-2-cyano-3-(3,4-dihydroxy-5-nitrophenyl)-N,N-diethylprop-2-enamide

エンテカビル水和物
entecavir hydrate (JAN)
entecavir (INN)

ヌクレオシド類縁体・抗HBV剤　625

【先発品等】バラクルード
【効能・効果】B型肝炎ウイルスの増殖を伴い肝機能の異常が確認されたB型慢性肝疾患におけるB型肝炎ウイルスの増殖抑制

$C_{12}H_{15}N_5O_3 \cdot H_2O$：295.29
9-[$(1S,3R,4S)$-4-hydroxy-3-(hydroxy-methyl)-2-methylenecyclopentyl]guanine monohydrate

エンパグリフロジン
empagliflozin (JAN, INN)

選択的SGLT2阻害剤，2型糖尿病・慢性心不全治療剤　219, 396

【先発品等】ジャディアンス
【効能・効果】2型糖尿病，慢性心不全（ただし，慢性心不全の標準的な治療を受けている患者に限る）

$C_{23}H_{27}ClO_7$：450.91
$(1S)$-1,5-anhydro-1-C-{4-chloro-3-[(4-{[$(3S)$-oxolan-3-yl]oxy}phenyl)methyl]phenyl}-D-glucitol

エンビオマイシン硫酸塩
enviomycin sulfate (JP)
enviomycin (INN)

抗結核抗生物質　616

【先発品等】ツベラクチン
【効能・効果】〈適応菌種〉結核菌〈適応症〉肺結核及びその他の結核症

Tuberactinomycin N: R=OH
Tuberactinomycin O: R=H

Tuberactinomycin N sulfate
$(C_{25}H_{43}N_{13}O_{10})_2 \cdot 3H_2SO_4$：1,665.62

Tuberactinomycin O sulfate
$(C_{25}H_{43}N_{13}O_9)_2 \cdot 3H_2SO_4$：1,633.62

オキサゾラム
oxazolam (JP, INN)

ベンゾジアゼピン系抗不安剤　112

【先発品等】セレナール
【効能・効果】(1)神経症における不安・緊張・抑うつ・睡眠障害 (2)心身症における身体症候並びに不安・緊張・抑うつ (3)麻酔前投薬

$C_{18}H_{17}ClN_2O_2$：328.79
10-chloro-2-methyl-11b-phenyl-2,3,7,11b-tetrahydro[1,3]oxazolo[3,2-d][1,4]benzodiazepin-6($5H$)-one

オキサトミド
oxatomide (JAN, INN)

アレルギー性疾患治療剤　449

【効能・効果】アレルギー性鼻炎，蕁麻疹，皮膚瘙痒症，湿疹・皮膚炎，痒疹，気管支喘息，アトピー性皮膚炎

$C_{27}H_{30}N_4O$：426.55
1-[3-[4-(diphenylmethyl)-1-piperazinyl]propyl]-2-benzimidazol-2($3H$)-one

---

オキサプロジン
oxaprozin (JP, INN)

プロピオン酸系消炎鎮痛剤　114

【先発品等】アルボ
【効能・効果】(1)関節リウマチ，変形性関節症，腰痛症，変形性脊椎症，頸肩腕症候群，肩関節周囲炎，痛風発作の消炎・鎮痛 (2)外傷後及び手術後の消炎・鎮痛

$C_{18}H_{15}NO_3$：293.32
3-(4,5-diphenyloxazol-2-yl)propanoic acid

オキサリプラチン
oxaliplatin (JAN, INN)

抗悪性腫瘍白金錯化合物　429

【先発品等】エルプラット
【効能・効果】治癒切除不能な進行・再発の結腸・直腸癌，結腸癌における術後補助化学療法等

$C_8H_{14}N_2O_4Pt$：397.29
$(SP$-4-2)-[$(1R,2R)$-cyclohexane-1,2-diamine-κN, $\kappa N'$][ethanedioato(2-)-κO^1, κO^2]platinum

オキシグルタチオン
oxiglutatione (JAN, INN)

酸化型グルタチオン　131

【先発品等】ビーエスエスプラス
【効能・効果】眼科手術（白内障，硝子体，緑内障）時の眼灌流及び洗浄

$C_{20}H_{32}N_6O_{12}S_2$：612.64
N-(N-γ-glutamyl-cysteinyl)glycine-(2→2')-disulfide

オキシコドン塩酸塩水和物
oxycodone hydrochloride hydrate (JP)
oxycodone (INN)

疼痛治療剤　811

【先発品等】オキシコンチンTR　オキノーム　オキファスト
【効能・効果】中等度から高度の疼痛を伴う各種癌における鎮痛，慢性疼痛に

おける鎮痛

C$_{18}$H$_{21}$NO$_4$・HCl・3H$_2$O ： 405.87
(5R)-4,5-epoxy-14-hydroxy-3-
methoxy-17-methylmorphinan-6-one
monohydrochloride trihydrate

オキシコナゾール硝酸塩
oxiconazole nitrate (JAN)
oxiconazole (INN)

イミダゾール系抗真菌剤　252, 265

【先発品等】オキナゾール
【効能・効果】外皮用：次の皮膚真菌症
の治療　(1)白癬：足白癬　など　(2)カン
ジダ症：間擦疹　など　(3)癜風　など
腟用：カンジダに起因する腟炎及び外
陰腟炎

C$_{18}$H$_{13}$Cl$_2$N$_3$O・HNO$_3$ ： 492.14
2',4'-dichloro-2-imidazol-1-
ylacetophenone(Z)-[O-(2,4-
dichlorobenzyl)oxime]mononitrate

オキシテトラサイクリン
塩酸塩
oxytetracycline
hydrochloride (JP)
oxytetracycline (JAN, INN)

テトラサイクリン系抗生物質　276

【先発品等】オキシテトラコーン
【効能・効果】〈適応菌種〉オキシテト
ラサイクリン感性菌　〈適応症〉抜歯
創・口腔手術創の二次感染

C$_{22}$H$_{24}$N$_2$O$_9$・HCl ： 496.89

オキシトシン
oxytocin (JP, INN)

脳下垂体後葉ホルモン　241

【効能・効果】分娩誘発，微弱陣痛，弛
緩出血，胎盤娩出前後，子宮復古不
全，帝王切開術，流産，人工妊娠中絶
の場合の子宮収縮の誘発，促進並びに

子宮出血の治療

C$_{43}$H$_{66}$N$_{12}$O$_{12}$S$_2$ ： 1,007.19

オキシブチニン塩酸塩
oxybutynin hydrochloride (JP)
oxybutynin (INN)

排尿障害治療剤　125, 259

【先発品等】アポハイド　ポラキス
【効能・効果】錠・テープ：神経因性膀
胱，不安定膀胱における頻尿，尿意切
迫感，尿失禁など　ローション：原発
性手掌多汗症

C$_{22}$H$_{31}$NO$_3$・HCl ： 393.95
4-(diethylamino)but-2-yn-1-yl
(2RS)-2-cyclohexyl-2-hydroxy-2-
phenylacetate monohydrochloride

オキシブプロカイン塩酸塩
oxybuprocaine
hydrochloride (JP)
oxybuprocaine (INN)

エステル型表面麻酔剤　131

【先発品等】ベノキシール　ラクリミン
【効能・効果】分泌性流涙症，眼科領域
における表面麻酔

C$_{17}$H$_{28}$N$_2$O$_3$・HCl ： 344.88
2-(diethylamino)ethyl 4-amino-3-
butyloxybenzoate monohydrochloride

オキシペルチン
oxypertine (JAN, INN)

統合失調症治療剤　117

【先発品等】ホーリット
【効能・効果】統合失調症

C$_{23}$H$_{29}$N$_3$O$_2$ ： 379.50
5,6-dimethoxy-2-methyl-3-[2-(4-
phenylpiperazin-1-yl)ethyl]-1H-indole

オキシメテバノール
oxymetebanol (JAN)
ドロテバノール　drotebanol (INN)

鎮咳剤　811

【先発品等】メテバニール
【効能・効果】肺結核，急・慢性気管支
炎，肺癌，塵肺，感冒に伴う咳嗽

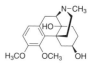

C$_{19}$H$_{27}$NO$_4$ ： 333.42
14-hydroxy-dihydro-6β-thebainol-4-
methylether

オキセサゼイン
oxethazaine (JP)
oxetacaine (INN)

アミド型消化管粘膜局所麻酔剤　121

【先発品等】ストロカイン
【効能・効果】食道炎，胃炎，胃・十二
指腸潰瘍，過敏性大腸症（イリタブル
コロン）に伴う疼痛・酸症状・あい
気・悪心・嘔吐・胃部不快感・便意逼迫

C$_{28}$H$_{41}$N$_3$O$_3$ ： 467.64
2,2'-(2-hydroxyethylimino)bis[N-
(1,1-dimethyl-2-phenylethyl)-N-
methylacetamide]

オクトチアミン
octotiamine (JAN, INN)

ビタミンB$_1$　312

【先発品等】ノイビタ
【効能・効果】(1)ビタミンB$_1$欠乏症の予
防及び治療　(2)ウェルニッケ脳症　(3)脚
気衝心　など

C$_{23}$H$_{36}$N$_4$O$_5$S$_3$ ： 544.75
8-[[2-[N-[(4-amino-2-methyl-5-
pyrimidinyl)methyl]formamido]-1-
(2-hydroxy) propenyl]dithio]-6-
mercaptooctanoic methyl ester acetate

オクトレオチド酢酸塩
octreotide acetate (JAN)
octreotide (INN)

持続性ソマトスタチンアナログ　249

【先発品等】サンドスタチン，-LAR
【効能・効果】(1) 消化管ホルモン産生腫瘍に伴う諸症状の改善 (2)成長ホルモン，ソマトメジン-C分泌過剰状態の改善 (3)癌患者の消化管閉塞に伴う消化器症状の改善 (4)消化管神経内分泌腫瘍 など

D-Phe-Cys-Phe-D-Trp-Lys-Thr-Cys-N-C-C-CH3

・2CH₃COOH

$C_{49}H_{66}N_{10}O_{10}S_2 \cdot 2CH_3COOH$ ： 1,139.34

オザグレル塩酸塩水和物
ozagrel hydrochloride hydrate
(JAN)
ozagrel (INN)

トロンボキサン合成酵素阻害剤　449

【先発品等】ドメナン
【効能・効果】気管支喘息

$C_{13}H_{12}N_2O_2 \cdot HCl \cdot H_2O$ ： 282.72
(E)-3-[4-(1H-imidazol-1-ylmethyl)phenyl]-2-propenoic acid hydrochloride monohydrate

オザグレルナトリウム
ozagrel sodium (JP)
ozagrel (INN)

トロンボキサン合成酵素阻害剤
219, 399

【先発品等】カタクロット
【効能・効果】(1)クモ膜下出血術後の脳血管攣縮及びこれに伴う脳虚血症状の改善 (2)脳血栓症（急性期）に伴う運動障害の改善

$C_{13}H_{11}N_2NaO_2$ ： 250.23
monosodium $(2E)$-3-[4-(1H-imidazol-1-ylmethyl)phenyl]prop-2-enoate

オシメルチニブメシル酸塩
osimertinib mesilate (JAN)
osimertinib (INN)

抗悪性腫瘍剤・チロシンキナーゼ阻害剤
429

【先発品等】タグリッソ
【効能・効果】EGFR遺伝子変異陽性の手術不能又は再発非小細胞肺癌

$C_{28}H_{33}N_7O_2 \cdot CH_4O_3S$ ： 595.71
N-(2-{[2-(dimethylamino)ethyl](methyl)amino}-4-methoxy-5-{[4-(1-methyl-1H-indol-3-yl)pyrimidin-2-yl]amino}phenyl)prop-2-enamide monomethanesulfonate

オシロドロスタットリン酸塩
osilodrostat phosphate (JAN)
osilodrostat (INN)

副腎皮質ホルモン合成阻害剤　249

【先発品等】イスツリサ
【効能・効果】クッシング症候群（外科的処置で効果が不十分又は施行が困難な場合）

$C_{13}H_{10}FN_3 \cdot H_3PO_4$ ： 325.23
4-[(5R)-6,7-dihydro-5H-pyrrolo[1,2-c]imidazol-5-yl]-3-fluorobenzonitrile monophosphate

オゼノキサシン
ozenoxacin (JAN, INN)

キノロン系外用抗菌剤　263

【先発品等】ゼビアックス
【効能・効果】〈適応菌種〉ブドウ球菌属，アクネ菌〈適応症〉表在性皮膚感染症，痤瘡（化膿性炎症を伴うもの）

$C_{21}H_{21}N_3O_3$ ： 363.41
1-cyclopropyl-8-methyl-7-[5-methyl-6-(methylamino)pyridin-3-yl]-4-oxo-1,4-dihydroquinoline-3-carboxylic acid

オセルタミビルリン酸塩
oseltamivir phosphate (JAN)
oseltamivir (INN)

抗インフルエンザウイルス剤　625

【先発品等】タミフル
【効能・効果】A型又はB型インフルエンザウイルス感染症及びその予防

$C_{16}H_{28}N_2O_4 \cdot H_3PO_4$ ： 410.40
(−)-ethyl(3R,4R,5S)-4-acetamido-5-amino-3-(1-ethylpropoxy)cyclohex-1-ene-1-carboxylate monophosphate

オピカポン
opicapone (JAN, INN)

末梢COMT阻害剤　116

【先発品等】オンジェンティス
【効能・効果】レボドパ・カルビドパ又はレボドパ・ベンセラジド塩酸塩との併用によるパーキンソン病における症状の日内変動（wearing-off現象）の改善

$C_{15}H_{10}Cl_2N_4O_6$ ： 413.17
2,5-dichloro-3-[5-(3,4-dihydroxy-5-nitrophenyl)-1,2,4-oxadiazol-3-yl]-4,6-dimethylpyridine N-oxide

オフロキサシン
ofloxacin (JP, INN)

ニューキノロン系抗菌剤　131,132,624

【先発品等】タリビッド
【効能・効果】〈適応菌種〉肺炎球菌，腸球菌属，淋菌，らい菌，大腸菌，赤痢菌，インフルエンザ菌 など〈適応症〉慢性膿皮症，腎盂腎炎，尿道炎，子宮頸管炎，胆嚢炎，瞼板腺炎 など

$C_{18}H_{20}FN_3O_4$ ： 361.37
(3RS)-9-fluoro-3-methyl-10-(4-methylpiperazin-1-yl)-7-oxo-2,3-dihydro-7H-pyrido[1,2,3-de]-[1,4]benzoxazine-6-carboxylic acid

オマリグリプチン
omarigliptin (JAN, INN)

持続性選択的DPP-4阻害剤・経口糖尿病用剤　396

【先発品等】マリゼブ
【効能・効果】2型糖尿病

$C_{17}H_{20}F_2N_4O_3S$ ： 398.43
(2R,3S,5R)-2-(2,5-difluorophenyl)-5-[2-(methylsulfonyl)-2,6-dihydro-pyrrolo[3,4-c]pyrazol-5(4H)-yl]tetrahydro-2H-pyran-3-amine

オミデネパグ イソプロピル
omidenepag isopropyl (JAN)
omidenepag (INN)

選択的EP2受容体作動薬 緑内障・
高眼圧症治療剤　131

【先発品等】エイベリス,-ミニ
【効能・効果】緑内障, 高眼圧症

$C_{26}H_{28}N_6O_4S$ ： 520.60
1-methylethyl 2-{[6-({N-[4-(1H-
pyrazol-1-yl)benzyl]pyridine-3-
sulfonamido}methyl)pyridin-2-yl]
amino}acetate

オメガ-3 脂肪酸エチル
omega-3-acid ethyl esters 90
(INN)

EPA・DHA製剤　218

【先発品等】ロトリガ
【効能・効果】高脂血症

ethyl icosapentate

ethyl docosahexaenoate

ethyl icosapentate
$C_{22}H_{34}O_2$ ： 330.50
ethyl(5Z,8Z,11Z,14Z,17Z)-icosa-
5,8,11,14,17-pentaenoate

ethyl docosahexaenoicacid
$C_{24}H_{36}O_2$ ： 356.54
ethyl(4Z,7Z,10Z,13Z,16Z,19Z)-
docosa-4,7,10,13,16,19-hexaenoate

オメプラゾール
omeprazole (JP, INN)

プロトンポンプインヒビター　232

【先発品等】オメプラゾン　オメプラール
【効能・効果】(1)胃潰瘍, 十二指腸潰
瘍, 吻合部潰瘍, 逆流性食道炎,
Zollinger-Ellison症候群　など (2)胃潰瘍
又は十二指腸潰瘍におけるヘリコバク
ター・ピロリの除菌の補助　など

$C_{17}H_{19}N_3O_3S$ ： 345.42
(RS)-5-methoxy-2-{[(4-methoxy-
3,5-dimethylpyridin-2-yl)methyl]

---

sulfinyl}-1H-benzimidazole

オラネキシジン グルコン酸塩
olanexidine gluconate (JAN)

外皮用殺菌消毒剤　261

【先発品等】オラネジン,-OR
【効能・効果】手術部位（手術野）の皮
膚の消毒

$C_{17}H_{27}Cl_2N_5 \cdot C_6H_{12}O_7$ ： 568.49
1-(3,4-dichlorobenzyl)-5-
octylbiguanide mono-D-gluconate

オラパリブ
olaparib (JAN, INN)

抗悪性腫瘍剤・
ポリアデノシン5'二リン酸リボース
ポリメラーゼ (PARP) 阻害剤　429

【先発品等】リムパーザ
【効能・効果】卵巣癌, 乳癌, 去勢抵抗
性前立腺癌, 膵癌

$C_{24}H_{23}FN_4O_3$ ： 434.46
4-[(3-{[4-(cyclopropylcarbonyl)
piperazin-1-yl]carbonyl}-4-fluoro-
phenyl)methyl]phthalazin-1(2H)-one

オランザピン
olanzapine (JAN, INN)

抗精神病剤, セロトニン・ドパミン
アンタゴニスト (SDA), MARTA
　117, 239

【先発品等】ジプレキサ,-ザイディス
【効能・効果】(1)内服：統合失調症, 双
極性障害における躁症状の改善, 抗悪
性腫瘍剤（シスプラチン）投与に伴
う消化器症状（悪心, 嘔吐）(2)注射
用：統合失調症における精神運動興奮

$C_{17}H_{20}N_4S$ ： 312.44
2-methyl-4-(4-methylpiperazin-1-
yl)-10H-thieno[2,3-b][1,5]
benzodiazepine

ガンマ-オリザノール
gamma oryzanol (JAN)

自律神経賦活剤　112, 218

【先発品等】ハイゼット
【効能・効果】(1)高脂質血症 (2)心身症
（更年期障害, 過敏性腸症候群）にお
ける身体症候並びに不安・緊張・抑うつ

$C_{40}H_{58}O_4$ ： 602.9
9,19-cyclo-9β-lanost-24-en-3β-ol
4-hydroxy-3-methoxycianamate

オルプリノン 塩酸塩水和物
olprinone hydrochloride
hydrate (JAN)
olprinone (INN)

急性心不全治療・
ホスホジエステラーゼⅢ阻害剤　211

【先発品等】コアテック,-SB
【効能・効果】急性心不全で他の薬剤を
投与しても効果が不十分な場合

$C_{14}H_{10}N_4O \cdot HCl \cdot H_2O$ ： 304.73
1,2-dihydro-5-(imidazo[1,2-α]
pyridin-6-yl)-6-methyl-2-oxo-3-
pyridine-carbonitrile hydrochloride
monohydrate

オルメサルタン
メドキソミル
olmesartan medoxomil (JP, INN)

アンギオテンシン-Ⅱ受容体拮抗剤　214

【先発品等】オルメテックOD
【効能・効果】高血圧症

$C_{29}H_{30}N_6O_6$ ： 558.59
(5-methyl-2-oxo-1,3-dioxol-4-yl)
methyl 4-(2-hydroxypropan-2-yl)-
2-propyl-1-{[2'-(1H-tetrazol-
5-yl)biphenyl-4-yl]methyl}-1H-
imidazole-5-carboxylate

オルメサルタン メドキソミル・アゼルニジピン
olmesartan medoxomil・azelnidipine (JP, INN)

アンギオテンシン-Ⅱ受容体拮抗剤/ジヒドロピリジン系カルシウム拮抗剤　合剤　214

【先発品等】レザルタス-LD,-HD
【効能・効果】高血圧症

olmesartan medoxomil

$C_{29}H_{30}N_6O_6$：558.59
(5-methyl-2-oxo-1,3-dioxol-4-yl)methyl 4-(2-hydroxypropan-2-yl)-2-propyl-1-{[2'-(1H-tetrazol-5-yl)biphenyl-4-yl]methyl}-1H-imidazole-5-carboxylate

azelnidipine

$C_{33}H_{34}N_4O_6$：582.65
3-[1-(diphenylmethyl)azetidin-3-yl] 5-(1-methylethyl) (4RS)-2-amino-6-methyl-4-(3-nitrophenyl)-1,4-dihydropyridine-3,5-dicarboxylate

オロパタジン塩酸塩
olopatadine hydrochloride (JP)
olopatadine (INN)

アレルギー性疾患治療剤　131, 449

【先発品等】アレロック,-OD　パタノール
【効能・効果】アレルギー性鼻炎, 蕁麻疹, 皮膚疾患に伴う瘙痒, アレルギー性結膜炎

$C_{21}H_{23}NO_3・HCl$：373.87
{11-[(1Z)-3-(dimethylamino)propylidene]-6,11-dihydrodibenzo[b,e]oxepin-2-yl}acetic acid monohydrochloride

オンダンセトロン
ondansetron (JAN, INN)
オンダンセトロン塩酸塩水和物
ondansetron hydrochloride hydrate (JAN)

5-HT₃受容体拮抗型制吐剤　239

【効能・効果】抗悪性腫瘍剤（シスプラチン等）投与に伴う消化器症状（悪心, 嘔吐）, 術後の消化器症状（悪心, 嘔吐）

ondansetron

ondansetron hydrochloride hydrate

ondansetron
$C_{18}H_{19}N_3O$：293.37
(±)-2,3-dihydro-9-methyl-3-[(2-methy-limidazol-1-yl)methyl]carbazol-4(1H)-one

ondansetron hydrochloride hydrate
$C_{18}H_{19}N_3O・HCl・2H_2O$：365.86
(±)-2,3-dihydro-9-methyl-3-[(2-methylimidazol-1-yl)methyl] carbazol-4(1H)-one monohydrochloride dihydrate

過酸化ベンゾイル
benzoyl peroxide (JAN)

尋常性痤瘡治療剤　269

【先発品等】ベピオ
【効能・効果】尋常性痤瘡

$C_{14}H_{10}O_4$：242.23
dibenzoyl peroxide

カスポファンギン酢酸塩
caspofungin acetate (JAN)
caspofungin (INN)

キャンディン系抗真菌剤　617

【先発品等】カンサイダス
【効能・効果】真菌感染が疑われる発熱性好中球減少症, カンジダ属又はアスペルギルス属による真菌感染症（食道カンジダ症, 侵襲性カンジダ症, アスペルギルス症）

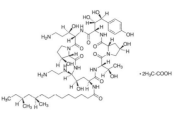

$C_{52}H_{88}N_{10}O_{15}・2C_2H_4O_2$：1,213.42

ガチフロキサシン水和物
gatifloxacin hydrate (JP)
gatifloxacin (INN)

ニューキノロン系抗菌剤　131

【先発品等】ガチフロ
【効能・効果】〈適応菌種〉ブドウ球菌属, レンサ球菌属　など　〈適応症〉眼瞼炎, 麦粒腫, 結膜炎　など

$C_{19}H_{22}FN_3O_4・1½H_2O$：402.42
1-cyclopropyl-6-fluoro-8-methoxy-7-[(3RS)-3-methylpiperazin-1-yl]-4-oxo-1,4-dihydroquinoline-3-carboxylic acid sesquihydrate

果糖
fructose (JP)

糖類剤　323

【効能・効果】注射の溶解希釈剤, 糖尿病及び糖尿病状態時のエネルギー補給, 薬物中毒, アルコール中毒, その他非経口的に水・エネルギー補給を必要とする場合

$C_6H_{12}O_6$：180.16
β-D-fructopyranose

ガドキセト酸ナトリウム
gadoxetate sodium (JAN)
gadoxetic acid (INN)

MRI用肝臓造影剤　729

【先発品等】EOB・プリモビスト
【効能・効果】磁気共鳴コンピューター断層撮影における肝腫瘍の造影

$C_{23}H_{28}GdN_3Na_2O_{11}$：725.71

ガドジアミド水和物
gadodiamide hydrate (JAN)
gadodiamide (INN)

MRI用造影剤　729

【先発品等】オムニスキャン
【効能・効果】磁気共鳴コンピュータ断層撮影における次の造影：脳・脊髄造影，躯幹部・四肢造影

$C_{16}H_{28}GdN_5O_9 \cdot 3H_2O$ ： 645.72
aqua[N,N-bis[2-[(carboxymethyl)[(methylcarbamoyl)methyl]amino]ethyl]glycinato(3-)gadolinium hydrate

ガドテリドール
gadoteridol (JAN, INN)

MRI用造影剤　729

【先発品等】プロハンス
【効能・効果】磁気共鳴コンピュータ断層撮影における次の造影：脳・脊髄造影，躯幹部・四肢造影

$C_{17}H_{29}GdN_4O_7$ ： 558.69
（±）-10-(2-hydroxypropyl)-1,4,7,10-tetraazacyclo-dodecane-1,4,7-triacetatogadolinium[Ⅲ]

ガドテル酸メグルミン
meglumine gadoterate (JAN)
gadoteric acid (INN)

MRI用造影剤　729

【先発品等】マグネスコープ
【効能・効果】磁気共鳴コンピューター断層撮影における次の造影 (1)脳・脊髄造影 (2)躯幹部・四肢造影

$C_{16}H_{25}GdN_4O_8 \cdot C_7H_{17}NO_5$ ： 753.86
（−）-1-deoxy-1-(methylamino)-D-glucitol hydrogen[1,4,7,10-tetraaza-cyclododecane-1,4,7,10-tetraacetato(4-)]gadolinate(1-) (1:1)

ガドブトロール
gadobutrol (JAN)

非イオン性MRI用造影剤　729

【先発品等】ガドビスト
【効能・効果】磁気共鳴コンピューター断層撮影における次の造影：脳・脊髄造影，躯幹部・四肢造影

及び鏡像異性体

$C_{18}H_{31}GdN_4O_9$ ： 604.71
[10-[(1RS,2SR)-2,3-dihydroxy-1-(hydroxymethyl)propyl]-1,4,7,10-tetraazacyclododecane-1,4,7-triacetato(3-)]gadolinium

カナグリフロジン水和物
canagliflozin hydrate (JAN)
canagliflozin (INN)

SGLT2阻害剤　396

【先発品等】カナグル
【効能・効果】(1)2型糖尿病 (2)2型糖尿病を合併する慢性腎臓病。ただし，末期腎不全又は透析施行中の患者を除く

$C_{24}H_{25}FO_5S \cdot \frac{1}{2}H_2O$ ： 453.52
(1S)-1,5-anhydro-1-C-(3-{[5-(4-fluorophenyl)thiophen-2-yl]methyl}-4-methylphenyl)-D-glucitol hemihydrate

カナマイシン硫酸塩
kanamycin sulfate (JP)
kanamycin (INN)

アミノグリコシド系抗生物質　612,616

【効能・効果】〈適応菌種〉大腸菌，肺炎球菌，淋菌，結核菌，大腸菌，クレブシエラ属　など　〈適応症〉感染性腸炎，膀胱炎，腎盂腎炎，淋菌感染症，子宮付属器炎，中耳炎，百日咳　など

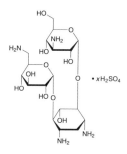

$C_{18}H_{36}N_4O_{11} \cdot xH_2SO_4$

ガニレリクス酢酸塩
ganirelix acetate (JAN)
ganirelix (INN)

GnRHアンタゴニスト　249

【先発品等】ガニレスト
【効能・効果】調節卵巣刺激下における早発排卵の防止

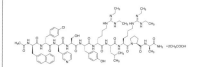

$C_{80}H_{113}N_{18}O_{13}Cl \cdot 2C_2H_4O_2$ ： 1,690.42

カバジタキセルアセトン付加物
cabazitaxel acetonate (JAN)
cabazitaxel (INN)

抗悪性腫瘍剤　424

【先発品等】ジェブタナ
【効能・効果】前立腺癌

$C_{45}H_{57}NO_{14} \cdot C_3H_6O$ ： 894.01

ガバペンチン
gabapentin (JAN, INN)

抗てんかん剤　113

【先発品等】ガバペン
【効能・効果】他の抗てんかん薬で十分な効果が認められないてんかん患者の部分発作（二次性全般化発作を含む）に対する抗てんかん薬との併用療法

$C_9H_{17}NO_2$ ： 171.24
(1-aminomethylcyclohexyl)acetic acid

ガバペンチン エナカルビル
gabapentin enacarbil (JAN, INN)

レストレスレッグス症候群治療剤　119

Column 1

【効能・効果】中等度から高度の特発性レストレスレッグス症候群（下肢静止不能症候群）

$C_{16}H_{27}NO_6$ ： 329.39
(1-{[({({1RS})-1-[(2-methylpropanoyl)oxy]ethoxy}carbonyl)amino]methyl}cyclohexyl)acetic acid

カフェイン　　　　　caffeine
カフェイン水和物　　caffeine hydrate （JP）
無水カフェイン　　　anhydrous caffeine （JP）
キサンチン系中枢興奮・強心・利尿剤　211

【先発品等】レスピア
【効能・効果】眠気，倦怠感，血管拡張性及び脳圧亢進性頭痛（片頭痛，高血圧性頭痛，カフェイン禁断性頭痛 など）

caffeine hydrate

anhydrous caffeine

caffeine hydrate
$C_8H_{10}N_4O_2 \cdot H_2O$ ： 212.21
1,3,7-trimethyl-1H-purine-2,6-(3H,7H)-dione monohydrate

anhydrous caffeine
$C_8H_{10}N_4O_2$ ： 194.19
1,3,7-trimethyl-1H-purine-2,6(3H,7H)-dione

カプトプリル
captopril （JP, INN）
ACE阻害剤　214

【先発品等】カプトリル，-R
【効能・効果】(1)本態性高血圧症，腎性高血圧症 (2)腎血管性高血圧症，悪性高血圧

$C_9H_{15}NO_3S$ ： 217.29
(2S)-1-[(2S)-2-methyl-3-sulfanyl-propanoyl]pyrrolidine-2-carboxylic acid

Column 2

カプマチニブ　塩酸塩水和物
capmatinib hydrochloride hydrate （JAN）
capmatinib （INN）
抗悪性腫瘍剤/MET阻害剤　429

【先発品等】タブレクタ
【効能・効果】MET遺伝子エクソン14スキッピング変異陽性の切除不能な進行・再発の非小細胞肺癌

$C_{23}H_{17}FN_6O \cdot 2HCl \cdot H_2O$ ： 503.36
2-fluoro-N-methyl-4-{7-[(quinolin-6-yl)methyl]imidazo[1,2-b][1,2,4]triazin-2-yl}benzamide dihydrochloride monohydrate

ガベキサート　メシル酸塩
gabexate mesilate （JP）
gabexate （INN）
蛋白分解酵素阻害剤　399

【先発品等】エフオーワイ
【効能・効果】(1)蛋白分解酵素逸脱を伴う急性膵炎，慢性再発性膵炎の急性増悪期，術後の急性膵炎 (2)汎発性血管内血液凝固症

$C_{16}H_{23}N_3O_4 \cdot CH_4O_3S$ ： 417.48
ethyl 4-(6-guanidinohexanoyloxy)benzoate monomethanesulfonate

カペシタビン
capecitabine （JAN, INN）
抗悪性腫瘍ドキシフルリジンプロドラッグ　422

【先発品等】ゼローダ
【効能・効果】手術不能又は再発乳癌，結腸・直腸癌，胃癌

$C_{15}H_{22}FN_3O_6$ ： 359.35
(＋)-pentyl 1-(5-deoxy-β-D-ribofuranosyl)-5-fluoro-1,2-dihydro-2-oxo-4-pyrimidinecarbamate

カベルゴリン
cabergoline （JP, INN）
ドパミン受容体刺激剤　116

Column 3

【効能・効果】(1)パーキンソン病 (2)乳汁漏出症，高プロラクチン血性排卵障害，高プロラクチン血性下垂体腺腫 (3)産褥性乳汁分泌抑制 (4)生殖補助医療に伴う卵巣過剰刺激症候群の発症抑制

$C_{26}H_{37}N_5O_2$ ： 451.60
(8R)-6-allyl-N-[3-(dimethylamino)propyl]-N-(ethylcarbamoyl)ergoline-8-carboxamide

カボザンチニブ　リンゴ酸塩
cabozantinib malate （JAN）
cabozantinib （INN）
抗悪性腫瘍剤・キナーゼ阻害剤　429

【先発品等】カボメティクス
【効能・効果】(1)根治切除不能又は転移性の腎細胞癌 (2)がん化学療法後に増悪した切除不能な肝細胞癌

$C_{28}H_{24}FN_3O_5 \cdot C_4H_6O_5$ ： 635.59
N-{4-[(6,7-dimethoxyquinolin-4-yl)oxy]phenyl}-N'-(4-fluorophenyl)cyclopropane-1,1-dicarboxamidemono-(2S)-malate

カボテグラビル
cabotegravir （JAN, INN）
カボテグラビルナトリウム
cabotegravir sodium （JAN）
HIVインテグラーゼ阻害剤　625

【先発品等】ボカブリア
【効能・効果】HIV-1感染症

cabotegravir sodium

cabotegravir

cabotegravir
$C_{19}H_{17}F_2N_3O_5$ ： 405.35
(3S,11aR)-N-[(2,4-difluorophenyl)methyl]-6-hydroxy-3-methyl-5,7-

dioxo-2,3,5,7,11,11a-hexahydrooxazolo
[3,2-a]pyrido[1,2-d]pyrazine-8-
carboxamide

cabotegravir sodium
$C_{19}H_{16}F_2N_3NaO_5$ ： 427.33
monosodium(3S,11aR)-8-{[(2,4-
difluorophenyl)methyl] carbamoyl} –
3-methyl-5,7-dioxo-2,3,5,7,11,11a-
hexahydrooxazolo[3,2-a] pyrido[1,2-d]
pyrazin-6-olate

カモスタット メシル酸塩
camostat mesilate （JP）
camostat （INN）

蛋白分解酵素阻害剤　399

【先発品等】フオイパン
【効能・効果】(1)慢性膵炎における急性
症状の緩解 (2)術後逆流性食道炎

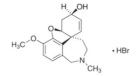

$C_{20}H_{22}N_4O_5 \cdot CH_4O_3S$ ： 494.52
dimethylcarbamoylmethyl 4-(4-
guanidinobenzoyloxy)phenylacetate
monomethanesulfonate

ガラクトース・
パルミチン酸混合物(999:1)
mixture of galactose・
palmitic acid （999 : 1）

超音波診断用造影剤　729

【先発品等】レボビスト
【効能・効果】(1)心エコー図検査におけ
る造影 (2)ドプラ検査における造影 (3)
子宮卵管エコー図検査における造影

galactose

$CH_3-(CH_2)_{14}-COOH$
palmitic acid

galactose
$C_6H_{12}O_6$ ： 180.16

palmitic acid
$C_{16}H_{32}O_2$ ： 256.43

ガランタミン 臭化水素酸塩
galantamine hydrobromide
（JAN）
galantamine （INN）

アルツハイマー型認知症治療剤　119

【先発品等】レミニール,-OD
【効能・効果】軽度及び中等度のアルツ
ハイマー型認知症における認知症症状
の進行抑制

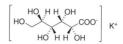

•HBr

$C_{17}H_{21}NO_3 \cdot HBr$ ： 368.27
(4aS,6R,8aS)-4a,5,9,10,11,12-
hexahydro-3-methoxy-11-methyl-
6H-benzofuro[3a,3,2-ef]［2]
benzazepin-6-ol monohydrobromide

L-アスパラギン酸カリウム
potassium L-aspartate （JAN）
aspartic acid （INN）

カリウム補給剤　322

【先発品等】アスパラカリウム
【効能・効果】心疾患時・下痢・手術
後・薬剤連用時などにおけるカリウム
補給

$$\left[^-OOCCH_2 - \underset{\underset{+}{NH_3}}{\overset{H}{\underset{|}{C}}} - COO^- \right] K^+$$

$C_4H_6KNO_4$ ： 171.19

L-アスパラギン酸カリウム・
L-アスパラギン酸
マグネシウム
potassium L-aspartate （JAN）・
magnesium L-aspartate （JAN）

アスパラギン酸塩　322

【先発品等】アスパラ
【効能・効果】心疾患時・下痢・手術
後・薬剤連用時などにおけるカリウム
補給

$$\left[^-OOCCH_2 - \underset{\underset{+}{NH_3}}{\overset{H}{\underset{|}{C}}} - COO^- \right] K^+$$
L-aspartate potassium

$$\left[^-OOCCH_2 - \underset{\underset{+}{NH_3}}{\overset{H}{\underset{|}{C}}} - COO^- \right]_2 Mg^{2+}$$
magnesium L-aspartate

potassium L-aspartate
$C_4H_6KNO_4$ ： 171.19

magnesium L-aspartate
$C_8H_{12}MgN_2O_8$ ： 288.5

グルコン酸カリウム
potassium gluconate （JAN）

カリウム補給剤　322

【先発品等】グルコンサンK
【効能・効果】低カリウム状態時のカリ
ウム補給

$C_6H_{11}KO_7$ ： 234.25
D-gluconic acid, potassium salt

カルグルミン酸
carglumic acid （JAN, INN）

高アンモニア血症治療剤　399

【先発品等】カーバグル
【効能・効果】次の疾患による高アンモ
ニア血症：N-アセチルグルタミン酸
合成酵素欠損症, イソ吉草酸血症, メ
チルマロン酸血症, プロピオン酸血症

HOOC　COOH
NH
NH₂

$C_6H_{10}N_2O_5$ ： 190.15
(2S)-2-(carbamoylamino)
pentanedioic acid

L-アスパラギン酸
カルシウム 水和物
calcium L-aspartate hydrate
（JAN）
aspartic acid （INN）

カルシウム剤　321

【先発品等】アスパラ-CA
【効能・効果】(1)低カルシウム血症に起
因するテタニー, テタニー関連症状の
改善 (2)骨粗鬆症, 骨軟化症, 発育期,
妊娠・授乳時におけるカルシウム補給

$$\left[^-OOCCH_2 - \underset{\underset{+}{NH_3}}{\overset{H}{\underset{|}{C}}} - COO^- \right]_2 Ca^{2+} \cdot 3H_2O$$

$C_8H_{12}CaN_2O_8 \cdot 3H_2O$ ： 358.32

グルコン酸カルシウム 水和物
calcium gluconate hydrate （JP）

カルシウム剤　321

【先発品等】カルチコール
【効能・効果】(1)低カルシウム血症に起
因するテタニー, テタニー関連症状の
改善 (2)小児脂肪便におけるカルシウ
ム補給

$Ca^{2+} \cdot H_2O$

$C_{12}H_{22}CaO_{14} \cdot H_2O$ ： 448.39
monocalcium di-D-gluconate
monohydrate

沈降炭酸カルシウム・コレカルシフェロール・炭酸マグネシウム

precipitated calcium carbonate (JAN)・**cholecalciferol** (JAN)・**magnesium carbonate** (JAN)

カルシウム/天然型ビタミンD₃/マグネシウム配合剤　321

【先発品等】デノタス
【効能・効果】RANKL阻害剤（デノスマブ（遺伝子組換え）等）投与に伴う低カルシウム血症の治療及び予防

cholecalciferol

precipitated calcium carbonate
$CaCO_3$ ： 100.09

cholecalciferol
$C_{27}H_{44}O$ ： 384.64
(3S,5Z,7E)-9,10-secocholesta-5,7,10(19)-trien-3-ol

magnesium carbonate
$MgCO_3$ ： 84.31

乳酸カルシウム水和物
calcium lactate hydrate (JP)

カルシウム補給剤　321

【効能・効果】(1)低カルシウム血症に起因するテタニーの改善 (2)妊婦・産婦の骨軟化症，発育期におけるカルシウム補給

$C_6H_{10}CaO_6$・$5H_2O$ ： 308.29
monocalcium bis[(2RS)2-hydroxypropanoate]pentahydrate

カルシトリオール
calcitriol (JAN, INN)

活性型ビタミンD₃　311

【先発品等】ロカルトロール
【効能・効果】(1)骨粗鬆症 (2)慢性腎不全，副甲状腺機能低下症，クル病・骨軟化症におけるビタミンD代謝異常に伴う諸症状の改善 (3)維持透析下の二次性副甲状腺機能亢進症

$C_{27}H_{44}O_3$ ： 416.64
(5Z,7E)-9,10-seco-5,7,10(19)-cholestatriene-1α,3β,25-triol

カルシポトリオール
calcipotriol (JAN, INN)

尋常性乾癬治療剤　269

【先発品等】ドボネックス
【効能・効果】尋常性乾癬

$C_{27}H_{40}O_3$ ： 412.60
(＋)-(5Z,7E,22E,24S)-24-cyclopropyl-9,10-secochola-5,7,10(19),22-tetraene-1α,3β,24-triol

カルテオロール塩酸塩
carteolol hydrochloride (JP)

carteolol (INN)

β-遮断剤　131, 212, 214

【先発品等】ミケラン，-LA
【効能・効果】(1)内服：ファロー四徴症に伴うチアノーゼ発作，不整脈，狭心症，本態性高血圧症（軽症〜中等症）など (2)眼科用：緑内障，高眼圧症

$C_{16}H_{24}N_2O_3$・HCl ： 328.83
5-[(2RS)-3-(1,1-dimethylethyl)amino-2-hydroxypropyloxy]-3,4-dihydroquinolin-2(1H)-one monohydrochloride

カルニチン塩化物
carnitine chloride (JAN)

carnitine (INN)

消化機能亢進剤　233

【先発品等】エントミン
【効能・効果】消化管機能低下のみられる慢性胃炎

$C_7H_{16}ClNO_3$ ： 197.66
(3-carboxy-2-hydroxypropyl)trimethylammonium chloride

カルバゾクロム
スルホン酸ナトリウム水和物
carbazochrome sodium sulfonate hydrate (JP)

carbazochrome sodium sulfonate (INN)

血管強化・止血剤　332

【先発品等】アドナ
【効能・効果】(1)毛細血管抵抗性の減弱及び透過性の亢進によると考えられる出血傾向 (2)毛細血管抵抗性の減弱による眼底出血・子宮出血 など

$C_{10}H_{11}N_4NaO_5S$・$3H_2O$ ： 376.32
monosodium (2RS)-1-methyl-6-oxo-5-semicarbazono-2,3,5,6-tetrahydroindole-2-sulfonate trihydrate

カルバマゼピン
carbamazepine (JP, INN)

向精神作用性抗てんかん剤，抗精神病剤　113, 117

【先発品等】テグレトール
【効能・効果】(1)精神運動発作，てんかん性格及びてんかんに伴う精神障害，てんかんの痙攣発作：強直間代発作 (2)躁病，躁うつ病の躁状態，統合失調症の興奮状態 (3)三叉神経痛

$C_{15}H_{12}N_2O$ ： 236.27
5H-dibenzo[b, f]azepine-5-carboxamide

カルフィルゾミブ
carfilzomib (JAN, INN)

抗悪性腫瘍剤・プロテアソーム阻害剤　429

【先発品等】カイプロリス
【効能・効果】再発又は難治性の多発性骨髄腫

$C_{40}H_{57}N_5O_7$ ： 719.91
N-{(2S)-2-[(morpholin-4-ylacetyl)amino]-4-phenylbutanoyl}-L-leucyl-L-phenylalanin-N-{(2S)-4-methyl-1-[(2R)-2-methyloxiran-2-yl]-1-oxopentan-2-yl}amide

カルプロニウム 塩化物水和物
carpronium chloride hydrate
(JAN)
carpronium chloride（INN）

副交感神経刺激剤　267

【効能・効果】(1)円形脱毛症，悪性脱毛症などにおける脱毛防止並びに発毛促進 (2)乾性脂漏 (3)尋常性白斑

$C_8H_{18}ClNO_2 \cdot H_2O$ ： 213.70
4-methoxy-N,N,N-trimethyl-4-oxobutan-1-aminium chloride monohydrate

カルベジロール
carvedilol（JP）
$\alpha\beta$-遮断剤　214

【先発品等】アーチスト
【効能・効果】本態性高血圧症（軽症～中等症），腎実質性高血圧症，狭心症など

$C_{24}H_{26}N_2O_4$ ： 406.47
(2RS)-1-(9H-carbazol-4-yloxy)-3-{[2-(2-methoxyphenoxy)ethyl]amino}propan-2-ol

カルペリチド（遺伝子組換え）
carperitide (genetical recombination)（JAN）
α型ヒト心房性ナトリウム利尿ポリペプチド　217

【先発品等】ハンプ
【効能・効果】急性心不全（慢性心不全の急性増悪期を含む）

H-Ser-Leu-Arg-Arg-Ser-Ser-Cys-Phe-
Gly-Gly-Arg-Met-Asp-Arg-┐ S-S
Ile-Gly-Ala-Gln-Ser-Gly-Leu-Gly-Cys-┘
Asn-Ser-Phe-Arg-Tyr-OH

$C_{127}H_{203}N_{45}O_{39}S_3$ ： 3,080.44

L-カルボシステイン
L-carbocisteine（JP）
carbocisteine（INN）

気道粘液調整・粘膜正常化剤　223

【先発品等】ムコダイン,-DS
【効能・効果】(1)上気道炎，急性気管支

炎，気管支喘息，慢性気管支炎，気管支拡張症，肺結核の去痰 (2)慢性副鼻腔炎の排膿 (3)浸出性中耳炎の排液

$C_5H_9NO_4S$ ： 179.19
(2R)-2-amino-3-carboxymethylsulfanylpropanoic acid

カルボプラチン
carboplatin（JP, INN）
抗悪性腫瘍白金錯化合物　429

【先発品等】パラプラチン
【効能・効果】(1)頭頸部癌，肺小細胞癌，睾丸腫瘍，卵巣癌，子宮頸癌，悪性リンパ腫，非小細胞肺癌，乳癌 (2)小児悪性固形腫瘍に対する他の抗悪性腫瘍剤との併用療法

$C_6H_{12}N_2O_4Pt$ ： 371.25
(SP-4-2)-diammine[cyclobutan-1,1-dicarboxylato(2-)-O,O']platinum

カルムスチン
carmustine（JAN, INN）
ニトロソウレア系アルキル化剤　421

【先発品等】ギリアデル
【効能・効果】悪性神経膠腫

$C_5H_9Cl_2N_3O_2$ ： 214.05
1,3-bis(2-chloroethyl)-1-nitrosourea

メシル酸 ガレノキサシン 水和物
garenoxacin mesilate hydrate
(JAN)
garenoxacin（INN）

キノロン系抗菌剤　624

【先発品等】ジェニナック
【効能・効果】〈適応菌種〉ブドウ球菌属，レンサ球菌属，肺炎球菌，大腸菌，クレブシエラ属，肺炎マイコプラズマなど 〈適応症〉咽頭・喉頭炎，扁桃炎，急性気管支炎，肺炎，中耳炎 など

$C_{23}H_{20}F_2N_2O_4 \cdot CH_4O_3S \cdot H_2O$ ： 540.53
1-cyclopropyl-8-(difluoromethoxy)-7-[(1R)-1-methyl-2,3-dihydro-1H-

---

isoindol-5-yl]-4-oxo-1,4-dihydroquinoline-3-carboxylic acid monomethanesulfonate monohydrate

カロテグラストメチル
carotegrast methyl（JAN）
carotegrast（INN）

潰瘍性大腸炎治療剤/
α4インテグリン阻害剤　239

【先発品等】カログラ
【効能・効果】中等症の潰瘍性大腸炎（5-アミノサリチル酸製剤による治療で効果不十分な場合に限る）

$C_{28}H_{26}Cl_2N_4O_5$ ： 569.44
methyl(2S)-2-(2,6-dichlorobenzamido)-3-{4-[6-(dimethylamino)-1-methyl-2,4-dioxo-1,4-dihydroquinazolin-3(2H)-yl]phenyl}propanoate

ガンシクロビル
ganciclovir（JAN, INN）
抗ウイルス・DNAポリメラーゼ阻害剤　625

【先発品等】デノシン
【効能・効果】次におけるサイトメガロウイルス感染症：後天性免疫不全症候群，臓器移植（造血幹細胞移植も含む），悪性腫瘍

$C_9H_{13}N_5O_4$ ： 255.23
9-[[2-hydroxy-1-(hydroxymethyl)ethoxy]methyl]guanine

カンデサルタン シレキセチル
candesartan cilexetil（JP）
candesartan（INN）

アンギオテンシン-Ⅱ受容体拮抗剤　214, 217

【先発品等】ブロプレス
【効能・効果】高血圧症，腎実質性高血圧症，慢性心不全（軽症～中等症）の状態でアンギオテンシン変換酵素阻害剤の投与が適切でない場合

$C_{33}H_{34}N_6O_6$ ： 610.66
(1RS)-1-(cyclohexyloxycarbonyloxy)
ethyl 2-ethoxy-1-{[2'-(1H-tetrazol-
5-yl) biphenyl-4-yl]methyl}-1H-
benzimidazole-7-carboxylate

カンデサルタン シレキセチル・アムロジピンベシル酸塩
candesartan cilexetil (JP)
〔candesartan (INN)〕・
amlodipine besilate (JP)
〔amlodipine (INN)〕

アンギオテンシン-Ⅱ受容体拮抗剤/
ジヒドロピリジン系カルシウム拮抗剤
配合剤　214

【先発品等】ユニシア-LD,-HD
【効能・効果】高血圧症

candesartan cilexetil
$C_{33}H_{34}N_6O_6$ ： 610.66
(1RS)-1-(cyclohexyloxycarbonyloxy)
ethyl 2-ethoxy-1-{[2'-(1H-tetrazol-
5-yl) biphenyl-4-yl]methyl}-1H-
benzimidazole-7-carboxylate

amlodipine besilate
$C_{20}H_{25}ClN_2O_5 \cdot C_6H_6O_3S$ ： 567.05
3-ethyl 5-methyl (4RS)-2-[(2-amino-
ethoxy)methyl] -4-(2-chlorophenyl)-
6-methyl-1,4-dihydropyridine-3,5-
dicarboxylate monobenzenesulfonate

カンデサルタン シレキセチル・ヒドロクロロチアジド
candesartan cilexetil (JP)
〔candesartan (INN)〕・
hydrochlorothiazide (JP, INN)

アンギオテンシン-Ⅱ受容体拮抗剤/
利尿剤配合剤　214

【先発品等】エカード-LD,-HD
【効能・効果】高血圧症

candesartan cilexetil
$C_{33}H_{34}N_6O_6$ ： 610.66
(1RS)-1-(cyclohexyloxycarbonyloxy)
ethyl 2-ethoxy-1-{[2'-(1H-tetrazol-
5-yl) biphenyl-4-yl]methyl}-1H-
benzimidazole-7-carboxylate

hydrochlorothiazide
$C_7H_8ClN_3O_4S_2$ ： 297.74
6-chloro-3,4-dihydro-2H-1,2,4-benzo-
thiadiazine-7-sulfonamide 1,1-dioxide

カンフル　　　　camphor
　　　　d-カンフル　　d-camphor (JP)
　　　　dl-カンフル　　dl-camphor (JP)

消炎・鎮痛・鎮痒剤　264

【効能・効果】筋肉痛, 挫傷, 打撲, 捻
挫, 凍傷 (第1度), 凍瘡, 皮膚瘙痒症
における局所刺激・血行の改善・消
炎・鎮痛・鎮痒

d-camphor
$C_{10}H_{16}O$ ： 152.23
(1R,4R)-1,7,7-trimethylbicyclo
[2.2.1]heptan-2-one

dl-camphor
$C_{10}H_{16}O$ ： 152.23
(1RS,4RS)-1,7,7-trimethylbicyclo
[2.2.1] heptan-2-one

カンレノ酸カリウム
potassium canrenoate (JP, INN)

抗アルドステロン剤,
カリウム保持性利尿剤　213

【先発品等】ソルダクトン
【効能・効果】経口抗アルドステロン薬
の服用困難な原発性アルドステロン
症, 心性浮腫 (うっ血性心不全), 肝
性浮腫, 開心術及び開腹術時における
水分・電解質代謝異常の改善

$C_{22}H_{29}KO_4$ ： 396.56
monopotassium 17-hydroxy-3-oxo-
17α-pregna-4,6-diene-21-carboxylate

キザルチニブ塩酸塩
quizartinib hydrochloride (JAN)
quizartinib (INN)

抗悪性腫瘍剤・FLT3阻害剤　429

【先発品等】ヴァンフリタ
【効能・効果】FLT3-ITD変異陽性の急
性骨髄性白血病

$C_{29}H_{32}N_6O_4S \cdot 2HCl$ ： 633.59
1-(5-tert-butyl-1,2-oxazol-3-yl)-3-
(4-{7-[2-(morpholin-4-yl)ethoxy]
imidazo[2,1-b] [1,3]benzothiazol-2-
yl}phenyl)urea dihydrochloride

キシリトール　xylitol (JP)

五炭糖剤　323

【効能・効果】糖尿病及び糖尿病状態時
の水・エネルギー補給

$C_5H_{12}O_5$ ： 152.15
meso-xylitol

キニジン硫酸塩水和物
quinidine sulfate hydrate (JP)

ナトリウムチャネル遮断剤　212

【効能・効果】(1)期外収縮, 発作性頻
拍, 新鮮心房細動, 発作性心房細動の
予防, 陳旧性心房細動, 心房粗動 (2)電
気ショック療法との併用及びその後の
洞調律の維持 (3)急性心筋梗塞時にお
ける心室性不整脈の予防

$(C_{20}H_{24}N_2O_2)_2 \cdot H_2SO_4 \cdot 2H_2O$ ： 782.94
(9S)-6'-methoxycinchonan-9-ol
hemisulfate monohydrate

ギルテリチニブ フマル酸塩
gilteritinib fumarate (JAN)
gilteritinib (INN)

抗悪性腫瘍剤（FLT3阻害剤） 429

【先発品等】ゾスパタ
【効能・効果】再発又は難治性の*FLT3*
遺伝子変異陽性の急性骨髄性白血病

$(C_{29}H_{44}N_8O_3)_2 \cdot C_4H_4O_4$ ： 1,221.50
6-ethyl-3-{3-methoxy-4-[4-(4-
methylpiperazin-1-yl)piperidin-1-yl]
anilino}-5-[(oxan-4-yl)amino]
pyrazine-2-carboxamide hemifumarate

金チオリンゴ酸 ナトリウム
sodium aurothiomalate (JP)

水溶性金製剤，疾患修飾性
抗リウマチ薬（DMARD） 442

【先発品等】シオゾール
【効能・効果】関節リウマチ

$C_4H_3AuNa_2O_4S$：390.08 と
$C_4H_4AuNaO_4S$：368.09 との混合物

$C_4H_3AuNa_2O_4S$ ： 390.08とC_4H_4Au-
NaO_4S ： 368.09との混合物
monogold monosodium monohydrogen
(2RS)-2-sulfidobutane-1,4-dioate
monogold disodium(2RS)-2-
sulfidobutane-1,4-dioate

グアイフェネシン
guaifenesin (JP, INN)

鎮咳去痰剤 224

【先発品等】フストジル
【効能・効果】感冒，急性気管支炎，慢
性気管支炎，肺結核，上気道炎（咽喉
頭炎，鼻カタル）に伴う咳嗽及び喀痰
喀出困難

$C_{10}H_{14}O_4$ ： 198.22
(2RS)-3-(2-methoxyphenoxy)
propane-1,2-diol

クアゼパム
quazepam (JAN, INN)

ベンゾジアゼピン系睡眠障害改善剤 112

【先発品等】ドラール
【効能・効果】(1)不眠症 (2)麻酔前投薬

$C_{17}H_{11}ClF_4N_2S$ ： 386.80
7-chloro-5-(2-fluorophenyl)-1,3-
dihydro-1-(2,2,2-trifluoroethyl)-
2H-1,4-benzodiazepine-2-thione

グアナベンズ 酢酸塩
guanabenz acetate (JP)
guanabenz (INN)

中枢性 α_2-刺激剤 214

【先発品等】ワイテンス
【効能・効果】本態性高血圧症

$C_8H_8Cl_2N_4 \cdot C_2H_4O_2$ ： 291.13
(E)-1-(2,6-dichlorobenzylideneamino)
guanidine monoacetate

グアヤコール
guaiacol (JAN)

根管治療剤 273

【先発品等】クレオドン
【効能・効果】う窩及び根管の消毒，歯
髄炎の鎮痛鎮静，根端（尖）性歯周組
織炎の鎮痛鎮静

$C_7H_8O_2$ ： 124.14
2-methoxyphenol

グアヤコール・
パラクロロフェノール
guaiacol (JAN)・
parachlorophenol (JAN)

根管治療剤 273

【先発品等】メトコール
【効能・効果】う窩及び根管の消毒，歯
髄炎の鎮痛鎮静，根端（尖）性歯周組
織炎の鎮痛鎮静

---

guaiacol
$C_7H_8O_2$ ： 124.14
2-methoxyphenol

parachlorophenol
C_6H_5ClO ： 128.56
4-chlorophenol

グアンファシン 塩酸塩
guanfacine hydrochloride (JAN)
guanfacine (INN)

注意欠陥/多動性障害治療剤・
選択的 α_{2A} アドレナリン受容体作動薬
117

【先発品等】インチュニブ
【効能・効果】注意欠陥/多動性障害
（AD/HD）

$C_9H_9Cl_2N_3O \cdot HCl$ ： 282.56
N-amidino-2-(2,6-dichlorophenyl)
acetamide monohydrochloride

クエチアピン フマル酸塩
quetiapine fumarate (JP)
quetiapine (INN)

抗精神病剤，セロトニン・ドパミン
アンタゴニスト（SDA） 117

【先発品等】セロクエル　ビプレッソ
【効能・効果】統合失調症

$(C_{21}H_{25}N_3O_2S)_2 \cdot C_4H_4O_4$ ： 883.09
2-[2-(4-dibenzo[b,f][1,4]thiazepin-
11-ylpiperazin-1-yl)ethoxy]ethanol
hemifumarate

クエン酸 水和物
citric acid hydrate (JP)

調剤原料 714

【効能・効果】緩衝・矯味・発泡の目的
で調剤に用いる，リモナーデ剤の調剤
に用いる

$C_6H_8O_7 \cdot H_2O$ ： 210.14
2-hydroxypropane-1,2,3-tricarboxylic
acid monohydrate

クエン酸カリウム・クエン酸ナトリウム水和物
potassium citrate ・ sodium citrate hydrate (JP)

アシドーシス・酸性尿改善剤　394

【先発品等】ウラリット，-U
【効能・効果】(1)痛風並びに高尿酸血症における酸性尿の改善 (2)アシドーシスの改善

HO COOK
KOOC COOK ・H_2O

potassium citrate

HO COONa
NaOOC COONa ・$2H_2O$

sodium citrate hydrate

potassium citrate
$C_6H_5K_3O_7・H_2O$ ： 324.41
tripotassium 2-hydroxypropane-1,2,3-tricarboxylate hydrate

sodium citrate hydrate
$C_6H_5Na_3O_7・2H_2O$ ： 294.10
trisodium 2-hydroxypropane-1,2,3-tricarboxylate dihydrate

クエン酸第一鉄ナトリウム
sodium ferrous citrate (JAN)

可溶性非イオン型鉄剤　322

【先発品等】フェロミア
【効能・効果】鉄欠乏性貧血

$\left[\begin{array}{c} \text{HO COO}^- \\ \text{NaOOC COONa} \end{array}\right]_2 Fe^{2+}$

$C_{12}H_{10}FeNa_4O_{14}$ ： 526.01
tetrasodium biscitrato iron (Ⅱ)

クエン酸ナトリウム水和物
sodium citrate hydrate (JP)

血液凝固阻止剤　333, 714, 719

【効能・効果】採取した血液の凝固の防止 など

HO COONa
NaOOC COONa ・$2H_2O$

$C_6H_5Na_3O_7・2H_2O$ ： 294.10
trisodium 2-hydroxypropane-1,2,3-tricarboxylate dihydrate

グスペリムス塩酸塩
gusperimus hydrochloride (JAN)
gusperimus (INN)

免疫抑制剤　399

【先発品等】スパニジン
【効能・効果】腎移植後の拒絶反応（促進型及び急性）の治療

・3HCl

$C_{17}H_{37}N_7O_3・3HCl$ ： 496.90
(±)-1-amino-19-guanidino-11-hydroxy-4,9,12-triazanonadecane-10,13-dione trihydrochloride

クラゾセンタンナトリウム
clazosentan sodium (JAN)
clazosentan (INN)

エンドセリン受容体拮抗薬　219

【先発品等】ピヴラッツ
【効能・効果】脳動脈瘤によるくも膜下出血術後の脳血管攣縮，及びこれに伴う脳梗塞及び脳虚血症状の発症抑制

$C_{25}H_{21}N_9Na_2O_6S$ ： 621.54
disodium{6-(2-hydroxyethoxy)-5-(2-methoxyphenoxy)-2-[2-(1H-tetrazol-1-id-5-yl)pyridine-4-yl]pyrimidin-4-yl} (5-methylpyridine-2-ylsulfonyl)azanide

クラドリビン
cladribine (JAN, INN)

抗悪性腫瘍剤　429

【先発品等】ロイスタチン
【効能・効果】(1)ヘアリーセル白血病 (2)再発・再燃又は治療抵抗性の低悪性度又はろ胞性B細胞性非ホジキンリンパ腫，マントル細胞リンパ腫

$C_{10}H_{12}ClN_5O_3$ ： 285.69
2-chloro-2'-deoxyadenosine

グラニセトロン塩酸塩
granisetron hydrochloride (JAN)
granisetron (INN)

5-HT₃受容体拮抗型制吐剤　239

【先発品等】カイトリル
【効能・効果】抗悪性腫瘍剤（シスプラチン等）投与などに伴う消化器症状（悪心，嘔吐），術後の消化器症状（悪心，嘔吐）

クラリスロマイシン
clarithromycin (JP, INN)

14員環マクロライド系抗生物質　614

【先発品等】クラリシッド　クラリス
【効能・効果】(1)〈適応菌種〉インフルエンザ菌，百日咳菌，レジオネラ属 など 〈適応症〉リンパ管・リンパ節炎，慢性膿皮症，中耳炎 など (2)エイズに伴う播種性MAC症 (3)胃潰瘍・十二指腸潰瘍におけるヘリコバクター・ピロリ感染症 など

$C_{18}H_{24}N_4O・HCl$ ： 348.88
1-methyl-N-(endo-9-methyl-9-azabicyclo[3.3.1]non-3-yl)-1H-indazole-3-carboxamide hydrochloride

$C_{38}H_{69}NO_{13}$ ： 747.95

グリクラジド
gliclazide (JP, INN)

スルホニル尿素系血糖降下剤　396

【先発品等】グリミクロン，-HA
【効能・効果】インスリン非依存型糖尿病（成人型糖尿病）

$C_{15}H_{21}N_3O_3S$ ： 323.41
1-(hexahydrocyclopenta[c]pyrrol-2(1H)-yl)-3-[(4-methylphenyl)sulfonyl]urea

グリクロピラミド
glyclopyramide (JAN, INN)

スルホニル尿素系血糖降下剤　396

【先発品等】デアメリンS
【効能・効果】インスリン非依存型糖尿病

$C_{11}H_{14}ClN_3O_3S$ ： 303.77
N-(p-chlorobenzenesulfonyl)-N'-pyrrolidinourea

グリコピロニウム臭化物
glycopyrronium bromide
(JAN, INN)

長期間作用型気管支拡張剤　225

【先発品等】シーブリ
【効能・効果】慢性閉塞性肺疾患（慢性気管支炎，肺気腫）の気道閉塞性障害に基づく諸症状の緩解

$C_{19}H_{28}BrNO_3$ ： 398.33
(3RS)-3-[(2SR)-(2-cyclopentyl-2-hydroxy-2-phenylacetyl)oxy]-1,1-dimethylpyrrolidinium bromide

グリコピロニウム臭化物・インダカテロール
マレイン酸塩
glycopyrronium bromide
(JAN, INN)・
indacaterol maleate (JAN)
〔indacaterol (INN)〕

長時間作用性吸入気管支拡張配合剤　225

【先発品等】ウルティブロ
【効能・効果】慢性閉塞性肺疾患（慢性気管支炎，肺気腫）の気道閉塞性障害に基づく諸症状の緩解（長時間作用性吸入抗コリン剤及び長時間作用性吸入 β_2 刺激剤の併用が必要な場合）

glycopyrronium bromide

indacaterol maleate

glycopyrronium bromide
$C_{19}H_{28}BrNO_3$ ： 398.33
(3RS)-3-[(2SR)-(2-cyclopentyl-2-hydroxy-2-phenylacetyl)oxy]-1,1-dimethylpyrrolidinium bromide

indacaterol maleate
$C_{24}H_{28}N_2O_3 \cdot C_4H_4O_4$ ： 508.56
5-{(1R)-2-[(5,6-diethyl-2,3-dihydro-1H-inden-2-yl)amino]-1-hydroxyethyl}-8-hydroxyquinolin-2(1H)-one monomaleate

グリコピロニウム
トシル酸塩水和物
glycopyrronium tosilate hydrate (JAN)

原発性腋窩多汗症治療剤　125

【先発品等】ラピフォート
【効能・効果】原発性腋窩多汗症

$C_{19}H_{28}NO_3 \cdot C_7H_7O_3S \cdot H_2O$ ： 507.64
(3RS)-3-[(2SR)-(2-cyclopentyl-2-hydroxy-2-phenylacetyl)oxy]-1,1-dimethylpyrrolidin-1-ium mono(4-methylbenzenesulfonate)monohydrate

グリセリン　glycerin (JP)
glycerol (INN)

浣腸剤　235, 719

【効能・効果】便秘，腸疾患時の排便

$C_3H_8O_3$ ： 92.09
propane-1,2,3-triol

クリゾチニブ
crizotinib (JAN, INN)

チロシンキナーゼ阻害剤　429

【先発品等】ザーコリ
【効能・効果】(1)ALK融合遺伝子陽性の切除不能な進行・再発の非小細胞肺癌　(2)ROS1融合遺伝子陽性の切除不能な進行・再発の非小細胞肺癌

$C_{21}H_{22}Cl_2FN_5O$ ： 450.34
3-[(1R)-1-(2,6-dichloro-3-fluoro-phenyl)ethoxy]-5-[1-(piperidin-4-yl)-1H-pyrazol-4-yl]pyridin-2-amine

グリチルレチン酸
glycyrrhetinic acid (JAN)
enoxolone (INN)

非ステロイド抗炎症剤　264

【先発品等】デルマクリン,-A　ハイデルマート
【効能・効果】湿疹，皮膚瘙痒症，神経皮膚炎

$C_{30}H_{46}O_4$ ： 470.68
3β-hydroxy-11-oxoolean-12-en-30-oic acid

グリベンクラミド
glibenclamide (JP, INN)

スルホニル尿素系血糖降下剤　396

【先発品等】オイグルコン
【効能・効果】インスリン非依存型糖尿病

$C_{23}H_{28}ClN_3O_5S$ ： 494.00
4-[2-(5-chloro-2-methoxybenzoylamino)ethyl]-N-(cyclohexylcarbamoyl)benzenesulfonamide

グリメピリド
glimepiride (JP, INN)

スルホニル尿素系血糖降下剤　396

【先発品等】アマリール
【効能・効果】2型糖尿病

$C_{24}H_{34}N_4O_5S$ ： 490.62
1-(4-{2-[(3-ethyl-4-methyl-2-oxo-3-pyrroline-1-carbonyl)amino]ethyl}phenylsulfonyl)-3-(trans-4-methylcyclohexyl)urea

クリンダマイシン
clindamycin (INN)

クリンダマイシン塩酸塩
clindamycin hydrochloride (JP)
クリンダマイシンリン酸エステル
clindamycin phosphate (JP)

リンコマイシン系抗生物質　263, 611

【先発品等】ダラシン,-S,-T
【効能・効果】〈適応菌種〉ブドウ球菌属，レンサ球菌属，肺炎球菌，マイコプラズマ属，アクネ菌　など　〈適応症〉慢性膿皮症，咽頭・喉頭炎，扁桃炎，肺炎，中耳炎，副鼻腔炎，顎骨周辺の蜂巣炎，顎炎，猩紅熱，痤瘡（化膿性炎症を伴うもの）　など

clindamycin hydrochloride

clindamycin phosphate

clindamycin hydrochloride
$C_{18}H_{33}ClN_2O_5S \cdot HCl$ ： 461.44

clindamycin phosphate
$C_{18}H_{34}ClN_2O_8PS$ ： 504.96

グルタチオン
glutathione (JP)

グルタチオン（還元型）
glutathione (reduced type)

生体酸化還元平衡剤　131, 392

【先発品等】タチオン
【効能・効果】(1)薬物中毒，アセトン血性嘔吐症 (2)慢性肝疾患における肝機能の改善 (3)急性湿疹，炎症後の色素沈着　など (4)妊娠悪阻，妊娠高血圧症候群 (5)角膜損傷の治癒促進(6)放射線療法による白血球減少症　など

$C_{10}H_{17}N_3O_6S$ ： 307.32
(2S)-2-amino-4-[1-(carboxymethyl)carbamoyl-(2R)-2-sulfanylethyl-carbamoyl]butanoic acid

L-グルタミン
L-glutamine (JP)
levoglutamide (INN)

防御因子増強剤　232

【効能・効果】胃潰瘍，十二指腸潰瘍における自覚症状及び他覚所見の改善

$C_5H_{10}N_2O_3$ ： 146.14
(2S)-2,5-diamino-5-oxopentanoic acid

グルタラール
glutaral (JAN, INN)

殺菌消毒剤　732

【効能・効果】医療器具の化学的滅菌又は殺菌消毒：レンズ装着の装置類，内視鏡類，麻酔装置類，人工呼吸装置類，人工透析装置類，メス・カテーテルなどの外科手術用器具　など

OHC　　CHO

$C_5H_8O_2$ ： 100.12
glutaraldehyde

グレカプレビル水和物・ピブレンタスビル
glecaprevir hydrate (JAN)
〔glecaprevir (INN)〕・
pibrentasvir (JAN, INN)

抗ウイルス化学療法剤　625

【先発品等】マヴィレット
【効能・効果】C型慢性肝炎又はC型代償性肝硬変におけるウイルス血症の改善

glecaprevir hydrate

pibrentasvir

glecaprevir hydrate
$C_{38}H_{46}F_4N_6O_9S \cdot xH_2O$ ： 838.87(無水物として)

pibrentasvir
$C_{57}H_{65}F_5N_{10}O_8$ ： 1,113.18

クレマスチンフマル酸塩
clemastine fumarate (JP)
clemastine (INN)

ベンツヒドリルエーテル系
抗ヒスタミン剤　441

【先発品等】タベジール
【効能・効果】アレルギー性皮膚疾患，アレルギー性鼻炎，感冒等上気道炎に伴うくしゃみ・鼻汁・咳嗽

$C_{21}H_{26}ClNO \cdot C_4H_4O_4$ ： 459.96
(2R)-2-{2-[(1R)-1-(4-chlorophenyl)-1-phenylethoxy]ethyl}-1-methylpyrrolidine monofumarate

クレンブテロール塩酸塩
clenbuterol hydrochloride (JAN)
clenbuterol (INN)

気管支拡張 β_2-刺激剤，
腹圧性尿失禁治療剤　225, 259

【先発品等】スピロペント
【効能・効果】(1)気管支喘息，慢性気管支炎，肺気腫，急性気管支炎の気道閉塞性障害に基づく呼吸困難　など諸症状の緩解 (2)腹圧性尿失禁に伴う尿失禁

$C_{12}H_{18}Cl_2N_2O \cdot HCl$ ： 313.65
(±)-1-(4-amino-3,5-dichlorophenyl)-2-(tert-butylamino)ethanol hydrochloride

クロカプラミン塩酸塩水和物
clocapramine hydrochloride hydrate (JP)
clocapramine (INN)

精神神経安定剤　117

【先発品等】クロフェクトン
【効能・効果】統合失調症

$C_{28}H_{37}ClN_4O \cdot 2HCl \cdot H_2O$ ： 572.01
1'-[3-(3-chloro-10,11-dihydro-5H-dibenzo[b,f]azepin-5-yl)propyl]-1,4'-bipiperidine-4'-carboxamide dihydrochloride monohydrate

クロキサゾラム
cloxazolam (JP, INN)

ベンゾジアゼピン系抗不安剤　112

【先発品等】セパゾン
【効能・効果】(1)神経症における不安・緊張・抑うつ・強迫・恐怖・睡眠障害 (2)心身症における身体症候並びに不安・緊張・抑うつ (3)術前の不安除去

$C_{17}H_{14}Cl_2N_2O_2$ ： 349.21
(11b*RS*)-10-chloro-11b-(2-chlorophenyl)-2,3,7,11b-tetrahydro[1,3]oxazolo[3,2-*d*][1,4]benzodiazepin-6(5*H*)-one

クロザピン
clozapine (JAN, INN)

ジベンゾジアゼピン系抗精神病薬　117

【先発品等】クロザリル
【効能・効果】治療抵抗性統合失調症

$C_{18}H_{19}ClN_4$ ： 326.82
8-chloro-11-(4-methylpiperazin-1-yl)-5*H*-dibenzo[b,e][1,4]diazepine

クロタミトン
crotamiton (JAN, INN)

鎮痒剤　264

【先発品等】オイラックス
【効能・効果】湿疹，蕁麻疹，神経皮膚炎，皮膚瘙痒症，小児ストロフルス

$C_{13}H_{17}NO$ ： 203.28
crotonyl-*N*-ethyl-*o*-toluidine

クロチアゼパム
clotiazepam (JP, INN)

ベンゾジアゼピン系抗不安剤　117

【先発品等】リーゼ
【効能・効果】(1)心身症（消化器疾患，循環器疾患）における身体症候並びに不安・緊張・心気・抑うつ・睡眠障害 (2)自律神経失調症におけるめまい・肩こり・食欲不振 (3)麻酔前投薬

$C_{16}H_{15}ClN_2OS$ ： 318.82
5-(2-chlorophenyl)-7-ethyl-1-methyl-1,3-dihydro-2*H*-thieno[2,3-*e*][1,4]diazepin-2-one

クロトリマゾール
clotrimazole (JP, INN)

トリアゾール抗真菌剤　252, 265, 629

【先発品等】エンペシド
【効能・効果】HIV感染症患者における口腔カンジダ症（軽症，中等症），白癬・カンジダ症，癜風などの皮膚真菌症の治療，カンジダに起因する腟炎及び外陰腟炎　など

$C_{22}H_{17}ClN_2$ ： 344.84
1-[(2-chlorophenyl)(diphenyl)methyl]-1*H*-imidazole

クロナゼパム
clonazepam (JP, INN)

ベンゾジアゼピン系抗てんかん剤　113

【先発品等】ランドセン　リボトリール
【効能・効果】(1)小型（運動）発作：ミオクロニー発作，失立（無動）発作，点頭てんかん (2)精神運動発作 (3)自律神経発作

$C_{15}H_{10}ClN_3O_3$ ： 315.71
5-(2-chlorophenyl)-7-nitro-1,3-dihydro-2*H*-1,4-benzodiazepin-2-one

クロニジン塩酸塩
clonidine hydrochloride (JP)
clonidine (JAN, INN)

中枢性 α_2-刺激剤　214

【先発品等】カタプレス
【効能・効果】各種高血圧症（本態性高血圧症，腎性高血圧症）

$C_9H_9Cl_2N_3$・HCl ： 266.55
2-(2,6-dichlorophenylimino)imidazolidine monohydrochloride

クロバザム
clobazam (JAN, INN)

ベンゾジアゼピン系抗てんかん剤　113

【先発品等】マイスタン
【効能・効果】他の抗てんかん薬で十分な効果が認められないてんかんの次の発作型における抗てんかん薬との併用 (1)部分発作：単純部分発作，複雑部分発作　など (2)全般発作：強直間代発作　など

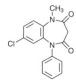

$C_{16}H_{13}ClN_2O_2$ ： 300.74
7-chloro-1-methyl-5-phenyl-1*H*-1,5-benzodiazepine-2,4(3*H*,5*H*)-dione

クロピドグレル硫酸塩
clopidogrel sulfate (JP)
clopidogrel (INN)

抗血小板剤　339

【先発品等】プラビックス
【効能・効果】(1)虚血性脳血管障害（心原性脳塞栓症を除く）後の再発抑制 (2)経皮的冠動脈形成術（PCI）が適用される次の虚血性心疾患 (a) 急性冠症候群（不安定狭心症，非ST上昇心筋梗塞，ST上昇心筋梗塞）(b) 安定狭心症，陳旧性心筋梗塞 (3)末梢動脈疾患における血栓・塞栓形成の抑制

$C_{16}H_{16}ClNO_2S \cdot H_2SO_4$ ： 419.90
methyl(2*S*)-2-(2-chlorophenyl)-2-[6,7-dihydrothieno[3,2-*c*]pyridin-5(4*H*)-yl]acetate monosulfate

クロファジミン
clofazimine (JAN, INN)

ハンセン病治療剤　623

【先発品等】ランプレン
【効能・効果】〈適応菌種〉らい菌 〈適応症〉ハンセン病

$C_{27}H_{22}Cl_2N_4$ ： 473.40
3-(4-chloroanilino)-10-(4-chlorophenyl)-2,10-dihydro-2-isopropyliminophenazine

クロファラビン
clofarabine (JAN, INN)

抗悪性腫瘍剤　422

【先発品等】エボルトラ
【効能・効果】再発又は難治性の急性リンパ性白血病

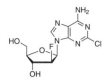

$C_{10}H_{11}ClFN_5O_3$ ： 303.68
2-chloro-9-(2-deoxy-2-fluoro-β-D-arabinofuranosyl)-9H-purin-6-amine

クロフィブラート
clofibrate (JP, INN)

高脂質血症用剤 218

【効能・効果】高脂質血症

$C_{12}H_{15}ClO_3$ ： 242.70
ethyl 2-(4-chlorophenoxy)-2-methylpropanoate

クロフェダノール塩酸塩
clofedanol hydrochloride (JP)
clofedanol (INN)

中枢性鎮咳剤 222

【先発品等】コルドリン
【効能・効果】急性気管支炎, 急性上気道炎に伴う咳嗽

$C_{17}H_{20}ClNO \cdot HCl$ ： 326.26
(1RS)-1-(2-chlorophenyl)-3-dimethylamino-1-phenylpropan-1-ol monohydrochloride

クロベタゾール
プロピオン酸エステル
clobetasol propionate (JP)
clobetasol (INN)

副腎皮質ホルモン 264

【先発品等】コムクロ　デルモベート
【効能・効果】湿疹・皮膚炎群, 掌蹠膿疱症, 乾癬, 薬疹・中毒疹, 慢性円板状エリテマトーデス, 肥厚性瘢痕・ケロイド, 肉芽腫症　など

$C_{25}H_{32}ClFO_5$ ： 466.97
21-chloro-9-fluoro-11β,17-dihydroxy-16β-methylpregna-1,4-diene-3,20-dione 17-propanoate

クロベタゾン酪酸エステル
clobetasone butyrate (JAN)
clobetasone (INN)

副腎皮質ホルモン 264

【先発品等】キンダベート
【効能・効果】アトピー性皮膚炎（乳幼児湿疹を含む）, 顔面, 頸部, 腋窩, 陰部における湿疹・皮膚炎

$C_{26}H_{32}ClFO_5$ ： 478.98
21-chloro-9-fluoro-17-hydroxy-16β-methyl-1,4-pregnadiene-3,11,20-trione 17-butyrate

クロペラスチン
cloperastine (INN)

クロペラスチン塩酸塩
cloperastine hydrochloride (JP)
クロペラスチンフェンジゾ酸塩
cloperastine fendizoate (JP)

鎮咳剤 222

【先発品等】フスタゾール
【効能・効果】感冒, 急性気管支炎, 慢性気管支炎, 気管支拡張症, 肺結核, 肺癌などに伴う咳嗽

cloperastine hydrochloride

cloperastine fendizoate

cloperastine hydrochloride
$C_{20}H_{24}ClNO \cdot HCl$ ： 366.32
1-{2-[(RS)-(4-chlorophenyl)(phenyl)methoxy]ethyl}piperidine monohydrochloride

cloperastine fendizoate
$C_{20}H_{24}ClNO \cdot C_{20}H_{14}O_4$ ： 648.19
1-{2-[(RS)-(4-chlorophenyl)(phenyl)methoxy] ethyl} piperidine mono{2-[(6-hydroxybiphenyl-3-yl)carbonyl] benzoate}

クロミフェンクエン酸塩
clomifene citrate (JP)
clomifene (INN)

排卵誘発剤/抗エストロゲン剤 249

【先発品等】クロミッド
【効能・効果】排卵障害に基づく不妊症の排卵誘発, 生殖補助医療における調節卵巣刺激, 乏精子症における精子形

成の誘導

$C_{26}H_{28}ClNO \cdot C_6H_8O_7$ ： 598.08
2-[4-(2-chloro-1,2-diphenylvinyl)phenoxy]-N,N-diethylethylamine monocitrate

クロミプラミン塩酸塩
clomipramine hydrochloride (JP)
clomipramine (INN)

三環系抗うつ剤・遺尿症治療剤・
情動脱力発作治療剤 117

【先発品等】アナフラニール
【効能・効果】(1)精神科領域におけるうつ病・うつ状態 (2)遺尿症 (3)ナルコレプシーに伴う情動脱力発作

$C_{19}H_{23}ClN_2 \cdot HCl$ ： 351.31
3-(3-chloro-10,11-dihydro-5H-dibenzo[b,f]azepin-5-yl)-N,N-dimethylpropylamine monohydrochloride

クロモグリク酸ナトリウム
sodium cromoglicate (JP)
cromoglicic acid (INN)

アレルギー性疾患治療剤
131, 132, 225, 449

【先発品等】インタール
【効能・効果】(1)食物アレルギーに基づくアトピー性皮膚炎 (2)気管支喘息, アレルギー性鼻炎 (3)アレルギー性結膜炎, 春季カタル

$C_{23}H_{14}Na_2O_{11}$ ： 512.33
disodium 5,5'-(2-hydroxypropane-1,3-diyl)bis(oxy)bis(4-oxo-4H-chromene-2-carboxylate)

クロラゼプ酸二カリウム
clorazepate dipotassium (JP)
dipotassium clorazepate (INN)

ベンゾジアゼピン系抗不安剤 112

【先発品等】メンドン
【効能・効果】神経症における不安・緊張・焦燥・抑うつ

$C_{16}H_{10}ClKN_2O_3 \cdot KOH$ ： 408.92
monopotassium 7-chloro-2-oxo-5-phenyl-2,3-dihydro-1H-1,4-benzodiazepine-3-carboxylate mono（potassium hydroxide）

クロラムフェニコール
chloramphenicol （JP，INN）
抗生物質 131, 132, 252, 263, 615

【先発品等】クロマイ　クロロマイセチン
【効能・効果】〈適応菌種〉淋菌，髄膜炎菌，インフルエンザ菌，軟性下疳菌，百日咳菌，野兎病菌，ガス壊疽菌群　など〈適応症〉慢性膿皮症，淋菌感染症，軟性下疳，百日咳，野兎病　など

$C_{11}H_{12}Cl_2N_2O_5$ ： 323.13
2,2-dichloro-N-[(1R,2R)-1,3-dihydroxy-1-(4-nitrophenyl)propan-2-yl]acetamide

クロラムフェニコール
コハク酸エステルナトリウム
chloramphenicol sodium succinate （JP）
chloramphenicol （JP，INN）
抗生物質 615

【先発品等】クロロマイセチンサクシネート
【効能・効果】〈適応菌種〉レンサ球菌属，肺炎球菌，百日咳菌，野兎病菌，ガス壊疽菌群　など〈適応症〉敗血症，慢性膿皮症，肺炎，腎盂腎炎，腹膜炎，胆嚢炎，野兎病，ガス壊疽　など

$C_{15}H_{15}Cl_2N_2NaO_8$ ： 445.18
monosodium (2R,3R)-2-(dichloroacetyl)amino-3-hydroxy-3-(4-nitrophenyl)propan-1-yl succinate

クロルジアゼポキシド
chlordiazepoxide （JP，INN）
ベンゾジアゼピン系抗不安剤 112

【効能・効果】(1)神経症における不安・緊張・抑うつ (2)うつ病における不

安・緊張 (3)心身症における身体症候並びに不安・緊張・抑うつ

$C_{16}H_{14}ClN_3O$ ： 299.75
7-chloro-2-methylamino-5-phenyl-3H-1,4-benzodiazepin 4-oxide

クロルフェニラミン
マレイン酸塩
chlorpheniramine maleate （JP）
chlorphenamine （INN）
抗ヒスタミン剤 441

【先発品等】クロダミン　ネオレスタール　ポララミン
【効能・効果】蕁麻疹，血管運動性浮腫，枯草熱，皮膚疾患に伴う瘙痒，アレルギー性鼻炎，血管運動性鼻炎，感冒等上気道炎に伴うくしゃみ・鼻汁・咳嗽

$C_{16}H_{19}ClN_2 \cdot C_4H_4O_4$ ： 390.86
(3RS)-3-(4-chlorophenyl)-N,N-dimethyl-3-pyridin-2-ylpropylamine monomaleate

クロルフェネシン
カルバミン酸エステル
chlorphenesin carbamate （JP）
chlorphenesin （INN）
筋緊張性疼痛疾患治療剤 122

【先発品等】リンラキサー
【効能・効果】運動器疾患に伴う有痛性痙縮：腰背痛症，変形性脊椎症，椎間板ヘルニア，脊椎分離・すべり症，脊椎骨粗鬆症，頸肩腕症候群

$C_{10}H_{12}ClNO_4$ ： 245.66
(2RS)-3-(4-chlorophenoxy)-2-hydroxypropyl carbamate

クロルプロマジン
chlorpromazine （INN）
クロルプロマジン塩酸塩
chlorpromazine hydrochloride （JP）
フェノールフタリン酸クロルプロマジン
chlorpromazine phenolphthalinate（JAN）
フェノチアジン系抗精神病剤 117

【先発品等】ウインタミン

【効能・効果】統合失調症，躁病，神経症における不安・緊張・抑うつ，悪心・嘔吐，吃逆，破傷風に伴う痙攣，麻酔前投薬，人工冬眠，催眠・鎮静・鎮痛剤の効力増強

chlorpromazine hydrochloride
$C_{17}H_{19}ClN_2S \cdot HCl$ ： 355.33
3-(2-chloro-10H-phenothiazin-10-yl)-N,N-dimethylpropylamine monohydrochloride

chlorpromazine phenolphthalinate
$C_{17}H_{19}ClN_2S \cdot C_{20}H_{16}O_4$ ： 639.20
N-[3-(2-chlorophenothiazin-10-yl)propyl]-N,N-dimethylamine phenolphthalinate

クロルヘキシジン
グルコン酸塩
chlorhexidine gluconate （JAN）
chlorhexidine （INN）
殺菌消毒剤 261

【先発品等】ヒビテン
【効能・効果】結膜嚢の洗浄・消毒，産婦人科・泌尿器科における外陰・外性器の皮膚消毒，皮膚の創傷部位の消毒など

$C_{22}H_{30}Cl_2N_{10} \cdot 2C_6H_{12}O_7$ ： 897.76
1,1'-hexamethylenebis[5-(4-chlorophenyl)biguanide],di-D-gluconate

クロルマジノン
酢酸エステル
chlormadinone acetate （JP）
chlormadinone （INN）
黄体ホルモン 247

【先発品等】プロスタール,-L　ルトラール
【効能・効果】無月経，月経周期異常，月経量異常，月経困難症，機能性子宮出血，卵巣機能不全症，黄体機能不全による不妊症，前立腺肥大症，前立腺癌

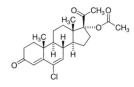

$C_{23}H_{29}ClO_4$ ： 404.93
6-chloro-3,20-dioxopregna-4,6-
dien-17-yl acetate

ゲストノロン カプロン酸エステル
gestonorone caproate （JAN, INN）

黄体ホルモン　247

【先発品等】デポスタット
【効能・効果】前立腺肥大症

$C_{26}H_{38}O_4$ ： 414.58
17-hydroxy-19-nor-4-pregnene-3,20-
dione hexanoate

ケタミン 塩酸塩
ketamine hydrochloride （JP）
ketamine （INN）

全身麻酔剤　111

【先発品等】ケタラール
【効能・効果】手術，検査及び処置時の
全身麻酔及び吸入麻酔の導入

$C_{13}H_{16}ClNO \cdot HCl$ ： 274.19
(2RS)-2-(2-chlorophenyl)-2-
(methylamino)cyclohexanone
monohydrochloride

ケトコナゾール
ketoconazole （JP, INN）

イミダゾール系抗真菌剤　265

【先発品等】ニゾラール
【効能・効果】次の皮膚真菌症の治療
(1)白癬：足白癬，体部白癬，股部白癬
(2)皮膚カンジダ症：指間びらん症，間
擦疹（乳児寄生菌性紅斑を含む）(3)癜
風 (4)脂漏性皮膚炎

及び鏡像異性体

$C_{26}H_{28}Cl_2N_4O_4$ ： 531.43

1-acetyl-4-(4-{[(2RS,4SR)-2-(2,4-
dichlorophenyl)-2-(1H-imidazol-1-
ylmethyl)-1,3-dioxolan-4-yl]methoxy}
phenyl)piperazine

ケトチフェン フマル酸塩
ketotifen fumarate （JP）
ketotifen （INN）

アレルギー性疾患治療剤　131,132,449

【先発品等】ザジテン
【効能・効果】内服：気管支喘息，アレ
ルギー性鼻炎，湿疹・皮膚炎，蕁麻
疹，皮膚瘙痒症 眼科用：アレルギー
性結膜炎 鼻科用：アレルギー性鼻炎

$C_{19}H_{19}NOS \cdot C_4H_4O_4$ ： 425.50
4-(1-methylpiperidin-4-ylidene)-4H-
benzo[4,5]cyclohepta[1,2-b]
thiophen-10(9H)-one monofumarate

ケトプロフェン
ketoprofen （JP, INN）

プロピオン酸系消炎鎮痛剤　114,264

【先発品等】カピステン　セクター
ミルタックス　モーラス,-L,-XR
【効能・効果】(1)関節リウマチ，変形性
関節症，腰痛症などの鎮痛・消炎・解
熱 (2)帯状疱疹などの鎮痛・消炎 (3)外
傷並びに手術後の鎮痛・消炎 (4)急性
上気道炎の解熱・鎮痛　など

$C_{16}H_{14}O_3$ ： 254.28
(2RS)-2-(3-benzoylphenyl)propanoic
acid

ケノデオキシコール酸
chenodeoxycholic acid（JP, INN）

胆石溶解剤　236

【先発品等】チノ
【効能・効果】外殻石灰化を認めないコ
レステロール系胆石の溶解

$C_{24}H_{40}O_4$ ： 392.57
3α,7α-dihydroxy-5β-cholan-24-oic
acid

ゲーファピキサント
クエン酸塩
gefapixant citrate （JAN）
gefapixant （INN）

選択的P2X3受容体拮抗薬・
咳嗽治療薬　229

【先発品等】リフヌア
【効能・効果】難治性の慢性咳嗽

$C_{14}H_{19}N_5O_4S \cdot C_6H_8O_7$ ： 545.52
5-[(2,4-diaminopyrimidin-5-yl)
oxy]-2-methoxy-4-(propan-2-yl)
benzene-1-sulfonamide monocitrate

ゲフィチニブ
gefitinib （JP, INN）

チロシンキナーゼ阻害剤　429

【先発品等】イレッサ
【効能・効果】EGFR遺伝子変異陽性の
手術不能又は再発非小細胞肺癌

$C_{22}H_{24}ClFN_4O_3$ ： 446.90
N-(3-chloro-4-fluorophenyl)-7-
methoxy-6-[3-(morpholin-4-yl)
propoxy]quinazolin-4-amine

ゲムシタビン 塩酸塩
gemcitabine hydrochloride （JAN）
gemcitabine （INN）

ピリミジン系代謝拮抗剤，プロドラッグ
422

【先発品等】ジェムザール
【効能・効果】非小細胞肺癌，膵癌，胆
道癌，尿路上皮癌，手術不能又は再発
乳癌　など

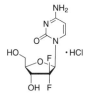

$C_9H_{11}F_2N_3O_4 \cdot HCl$ ： 299.66
（＋）-2'-deoxy-2',2'-difluorocytidine
monohydrochloride

ゲムツズマブ オゾガマイシン（遺伝子組換え）
gemtuzumab ozogamicin
（genetical recombination）（JAN）
gemtuzumab（INN）

抗腫瘍性抗生物質結合
抗CD33モノクローナル抗体抗悪性腫瘍剤　423

【先発品等】マイロターグ
【効能・効果】再発又は難治性のCD33
陽性の急性骨髄性白血病

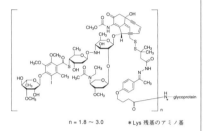

n＝1.8〜3.0　＊Lys残基のアミノ基

分子量：約153,000

ゲメプロスト
gemeprost（JAN, INN）

プロスタグランジンE$_1$誘導体　249

【先発品等】プレグランディン
【効能・効果】妊娠中期における治療的
流産

C$_{23}$H$_{38}$O$_5$ ： 394.54
methyl(*E*)-7-[(1*R*,2*R*,3*R*)-3-hydroxy-
2-[(*E*)-(*R*)-3-hydroxy-4,4-dimethyl-
1-octenyl]-5-oxocyclopentyl]-2-
heptenoate

ゲンタマイシン硫酸塩
gentamicin sulfate（JP）
gentamicin（INN）

アミノグリコシド系抗生物質
131, 263, 613

【先発品等】ゲンタシン
【効能・効果】〈適応菌種〉ブドウ球菌
属，プロテウス属，モルガネラ・モル
ガニー，プロビデンシア属，緑膿菌
など〈適応症〉敗血症，肺炎，膀胱
炎，腎盂腎炎，腹膜炎，中耳炎　など

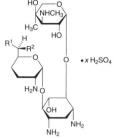

・x H$_2$SO$_4$

gentamicin sulfate
C$_1$: R^1= CH$_3$, R^2=NHCH$_3$
C$_2$: R^1= CH$_3$, R^2=NH$_2$
C$_{1a}$: R^1= H, R^2=NH$_2$

gentamicin sulfate C$_1$
C$_{21}$H$_{43}$N$_5$O$_7$・xH$_2$SO$_4$

gentamicin sulfate C$_2$
C$_{20}$H$_{41}$N$_5$O$_7$・xH$_2$SO$_4$

gentamicin sulfate C$_{1a}$
C$_{19}$H$_{39}$N$_5$O$_7$・xH$_2$SO$_4$

ゴセレリン酢酸塩
goserelin acetate（JAN）
goserelin（INN）

LH-RHアゴニスト　249

【先発品等】ゾラデックス，-LA
【効能・効果】子宮内膜症，前立腺癌，
閉経前乳癌

5-oxoPro−His−Trp−Ser−Tyr−D-Ser(*t*-Bu)−

Leu−Arg−Pro−NHNHCNH$_2$　・CH$_3$COOH

C$_{59}$H$_{84}$N$_{18}$O$_{14}$・C$_2$H$_4$O$_2$ ： 1,329.46
1-(5-oxo-L-prolyl-L-histidyl-L-
tryptophyl-L-seryl-L-tyrosyl-*O*-*tert*-
butyl-D-seryl-L-leucyl-L-arginyl-L-
prolyl)semicarbazide acetate

コデインリン酸塩水和物
codeine phosphate hydrate（JP）

麻薬性鎮咳剤　224, 811

【効能・効果】各種呼吸器疾患における
鎮咳・鎮静，疼痛時における鎮痛，激
しい下痢症状の改善

C$_{18}$H$_{21}$NO$_3$・H$_3$PO$_4$・½ H$_2$O ： 406.37
(5*R*,6*S*)-4,5-epoxy-3-methoxy-17-
methyl-7,8-didehydromorphinan-6-ol
monophosphate hemihydrate

ゴナドレリン酢酸塩
gonadorelin acetate（JP, INN）

LH-RH　249, 722

【先発品等】LH-RH　ヒポクライン
【効能・効果】治療用：次の疾患におけ

る視床下部性性腺機能低下症（1）成長
ホルモン分泌不全性低身長症（ゴナド
トロピン分泌不全を伴う）（2）視床下
部器質性障害（3）ゴナドトロピン単独欠
損症　検査用：下垂体LH分泌機能検査

HN─His-Trp-Ser-Tyr-Gly-
Leu-Arg-Pro-GlyNH$_2$・2CH$_3$COOH

C$_{55}$H$_{75}$N$_{17}$O$_{13}$・2C$_2$H$_4$O$_2$ ： 1,302.39
5-oxo-L-prolyl-L-histidyl-L-
tryptophyl-L-seryl-L-tyrosyl-glycyl-
L-leucyl-L-arginyl-L-prolyl-
glycinamide diacetate

コバマミド
cobamamide（JAN, INN）

補酵素型ビタミンB$_{12}$　313

【先発品等】ハイコバール
【効能・効果】（1）ビタミンB$_{12}$欠乏症の
予防及び治療（2）悪性貧血に伴う神経
障害　など

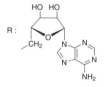

C$_{72}$H$_{100}$CoN$_{18}$O$_{17}$P ： 1,579.58
5,6-dimethyl benzimidazolyl-5'-
deoxyadenosylcobamide

コリスチンメタンスルホン酸ナトリウム
colistin sodium methanesulfonate（JP）
colistimethate sodium（INN）

ポリペプチド系抗生物質　612

【先発品等】オルドレブ　コリマイシン
メタコリマイシン
【効能・効果】〈適応菌種〉大腸菌，赤
痢菌　〈適応症〉感染性腸炎

R に関する構造式

colistin A sodium methanesulfonate :
R= CH3 Dbu=

colistin B sodium methanesulfonate :
R= H Dbu=

$C_{57-58}H_{103-105}N_{16}O_{28}S_5Na_5$ ： 1,734.98
～1,748.99
colistin sodium methanesulfonate

コール酸　cholic acid （JAN）
先天性胆汁酸代謝異常症治療薬　399
【先発品等】オファコル
【効能・効果】先天性胆汁酸代謝異常症

$C_{24}H_{40}O_5$ ： 408.58
$(3\alpha,7\alpha,12\alpha)$-trihydroxy-5$\beta$-cholan-
24-oic acid

コルチコレリン（ヒト）
corticorelin （human）（JAN）
corticorelin （INN）

合成コルチコトロピン放出ホルモン
(hCRH)　722

【先発品等】ヒトCRH
【効能・効果】視床下部・下垂体・副腎
皮質系ホルモン分泌機能検査

Ser-Glu-Glu-Pro-Pro-Ile-Ser-Leu-Asp-Leu-Thr-Phe-
His-Leu-Leu-Arg-Glu-Val-Leu-Glu-Met-Ala-Arg-Ala-
Glu-Gln-Leu-Ala-Gln-Gln-Ala-His-Ser-Asn-Arg-Lys-
Leu-Met-Glu-Ile-Ile-NH2

$C_{208}H_{344}N_{60}O_{63}S_2$ ： 4,757.47
corticotropin-releasing hormone
(human)

コルチゾン酢酸エステル
cortisone acetate （JP）
cortisone （INN）

副腎皮質ホルモン　245

【先発品等】コートン
【効能・効果】慢性副腎皮質機能不全,
関節リウマチ, エリテマトーデス, 気
管支喘息, 紫斑病, 再生不良性貧血,
白血病, 潰瘍性大腸炎, 慢性肝炎, サル
コイドーシス, 肺結核, 脳脊髄炎　など

$C_{23}H_{30}O_6$ ： 402.48
17,21-dihydroxypregn-4-ene-3,11,20-
trione 21-acetate

コルヒチン　colchicine （JP）
痛風・家族性地中海熱治療剤　394
【効能・効果】痛風発作の緩解及び予
防, 家族性地中海熱

$C_{22}H_{25}NO_6$ ： 399.44
N-[(7S)-(1,2,3,10-tetramethoxy-9-
oxo-5,6,7,9-tetrahydrobenzo[a]
heptalen-7-yl)]acetamide

コルホルシン
ダロパート塩酸塩
colforsin daropate
hydrochloride （JAN）
colforsin （INN）

急性心不全治療剤　211

【先発品等】アデール
【効能・効果】急性心不全で他の薬剤を
投与しても効果が不十分な場合

$C_{27}H_{43}NO_8 \cdot HCl$ ： 546.09

コレスチミド
colestimide （JP）
colestilan （INN）

高コレステロール血症治療剤　218

【先発品等】コレバイン,-ミニ
【効能・効果】高コレステロール血症,
家族性高コレステロール血症

$(C_7H_{11}N_2OCl)n$ ：(174.68)n
2-methylimidazole-epichlorohydrin
copolymer

コレスチラミン
colestyramine （JAN, INN）
コレステロール低下・
　陰イオン交換樹脂　218, 392
【先発品等】クエストラン
【効能・効果】(1)高コレステロール血症
(2)レフルノミドの活性代謝物の体内か
らの除去

$(C_{12}H_{18}NCl)n$ ：(211.73)×n
polystyrene benzyltrimethylammonium
chloride

コンドロイチン
硫酸エステルナトリウム
chondroitin sulfate
sodium （JAN）
結合織成分　131, 399

【効能・効果】注射：進行する感音性難
聴, 症候性神経痛, 腰痛症, 関節痛,
肩関節周囲炎（五十肩）眼科用：角膜
表層の保護

$(C_{14}H_{19}O_{14}NSNa)n$

サイクロセリン
cycloserine （JP, INN）
抗結核抗生物質　616

【効能・効果】〈適応菌種〉本剤に感性
の結核菌〈適応症〉肺結核及びその他
の結核症

$C_3H_6N_2O_2$ ： 102.09
(4R)-4-aminoisoxazolidin-3-one

サキサグリプチン水和物
saxagliptin hydrate （JAN）
saxagliptin （INN）

選択的DPP-4阻害剤・2型糖尿病治療剤
396

【先発品等】オングリザ
【効能・効果】2型糖尿病

$C_{18}H_{25}N_3O_2 \cdot H_2O$ ： 333.43

(1*S*,3*S*,5*S*)-2-[(2*S*)-2-amino-2-(3-hydroxytricyclo[3.3.1.1³,⁷]dec-1-yl)acetyl]-2-azabicyclo[3.1.0]hexane-3-carbonitrile monohydrate

サクビトリルバルサルタン
ナトリウム水和物
sacubitril valsartan sodium hydrate (JAN)

アンギオテンシン受容体
ネプリライシン阻害薬（ARNI）　214,219
【先発品等】エンレスト
【効能・効果】(1)慢性心不全。ただし，慢性心不全の標準的な治療を受けている患者に限る　(2)高血圧症

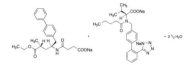

$C_{24}H_{28}NNaO_5 \cdot C_{24}H_{27}N_5Na_2O_3 \cdot 2\frac{1}{2}H_2O$：957.99

ザナミビル水和物
zanamivir hydrate (JAN)
zanamivir (INN)

抗インフルエンザウイルス剤　625
【先発品等】リレンザ
【効能・効果】A型又はB型インフルエンザウイルス感染症の治療及びその予防

$C_{12}H_{20}N_4O_7 \cdot xH_2O$
(＋)-(4*S*,5*R*,6*R*)-5-acetylamino-4-guanidino-6-[(1*R*,2*R*)-1,2,3-trihydroxypropyl]-5,6-dihydro-4*H*-pyran-2-carboxylic acid hydrate

サフィナミドメシル酸塩
safinamide mesilate (JAN)
safinamide (INN)

パーキンソン病治療剤　116
【先発品等】エクフィナ
【効能・効果】レボドパ含有製剤で治療中のパーキンソン病におけるwearing off現象の改善

$C_{17}H_{19}FN_2O_2 \cdot CH_4O_3S$：398.45
(*S*)-2-[({4-[(3-fluorophenyl)methoxy]phenyl}methyl)amino]

propanamide monomethanesulfonate

サプロプテリン塩酸塩
sapropterin hydrochloride (JAN)
sapropterin (INN)

天然型テトラヒドロビオプテリン　399
【先発品等】ビオプテン
【効能・効果】ジヒドロビオプテリン合成酵素欠損，ジヒドロプテリジン還元酵素欠損に基づく高フェニルアラニン血症（異型高フェニルアラニン血症）における血清フェニルアラニン値の低下など

$C_9H_{15}N_5O_3 \cdot 2HCl$：314.17
(*R*)-2-amino-6-[(1*R*,2*S*)-1,2-dihydroxypropyl]-5,6,7,8-tetrahydro-4(3*H*)-pteridinone dihydrochloride

サラゾスルファピリジン
salazosulfapyridine (JP)
スルファサラジン　sulfasalazine (INN)

潰瘍性大腸炎治療剤，疾患修飾性抗リウマチ薬（DMARD）　621
【先発品等】アザルフィジンEN　サラゾピリン
【効能・効果】(1)潰瘍性大腸炎，限局性腸炎，非特異性大腸炎　(2)関節リウマチ

$C_{18}H_{14}N_4O_5S$：398.39
2-hydroxy-5-[4-(pyridin-2-ylsulfamoyl)phenylazo]benzoic acid

サリチル酸
salicylic acid (JP)

角質軟化・抗白癬剤　265,266
【効能・効果】絆創膏：疣贅・鶏眼・胼胝腫の角質剥離　外皮用：乾癬，白癬，角化症，湿疹，アトピー性皮膚炎，多汗症などの皮膚疾患

$C_7H_6O_3$：138.12
2-hydroxybenzoic acid

サリチル酸ナトリウム
sodium salicylate (JP)

サリチル酸系鎮痛剤　114
【効能・効果】症候性神経痛

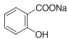

$C_7H_5NaO_3$：160.10
monosodium 2-hydroxybenzoate

サリチル酸メチル
methyl salicylate (JP)

消炎・鎮痛剤　264
【効能・効果】関節痛，筋肉痛，打撲，捻挫における鎮痛・消炎

$C_8H_8O_3$：152.15
methyl 2-hydroxybenzoate

サリドマイド
thalidomide (JAN, INN)

免疫調節薬（IMiDs）　129,429,623
【先発品等】サレド
【効能・効果】(1)再発又は難治性の多発性骨髄腫　(2)らい性結節性紅斑　(3)クロウ・深瀬（POEMS）症候群

$C_{13}H_{10}N_2O_4$：258.23
2-[(3*RS*)-2,6-dioxopiperidin-3-yl]isoindoline-1,3-dione

ザルトプロフェン
zaltoprofen (JP, INN)

プロピオン酸系消炎鎮痛剤　114
【先発品等】ソレトン　ペオン
【効能・効果】(1)関節リウマチ，変形性関節症，腰痛症，肩関節周囲炎，頸肩腕症候群の消炎・鎮痛　(2)手術後，外傷後並びに抜歯後の消炎・鎮痛

$C_{17}H_{14}O_3S$：298.36
(2*RS*)-2-(10-oxo-10,11-dihydrodibenzo[*b,f*]thiepin-2-yl)propanoic acid

サルブタモール硫酸塩
salbutamol sulfate (JP)
salbutamol (INN)

気管支拡張 β_2-刺激剤　225
【先発品等】サルタノール　ベネトリン
【効能・効果】気管支喘息，小児喘息，肺気腫，急・慢性気管支炎，肺結核，ケイ肺結核の気道閉塞性障害に基づく諸症状の緩解　など

（構造式）

$(C_{13}H_{21}NO_3)_2 \cdot H_2SO_4$ ： 576.70
$(1RS)$-2-(1,1-dimethylethyl)amino-
1-(4-hydroxy-3-hydroxymethylphenyl)
ethanol hemisulfate

サルポグレラート 塩酸塩
sarpogrelate hydrochloride (JP)
sarpogrelate (INN)

5-HT$_2$遮断剤　339

【先発品等】アンプラーグ
【効能・効果】慢性動脈閉塞症に伴う潰瘍, 疼痛及び冷感等の虚血性諸症状の改善

（構造式）

$C_{24}H_{31}NO_6 \cdot HCl$ ： 465.97
$(2RS)$-1-dimethylamino-3-{2-[2-(3-methoxyphenyl)ethyl]phenoxy}
propan-2-yl hydrogen succinate
monohydrochloride

サルメテロール キシナホ酸塩
salmeterol xinafoate (JAN)
salmeterol (INN)

気管支拡張 β_2-刺激剤　225

【先発品等】セレベント
【効能・効果】気管支喘息, 慢性閉塞性肺疾患 (慢性気管支炎, 肺気腫) の気道閉塞性障害に基づく諸症状の緩解

（構造式）

$C_{25}H_{37}NO_4 \cdot C_{11}H_8O_3$ ： 603.75
(RS)-1-(4-hydroxy-3-hydroxy-
methylphenyl)-2-[6-(4-phenylbutoxy)
hexylamino]ethanol 1-hydroxy-2-
naphthoate

サルメテロール キシナホ酸塩・
フルチカゾン プロピオン酸エステル
salmeterol xinafoate (JAN)
〔salmeterol (INN)〕・
fluticasone propionate (JAN)
〔fluticasone (INN)〕

喘息・COPD治療配合剤　229

【先発品等】アドエア
【効能・効果】気管支喘息 (吸入ステロイド剤及び長時間作動型吸入 β_2-刺激剤の併用が必要な場合), 慢性閉塞性肺疾患 (慢性気管支炎・肺気腫) の諸症状の緩解 (吸入ステロイド剤及び長時間作動型吸入 β_2-刺激剤の併用が必要な場合)

（構造式）

salmeterol xinafoate
$C_{25}H_{37}NO_4 \cdot C_{11}H_8O_3$ ： 603.75
(RS)-1-(4-hydroxy-3-hydroxy-
methylphenyl)-2-[6-(4-phenylbutoxy)
hexylamino]ethanol 1-hydroxy-2-
naphthoate

fluticasone propionate
$C_{25}H_{31}F_3O_5S$ ： 500.57
S-fluoromethyl $6\alpha,9\alpha$-difluoro-11β-
hydroxy-16α-methyl-3-oxo-17α-
propionyloxyandrost-1,4-diene-17β-
carbothioate

酸化亜鉛・ユージノール
zinc oxide (JP) ・ eugenol

歯科用覆罩・鎮痛剤　275

【先発品等】ネオダイン
【効能・効果】歯髄の鎮痛, 鎮静及び象牙質の消毒を兼ねた仮封, 歯髄覆罩

（構造式）

eugenol
$C_{10}H_{12}O_2$ ： 164.20
2-methoxy-4-(2-propenyl)phenol

三酸化ヒ素
arsenic trioxide (JP, INN)

三酸化ヒ素製剤　429

【先発品等】トリセノックス
【効能・効果】再発又は難治性の急性前骨髄球性白血病

（構造式）

As_2O_3 ： 197.84
arsenic trioxide

ジアゼパム
diazepam (JP, INN)

ベンゾジアゼピン系抗不安剤　112, 113

【先発品等】セルシン　ダイアップ　ホリゾン
【効能・効果】(1)神経症における不安・緊張・抑うつ (2)うつ病における不安・緊張 (3)心身症における身体症候並びに不安・緊張・抑うつ (4)脳脊髄疾患に伴う筋痙攣・疼痛における筋緊張の軽減 (5)麻酔前投薬　など

（構造式）

$C_{16}H_{13}ClN_2O$ ： 284.74
7-chloro-1-methyl-5-phenyl-1,3-
dihydro-$2H$-1,4-benzodiazepin-2-one

ジアゾキシド
diazoxide (JAN)

高インスリン血性低血糖症治療剤,
ベンゾチアジアジン誘導体　399

【効能・効果】高インスリン血性低血糖症

（構造式）

$C_8H_7ClN_2O_2S$ ： 230.67
7-chloro-3-methyl-$2H$-1,2,4-
benzothiadiazine 1,1-dioxide

シアナミド　cyanamide (JP)
calcium carbimide (INN)

酒量抑制剤　393

【先発品等】シアナマイド
【効能・効果】慢性アルコール中毒及び過飲酒者に対する抗酒療法

H_2N-CN

CH_2N_2 ： 42.04
aminonitrile

シアノコバラミン
cyanocobalamin (JP, INN)

ビタミンB$_{12}$　131, 313

【先発品等】サンコバ
【効能・効果】注射：(1)ビタミンB$_{12}$欠乏症の予防及び治療 (2)悪性貧血に伴う神経障害　など　眼科用：調節性眼精疲労における微動調節の改善

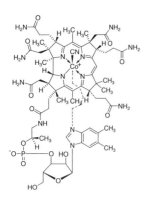

$C_{63}H_{88}CoN_{14}O_{14}P$: 1,355.37
$Co\alpha$-[α-(5,6-dimethyl-1H-benz-
imidazol-1-yl)]-$Co\beta$-cyanocobamide

ジアフェニルスルホン
diaphenylsulfone (JAN)
dapsone (INN)

皮膚疾患治療剤，ハンセン病治療剤
269, 623

【先発品等】レクチゾール
【効能・効果】〈適応菌種〉らい菌　〈適
応症〉ハンセン病，持久性隆起性紅
斑，ジューリング疱疹状皮膚炎，天疱
瘡，類天疱瘡，色素性痒疹

$C_{12}H_{12}N_2O_2S$: 248.30
4,4'-diaminodiphenyl sulfone (DDS)

ジクロロ酢酸
ジイソプロピルアミン
diisopropylamine
dichloroacetate (JAN)

肝機能改善剤　391

【先発品等】リバオール
【効能・効果】慢性肝疾患における肝機
能の改善

$C_6H_{15}N\cdot C_2H_2Cl_2O_2$: 230.13

ジエチルカルバマジン
クエン酸塩
diethylcarbamazine citrate (JP)
diethylcarbamazine (INN)

抗原虫剤　642

【先発品等】スパトニン
【効能・効果】フィラリアの駆除

$C_{10}H_{21}N_3O\cdot C_6H_8O_7$: 391.42
N,N-diethyl-4-methylpiperazine-1-
carboxamide monocitrate

ジエノゲスト
dienogest (JAN, INN)

子宮内膜症治療剤・子宮腺筋症に伴う
疼痛改善治療剤・月経困難症治療剤
249

【先発品等】ディナゲスト，-OD
【効能・効果】子宮内膜症，子宮腺筋症
に伴う疼痛の改善

$C_{20}H_{25}NO_2$: 311.42
17-hydroxy-3-oxo-19-nor-17α-
pregna-4,9-diene-21-nitrile

ジオクチルソジウム
スルホサクシネート・
カサンスラノール
dioctyl sodium sulfosuccinate (JAN)
〔docusate sodium (INN)〕・
casanthranol (JAN)

便秘治療剤　235

【効能・効果】便秘症，腹部臓器検査時
又は手術前後の腸管内容物の排除

dioctyl sodium sulfosuccinate

dioctyl sodium sulfosuccinate
$C_{20}H_{37}NaO_7S$: 444.56
sodium 1,4-bis(2-ethylhexyl)
sulfosuccinate

ジクアホソルナトリウム
diquafosol sodium (JAN)
diquafosol (INN)

ムチン/水分分泌促進点眼剤　131

【先発品等】ジクアス
【効能・効果】ドライアイ

$C_{18}H_{22}N_4Na_4O_{23}P_4$: 878.23
tetrasodiumP^1,P^4-bis(5'-uridyl)

---

tetraphosphate

シクレソニド
ciclesonide (JAN, INN)

吸入ステロイド喘息治療剤　229

【先発品等】オルベスコ
【効能・効果】気管支喘息

$C_{32}H_{44}O_7$: 540.69
16α,17-[(1R)-cyclohexylmethylidene-
dioxy]-11β,21-dihydroxypregna-1,4-
diene-3,20-dione 21-(2-methylpropionate)

シクロスポリン
ciclosporin (JP, INN)

免疫抑制剤　131, 399

【先発品等】サンディミュン　ネオー
ラル　パピロックミニ
【効能・効果】(1)腎移植，肝移植などに
おける拒絶反応の抑制　(2)骨髄移植に
おける拒絶反応及び移植片対宿主病の
抑制　(3)ベーチェット病　(4)尋常性乾
癬，乾癬性紅皮症　など

Abu = (2S)-2-アミノ酪酸
MeGly = N-methylglycine
MeLeu = N-methylleucine
MeVal = N-methylvaline

$C_{62}H_{111}N_{11}O_{12}$: 1,202.61

ジクロフェナクナトリウム
diclofenac sodium (JP)
diclofenac (INN)

フェニル酢酸系消炎鎮痛剤　114, 131, 264

【先発品等】ジクトル　ジクロード
ナボール，-L，-SR　ボルタレン，-SR
【効能・効果】内服・坐剤・注腸軟膏：
鎮痛・消炎・解熱　など　外皮用：(1)
各種癌における鎮痛　(2)鎮痛・消炎
など　眼用：白内障手術時における
術後の炎症状態，術中・術後合併症防
止　など

$C_{14}H_{10}Cl_2NNaO_2$ ： 318.13
monosodium 2-(2,6-dichlorophenylamino)phenylacetate

シクロフェニル
cyclofenil (JAN, INN)

排卵誘発剤　249

【先発品等】セキソビット
【効能・効果】第1度無月経，無排卵性月経，希発月経の排卵誘発

$C_{23}H_{24}O_4$ ： 364.43
bis(4-acetoxyphenyl)-cyclohexylidenemethane

シクロペントラート塩酸塩
cyclopentolate hydrochloride (JP)
cyclopentolate (INN)

副交感神経抑制散瞳剤　131

【先発品等】サイプレジン
【効能・効果】診断又は治療を目的とする散瞳と調節麻痺

$C_{17}H_{25}NO_3$・HCl ： 327.85
2-(dimethylamino)ethyl(2RS)-2-(1-hydroxycyclopentyl)phenylacetate monohydrochloride

シクロホスファミド水和物
cyclophosphamide hydrate (JP)
cyclophosphamide (INN)

ナイトロジェンマスタード系
アルキル化剤　421

【先発品等】エンドキサン
【効能・効果】(1)多発性骨髄腫，悪性リンパ腫，乳癌，急性白血病などの自覚的並びに他覚的症状の緩解 (2)乳癌に対する他の抗悪性腫瘍剤との併用療法など

$C_7H_{15}Cl_2N_2O_2P$・H_2O ： 279.10
N,N-bis(2-chloroethyl)-3,4,5,6-tetrahydro-2H-1,3,2-oxazaphosphorin-2-amine 2-oxide monohydrate

ジゴキシン digoxin (JP, INN)

ジギタリス強心配糖体　211

【先発品等】ジゴシン　ハーフジゴキシン
【効能・効果】(1)高血圧症，虚血性心疾患，腎疾患などに基づくうっ血性心不全 (2)心房細動・粗動による頻脈 (3)発作性上室性頻拍 (4)手術，出産，ショックなどの際における心不全及び各種頻脈の予防と治療

$C_{41}H_{64}O_{14}$ ： 780.94

ジスチグミン臭化物
distigmine bromide (JP, INN)

コリンエステラーゼ阻害剤　123, 131

【先発品等】ウブレチド
【効能・効果】内服：(1)重症筋無力症 (2)手術後及び神経因性膀胱などの低緊張性膀胱による排尿困難　眼科用：緑内障，調節性内斜視，重症筋無力症（眼筋型）

$C_{22}H_{32}Br_2N_4O_4$ ： 576.32
3,3'-[hexamethylenebis(methyliminocarbonyloxy)]bis(1-methylpyridinium)dibromide

システアミン酒石酸塩
cysteamine bitartrate (JAN)

腎性シスチン症治療剤　392

【先発品等】ニシスタゴン
【効能・効果】腎性シスチン症

C_2H_7NS・$C_4H_6O_6$ ： 227.24
2-aminoethanethiol mono-(2R,3R)-tartrate

L-システイン
L-cysteine (JP)
cysteine (INN)

SH酵素賦活剤　399

【効能・効果】(1)湿疹，蕁麻疹，薬疹，中毒疹，尋常性痤瘡，多形浸出性紅斑

(2)放射線障害による白血球減少症

$C_3H_7NO_2S$ ： 121.16
(2R)-2-amino-3-sulfanylpropanoic acid

シスプラチン
cisplatin (JP, INN)

抗悪性腫瘍白金錯化合物　429

【先発品等】アイエーコール　ランダ
【効能・効果】(1)前立腺癌，卵巣癌，食道癌，子宮頸癌，胃癌，骨肉腫，胆道癌など (2)再発・難治性悪性リンパ腫，小児悪性固形腫瘍などに対する他の抗悪性腫瘍剤との併用療法 (3)尿路上皮癌 (4)肝細胞癌

$Cl_2H_6N_2Pt$ ： 300.05
(SP-4-2)-diamminedichloroplatinum

ジスルフィラム
disulfiram (JP, INN)

アルデヒド脱水素酵素阻害・抗酒剤　393

【先発品等】ノックビン
【効能・効果】慢性アルコール中毒に対する抗酒療法

$C_{10}H_{20}N_2S_4$ ： 296.54
tetraethylthiuram disulfide

ジソピラミド
disopyramide (JP, INN)

ナトリウムチャネル遮断剤　212

【先発品等】リスモダン，-P,-R
【効能・効果】頻脈性不整脈，期外収縮，発作性上室性頻脈，心房細動などで他の抗不整脈薬が使用できないか，又は無効の場合　など

$C_{21}H_{29}N_3O$ ： 339.47
(2RS)-4-bis(1-methylethyl)amino-2-phenyl-2-(pyridin-2-yl)butanamide

シタグリプチン リン酸塩水和物
sitagliptin phosphate hydrate (JP)
sitagliptin（INN）

選択的DPP-4阻害剤・
2型糖尿病治療剤　396

【先発品等】グラクティブ　ジャヌビア
【効能・効果】2型糖尿病

$C_{16}H_{15}F_6N_5O \cdot H_3PO_4 \cdot H_2O$ ： 523.32
$(3R)$-3-amino-1-[3-(trifluoromethyl)-
5,6-dihydro[1,2,4]triazolo[4,3-a]
pyrazin-7(8H)-yl]-4-(2,4,5-
trifluorophenyl)butan-1-one
monophosphate monohydrate

シタフロキサシン 水和物
sitafloxacin hydrate
sitafloxacin（INN）

ニューキノロン系抗菌剤　624

【先発品等】グレースビット
【効能・効果】〈適応菌種〉ブドウ球菌
属，レンサ球菌属，肺炎球菌，腸球菌
属，肺炎クラミジア（クラミジア・
ニューモニエ），肺炎マイコプラズマ
（マイコプラズマ・ニューモニエ）　な
ど　〈適応症〉咽頭・喉頭炎，扁桃炎，
急性気管支炎，肺炎，慢性呼吸器病変
の二次感染　など

$C_{19}H_{18}ClF_2N_3O_3 \cdot 1\frac{1}{2}H_2O$ ： 436.84
$(-)$-7-[(7S)-7-amino-5-azaspiro
[2.4]heptan-5-yl]-8-chloro-6-
fluoro-1-[(1R,2S)-2-fluoro-1-
cyclopropyl]-1,4-dihydro-4-oxo-3-
quinolinecarboxylic acid sesquihydrate

シタラビン
cytarabine（JP, INN）

代謝拮抗性抗悪性腫瘍剤　422

【先発品等】キロサイド，-N
【効能・効果】(1)急性白血病 (2)消化器
癌，肺癌，乳癌など (3)膀胱腫瘍 (4)腫
瘍特異的T細胞輸注療法の前処置

$C_9H_{13}N_3O_5$ ： 243.22
1-β-D-arabinofuranosylcytosine

シタラビン
オクホスファート 水和物
cytarabine ocfosphate hydrate
（JAN）
cytarabine（JP, INN）

ピリミジン系代謝拮抗剤，
シタラビンプロドラッグ　422

【先発品等】スタラシド
【効能・効果】成人急性非リンパ性白血
病，骨髄異形成症候群（Myelodysplastic
Syndrome）

$C_{27}H_{49}N_3NaO_8P \cdot H_2O$ ： 615.67
4-amino-1-β-D-arabinofuranosyl-
2(1H)-pyrimidinone 5'-(sodium
octadecyl phosphate)monohydrate

シチコリン
citicoline（JP, INN）

意識障害治療剤　119, 219, 239

【先発品等】ニコリン，-H
【効能・効果】(1)頭部外傷，脳手術に伴
う意識障害 (2)脳卒中片麻痺患者の上
肢機能回復促進 (3)急性膵炎，慢性再
発性膵炎の急性増悪期，術後の急性膵
炎に対する蛋白分解酵素阻害剤との併
用療法　など

$C_{14}H_{26}N_4O_{11}P_2$ ： 488.32
P'-[2-(trimethylammonio)ethyl]
cytidine 5'-(monohydrogen diphosphate)

ジドブジン
zidovudine（JP, INN）

抗ウイルス・HIV逆転写酵素阻害剤　625

【先発品等】レトロビル
【効能・効果】HIV感染症

$C_{10}H_{13}N_5O_4$ ： 267.24
3'-azido-3'-deoxythymidine

ジドロゲステロン
dydrogesterone（JP, INN）

合成黄体ホルモン　247

【先発品等】デュファストン
【効能・効果】無月経，月経周期異常
（稀発月経，多発月経），月経困難症，
機能性子宮出血，黄体機能不全による
不妊症，子宮内膜症，切迫流早産，習
慣性流早産，調節卵巣刺激下における
早発排卵の防止，生殖補助医療におけ
る黄体補充　など

$C_{21}H_{28}O_2$ ： 312.45
9β,10α-pregna-4,6-diene-3,20-dione

シナカルセト 塩酸塩
cinacalcet hydrochloride（JAN）
cinacalcet（INN）

カルシウム受容体作動薬　399

【先発品等】レグパラ
【効能・効果】(1)維持透析下の二次性副
甲状腺機能亢進症 (2)次の疾患におけ
る高カルシウム血症：副甲状腺癌，副
甲状腺摘出術不能又は術後再発の原発
性副甲状腺機能亢進症

$C_{22}H_{22}F_3N \cdot HCl$ ： 393.87
N-[(1R)-1-(naphthalen-1-yl)
ethyl]-3-[3-(trifluoromethyl)phenyl]
propan-1-amine monohydrochloride

ジノプロスト
dinoprost（JP, INN）

プロスタグランジンF$_{2\alpha}$　249

【先発品等】プロスタルモン・F
【効能・効果】(1)妊娠末期における陣痛
誘発・陣痛促進・分娩促進 (2)腸管蠕
動亢進 (3)治療的流産

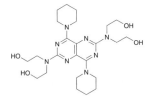

$C_{20}H_{34}O_5$ ： 354.48
(5Z)-7-{(1R,2R,3R,5S)-3,5-dihydroxy-
2-[(1E,3S)-3-hydroxyoct-1-en-1-
yl]cyclopentyl}hept-5-enoic acid

ジノプロストン
dinoprostone (JAN, INN)
プロスタグランジンE₂誘導体　249

【先発品等】プロウペス　プロスタグランジンE₂
【効能・効果】妊娠末期における陣痛誘発並びに陣痛促進

$C_{20}H_{32}O_5$ ： 352.47
(Z)-7-[(1R,2R,3R)-3-hydroxy-2-
[(1E,3S)-3-hydroxy-1-octenyl]-5-
oxocyclopentyl]-5-heptenoic acid

ジヒドロコデインリン酸塩
dihydrocodeine phosphate (JP)
dihydrocodeine (INN)
鎮咳・アヘンアルカロイド誘導体
224, 811

【効能・効果】各種呼吸器疾患における鎮咳・鎮静, 疼痛時における鎮痛, 激しい下痢症状の改善

$C_{18}H_{23}NO_3 \cdot H_3PO_4$ ： 399.38
(5R,6S)-4,5-epoxy-3-methoxy-17-
methylmorphinan-6-ol monophosphate

ジピリダモール
dipyridamole (JP, INN)
冠循環増強・抗血小板剤　217

【先発品等】ペルサンチン
【効能・効果】(1)狭心症, 心筋梗塞, うっ血性心不全 など (2)ワルファリンとの併用による心臓弁置換術後の血栓・塞栓の抑制 (3)ステロイドに抵抗性を示すネフローゼ症候群 などにおける尿蛋白減少

$C_{24}H_{40}N_8O_4$ ： 504.63
2,2',2'',2'''-{[4,8-di(piperidin-1-yl)
pyrimido[5,4-d]pyrimidine-2,6-diyl]
dinitrilo}tetraethanol

ジファミラスト
difamilast (JAN, INN)
アトピー性皮膚炎治療剤　269

【先発品等】モイゼルト
【効能・効果】アトピー性皮膚炎

$C_{23}H_{24}F_2N_2O_5$ ： 446.44
N-({2-[4-(difluoromethoxy)-3-
(propan-2-yloxy)phenyl]-1,3-oxazol-
4-yl}methyl)-2-ethoxybenzamide

ジフェニドール塩酸塩
difenidol hydrochloride (JP)
difenidol (INN)
抗めまい剤　133

【先発品等】セファドール
【効能・効果】内耳障害に基づくめまい

$C_{21}H_{27}NO \cdot HCl$ ： 345.91
1,1-diphenyl-4-piperidin-1-ylbutan-
1-ol monohydrochloride

ジフェリケファリン酢酸塩
difelikefalin acetate (JAN)
difelikefalin (INN)
静注透析瘙痒症改善剤　129

【先発品等】コルスバ
【効能・効果】血液透析患者における瘙痒症の改善（既存治療で効果不十分な場合に限る）

$C_{36}H_{53}N_7O_6 \cdot xC_2H_4O_2$
4-amino-1-(D-phenylalanyl-D-
phenylalanyl-D-leucyl-D-lysyl)

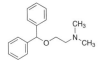

piperidine-4-carboxylic acid acetate

ジフェンヒドラミン
diphenhydramine (JP)
抗ヒスタミン剤　264

【先発品等】レスタミン
【効能・効果】蕁麻疹, 湿疹, 小児ストロフルス, 皮膚瘙痒症, 虫さされ

$C_{17}H_{21}NO$ ： 255.35
2-(diphenylmethoxy)-N,N-
dimethylethylamine

ジフェンヒドラミン・ジプロフィリン
diphenhydramine (JP)・diprophyllin (JAN)
鎮うん剤　133

【先発品等】トラベルミン
【効能・効果】動揺病, メニエール症候群に伴う悪心・嘔吐・めまい

diphenhydramine salicylate(JAN)
$C_{17}H_{21}NO \cdot C_7H_6O_3$ ： 393.48
2-benzhydroxy-N,N-
dimethylethylamine salicylate

diphenhydramine hydrochloride(JP)
$C_{17}H_{21}NO \cdot HCl$ ： 291.82
2-(diphenylmethoxy)-N,N-dimethyl-
ethylamine monohydrochloride

diprophyllin(JAN)
$C_{10}H_{14}N_4O_4$ ： 254.25
7-(2,3-dihydroxypropyl)theophylline

ジフェンヒドラミン塩酸塩
diphenhydramine hydrochloride (JP)
diphenhydramine (JP, INN)
抗ヒスタミン剤　441

【先発品等】レスタミン

【効能・効果】蕁麻疹, 皮膚疾患に伴う瘙痒, 春季カタルに伴う瘙痒, 枯草熱, 急性鼻炎, アレルギー性鼻炎, 血管運動性鼻炎

$C_{17}H_{21}NO \cdot HCl$: 291.82
2-(diphenylmethoxy)-N,N-dimethyl-ethylamine monohydrochloride

ジフェンヒドラミン
ラウリル硫酸塩
diphenhydramine laurylsulfate (JAN)
diphenhydramine (JP, INN)

抗ヒスタミン剤　264

【先発品等】ベナパスタ
【効能・効果】蕁麻疹, 湿疹, 小児ストロフルス, 皮膚瘙痒症, 虫さされ

$C_{17}H_{21}NO \cdot C_{12}H_{26}O_4S$: 521.75
2-(diphenylmethoxy)-N,N-dimethylethylamine

ジフルコルトロン
吉草酸エステル
diflucortolone valerate (JP)
diflucortolone (INN)

副腎皮質ホルモン　264

【先発品等】テクスメテン　ネリゾナ
【効能・効果】湿疹・皮膚炎群, 乾癬, 掌蹠膿疱症, 痒疹群, 紅皮症, 慢性円板状エリテマトーデス, アミロイド苔癬, 扁平紅色苔癬

$C_{27}H_{36}F_2O_5$: 478.57
6α,9-difluoro-11β,21-dihydroxy-16α-methylpregna-1,4-diene-3,20-dione 21-pentanate

ジフルプレドナート
difluprednate (JAN, INN)

副腎皮質ホルモン　264

【先発品等】マイザー
【効能・効果】湿疹・皮膚炎群, 虫さされ, 乾癬, 薬疹・中毒疹, 慢性円板状

エリテマトーデス, 円形脱毛症, 肥厚性瘢痕・ケロイド　など

$C_{27}H_{34}F_2O_7$: 508.55
6α,9-difluoro-11β,17,21-trihydroxy-1,4-pregnadiene-3,20-dione 21-acetate 17-butyrate

ジプロフィリン
diprophylline (JAN)

心不全・喘息治療剤　211

【効能・効果】気管支喘息, 喘息性(様)気管支炎, うっ血性心不全

$C_{10}H_{14}N_4O_4$: 254.25
7-(2,3-dihydroxypropyl)theophylline

シプロフロキサシン
ciprofloxacin (JP, INN)

ニューキノロン系抗菌剤　624

【先発品等】シプロキサン
【効能・効果】〈適応菌種〉レンサ球菌属, 肺炎球菌, 淋菌, 炭疽菌, 大腸菌, 赤痢菌　など　〈適応症〉肺炎, 腎盂腎炎, 炭疽, 慢性膿皮症, 胆嚢炎　など

$C_{17}H_{18}FN_3O_3$: 331.34
1-cyclopropyl-6-fluoro-4-oxo-7-(piperazin-1-yl)-1,4-dihydroquinoline-3-carboxylic acid

シプロヘプタジン
塩酸塩水和物
cyproheptadine hydrochloride hydrate (JP)
cyproheptadine (INN)

アレルギー性疾患治療剤　441

【先発品等】ペリアクチン
【効能・効果】皮膚疾患に伴う瘙痒, 蕁麻疹, 血管運動性浮腫, 枯草熱, アレルギー性鼻炎, 血管運動性鼻炎, 感冒等上気道炎に伴うくしゃみ・鼻汁・咳嗽

$C_{21}H_{21}N \cdot HCl \cdot 1\frac{1}{2}H_2O$: 350.88
4-(5H-dibenzo[a,d]cyclohepten-5-ylidene)-1-methylpiperidine monohydrochloride sesquihydrate

ジフロラゾン酢酸エステル
diflorasone diacetate (JP)
diflorasone (INN)

副腎皮質ホルモン　264

【先発品等】ダイアコート
【効能・効果】湿疹・皮膚炎群, 乾癬, 薬疹・中毒疹, 虫さされ, 慢性円板状エリテマトーデス, ケロイド, 悪性リンパ腫, 円形脱毛症　など

$C_{26}H_{32}F_2O_7$: 494.52
6α,9-difluoro-11β,17,21-trihydroxy-16β-methylpregna-1,4-diene-3,20-dione 17,21-diaceate

ジベカシン硫酸塩
dibekacin sulfate (JP)
dibekacin (INN)

アミノグリコシド系抗生物質　131,613

【先発品等】パニマイシン
【効能・効果】〈適応菌種〉黄色ブドウ球菌, 大腸菌, プロビデンシア・レットゲリ, 緑膿菌　など　〈適応症〉敗血症, 肺炎, 慢性膿皮症, 膀胱炎, 腎盂腎炎, 腹膜炎　など

$C_{18}H_{37}N_5O_5 \cdot xH_2SO_4$
3-amino-3-deoxy-α-D-glucopyranosyl-(1→6)-[2,6-diamino-2,3,4,6-tetra-deoxy-α-D-*erythro*-hexopyranosyl-(1→4)]-2-deoxy-D-streptamine sulfate

シベレスタット
ナトリウム水和物
sivelestat sodium hydrate (JP)
sivelestat (INN)

好中球エラスターゼ阻害剤　399

【先発品等】エラスポール
【効能・効果】全身性炎症反応症候群に伴う急性肺障害の改善

$C_{20}H_{21}N_2NaO_7S \cdot 4H_2O$ ： 528.51
monosodium N-{2-[4-(2,2-dimethyl-propanoyloxy)phenylsulfonylamino]benzoyl}aminoacetate tetrahydrate

シベンゾリンコハク酸塩
cibenzoline succinate (JP)
cibenzoline (INN)

ナトリウムチャネル遮断剤　212

【先発品等】シベノール
【効能・効果】頻脈性不整脈で他の抗不整脈薬が使用できないか、又は無効の場合　など

$C_{18}H_{18}N_2 \cdot C_4H_6O_4$ ： 380.44
2-[(1RS)-2,2-diphenylcyclopropan-1-yl]-4,5-dihydro-1H-imidazole monosuccinate

シポニモドフマル酸
siponimod fumaric acid (JAN)
siponimod (INN)

多発性硬化症治療薬　399

【先発品等】メーゼント
【効能・効果】二次性進行型多発性硬化症の再発予防及び身体的障害の進行抑制

$(C_{29}H_{35}F_3N_2O_3)_2 \cdot C_4H_4O_4$ ： 1,149.26
1-({4-[(1E)-1-({[4-cyclohexyl-3-(trifluoromethyl)phenyl]methoxy}imino)ethyl]-2-ethylphenyl}methyl)azetidine-3-carboxylic acid hemifumaric acid

ジメチコン
dimeticone (JAN, INN)

消化管内ガス排除剤　231

【先発品等】ガスコン　ガスサール
【効能・効果】(1)胃腸管内のガスに起因する腹部症状の改善 (2)胃内視鏡検査時における胃内有泡性粘液の除去 (3)腹部X線検査時における腸内ガスの駆除

dimethylpolysiloxane

シメチジン
cimetidine (JP, INN)

H_2-受容体拮抗剤　232

【先発品等】カイロック　タガメット
【効能・効果】(1)胃潰瘍，十二指腸潰瘍 (2)吻合部潰瘍，Zollinger-Ellison症候群，逆流性食道炎，上部消化管出血 (3)急性胃炎，慢性胃炎の急性増悪期の胃粘膜病変の改善　など

$C_{10}H_{16}N_6S$ ： 252.34
2-cyano-1-methyl-3-{2-[(5-methyl-1H-imidazol-4-yl)methylsulfanyl]ethyl}guanidine

ジメチルスルホキシド
dimethyl sulfoxide (JAN, INN)

間質性膀胱炎治療剤　259

【効能・効果】間質性膀胱炎（ハンナ型）の諸症状（膀胱に関連する慢性の骨盤部の疼痛，圧迫感及び不快感，尿意亢進又は頻尿等の下部尿路症状）の改善

C_2H_6OS ： 78.13
(methylsulfinyl)methane

ジメトチアジンメシル酸塩
dimetotiazine mesilate (JAN)
dimetotiazine (INN)

抗セロトニン剤　114

【先発品等】ミグリステン
【効能・効果】片頭痛，緊張性頭痛

$C_{19}H_{25}N_3O_2S_2 \cdot CH_4O_3S$ ： 487.66
10-[2-(dimethylamino)propyl]-N,N-dimethylphenothiazine-2-sulfonamide monomethanesulfonate

シメトリド・無水カフェイン
simetride (JAN, INN) ・
anhydrous caffeine (JAN, INN)

鎮痛剤　114

【先発品等】キョーリンAP2
【効能・効果】腰痛症，症候性神経痛，頭痛，月経痛，炎症による咽頭痛・耳痛，歯痛，術後疼痛

simetride
$C_{28}H_{38}N_2O_6$ ： 498.61
1,4-bis[(2-methoxy-4-n-propylphenoxy)acetyl]-piperazine

anhydrous caffeine
$C_8H_{10}N_4O_2$ ： 194.19
1,3,7-trimethyl-1H-purine-2,6(3H,7H)-dione

ジメモルファンリン酸塩
dimemorfan phosphate (JP)
dimemorfan (INN)

鎮咳剤　222

【先発品等】アストミン
【効能・効果】次の疾患に伴う鎮咳 (1)上気道炎，肺炎，急性気管支炎 (2)肺結核，ケイ肺及びケイ肺結核，肺癌，慢性気管支炎

$C_{18}H_{25}N \cdot H_3PO_4$ ： 353.39
(9S,13S,14S)-3,17-dimethylmorphinan monophosphate

ジメルカプロール
dimercaprol (JP, INN)

重金属解毒剤　392

【効能・効果】ヒ素・水銀・鉛・銅・金・ビスマス・クロム・アンチモンの中毒

$C_3H_8OS_2$ ： 124.23
(2RS)-2,3-disulfanylpropan-1-ol

ジメンヒドリナート
dimenhydrinate (JP, INN)
鎮うん・鎮吐剤　133

【効能・効果】(1)動揺病，メニエール症候群，放射線宿酔に伴う悪心・嘔吐・眩暈 (2)手術後の悪心・嘔吐

$C_{17}H_{21}NO \cdot C_7H_7ClN_4O_2$ ： 469.96
2-(diphenylmethoxy)-N,N-dimethyl-ethylamine-8-chloro-1,3-dimethyl-1H-purine-2,6(3H,7H)-dione(1/1)

次没食子酸ビスマス
bismuth subgallate (JP)
ビスマス製剤　231, 264

【効能・効果】内服：下痢症　外用：極めて小範囲の皮膚のびらん及び潰瘍，痔疾における乾燥・収れん・保護

CH_5BiO_6 ： 394.091
2,7-dihydroxy-1,3,2-benzodioxabismole-5-carboxylic acid

ジモルホラミン
dimorpholamine (JP)
呼吸循環賦活剤　221

【効能・効果】新生児仮死，ショック，催眠剤中毒，溺水，肺炎，熱性疾患，麻酔剤使用時の場合の呼吸障害及び循環機能低下

$C_{20}H_{38}N_4O_4$ ： 398.54
N,N'-ethylenebis(N-butylmorpholine-4-carboxamide)

硝酸イソソルビド
isosorbide dinitrate (JP, INN)
冠動脈拡張剤　217

【先発品等】ニトロール，-R　フランドル
【効能・効果】狭心症，心筋梗塞，その他の虚血性心疾患　など

$C_6H_8N_2O_8$ ： 236.14
1,4:3,6-dianhydro-D-glucitol dinitrate

一硝酸イソソルビド
isosorbide mononitrate (JAN, INN)
冠動脈拡張剤　217

【先発品等】アイトロール
【効能・効果】狭心症

$C_6H_9NO_6$ ： 191.14
1,4:3,6-dianhydro-D-glucitol 5-nitrate

ジョサマイシン
josamycin (JP, INN)
16員環マクロライド系抗生物質　614

【先発品等】ジョサマイシン
【効能・効果】〈適応菌種〉ブドウ球菌属，レンサ球菌属，肺炎球菌　など〈適応症〉慢性膿皮症，肺炎，膀胱炎，感染性腸炎，涙嚢炎，中耳炎，副鼻腔炎，化膿性唾液腺炎，猩紅熱　など

$C_{42}H_{69}NO_{15}$ ： 827.99

ジョサマイシン
プロピオン酸エステル
josamycin propionate (JP)
josamycin (JP, INN)
16員環マクロライド系抗生物質　614

【先発品等】ジョサマイ
【効能・効果】〈適応菌種〉ブドウ球菌属，レンサ球菌属，肺炎球菌，インフルエンザ菌　など　〈適応症〉慢性膿皮症，肺炎，涙嚢炎，外耳炎，副鼻腔炎，歯周組織炎，猩紅熱　など

$C_{45}H_{73}NO_{16}$ ： 884.06

ジラゼプ塩酸塩水和物
dilazep hydrochloride hydrate (JP)
dilazep (INN)
心・腎疾患治療剤　217

【先発品等】コメリアン
【効能・効果】(1)狭心症，その他の虚血性心疾患（心筋梗塞を除く）(2)腎機能障害軽度～中等度のIgA腎症における尿蛋白減少

$C_{31}H_{44}N_2O_{10} \cdot 2HCl \cdot H_2O$ ： 695.63
3,3',-(1,4-diazepane-1,4-diyl)dipropyl bis(3,4,5-trimethoxybenzoate)dihydrochloride monohydrate

ジルチアゼム塩酸塩
diltiazem hydrochloride (JP)
diltiazem (INN)
ベンゾチアゼピン系カルシウム拮抗剤　217

【先発品等】ヘルベッサー，-R
【効能・効果】狭心症，異型狭心症，本態性高血圧症（軽症～中等症），頻脈性不整脈（上室性）　など

$C_{22}H_{26}N_2O_4S \cdot HCl$ ： 450.98
(2S,3S)-5-[2-(dimethylamino)ethyl]-2-(4-methoxyphenyl)-4-oxo-2,3,4,5-tetrahydro-1,5-benzothiazepin-3-yl acetate monohydrochloride

シルデナフィルクエン酸塩
sildenafil citrate (JAN)
sildenafil (INN)
選択的ホスホジエステラーゼ5阻害剤　219, 259

【先発品等】バイアグラ，-OD　レバチ

オ，-OD
【効能・効果】(1)勃起不全（満足な性行為を行うに十分な勃起とその維持ができない患者）(2)肺動脈性肺高血圧症

$C_{22}H_{30}N_6O_4S \cdot C_6H_8O_7$ ： 666.71
1-[[3-(6,7-dihydro-1-methyl-7-oxo-3-propyl-1H-pyrazolo[4,3-d]pyrimidin-5-yl)-4-ethoxyphenyl]sulfonyl]-4-methylpiperazine monocitrate

シルニジピン
cilnidipine (JP, INN)

ジヒドロピリジン系カルシウム拮抗剤
214

【先発品等】アテレック
【効能・効果】高血圧症

$C_{27}H_{28}N_2O_7$ ： 492.53
3-(2-methoxyethyl)5-[(2E)-3-phenylprop-2-en-1-yl] (4RS)-2,6-dimethyl-4-(3-nitrophenyl)-1,4-dihydropyridine-3,5-dicarboxylate

シロスタゾール
cilostazol (JP, INN)

抗血小板剤 339

【先発品等】プレタール，-OD
【効能・効果】(1)慢性動脈閉塞症に基づく潰瘍，疼痛及び冷感等の虚血性諸症状の改善 (2)脳梗塞（心原性脳塞栓を除く）発症後の再発抑制

$C_{20}H_{27}N_5O_2$ ： 369.46
6-[4-(1-cyclohexyl-1H-tetrazol-5-yl)butyloxy]-3,4-dihydroquinolin-2(1H)-one

シロドシン
silodosin (JP, INN)

選択的α_{1A}-遮断剤・
前立腺肥大症に伴う排尿障害改善薬 259

【先発品等】ユリーフ，-OD
【効能・効果】前立腺肥大症に伴う排尿障害

$C_{25}H_{32}F_3N_3O_4$ ： 495.53
1-(3-hydroxypropyl)-5-[(2R)-2-({2-[2-(2,2,2-trifluoroethoxy)phenoxy]ethyl}amino)propyl]-2,3-dihydro-1H-indole-7-carboxamide

シロリムス
sirolimus (JAN, INN)

リンパ脈管筋腫症・結節性硬化症に伴う皮膚病変治療剤（mTOR阻害剤） 429

【先発品等】ラパリムス
【効能・効果】(1)リンパ脈管筋腫症 (2)次の難治性リンパ管疾患：リンパ管腫（リンパ管奇形），リンパ管腫症，ゴーハム病，リンパ管拡張症 (3)結節性硬化症に伴う皮膚病変

$C_{51}H_{79}NO_{13}$ ： 914.17

シンバスタチン
simvastatin (JP, INN)

HMG-CoA還元酵素阻害剤 218

【先発品等】リポバス
【効能・効果】高脂血症，家族性高コレステロール血症

$C_{25}H_{38}O_5$ ： 418.57
(1S,3R,7S,8S,8aR)-8-{2-[(2R,4R)-4-hydroxy-6-oxotetrahydro-2H-pyran-2-yl]ethyl}-3,7-dimethyl-1,2,3,7,8,8a-hexahydronaphthalen-1-yl 2,2-dimethylbutanoate

スガマデクスナトリウム
sugammadex sodium (JAN)
sugammadex (INN)

筋弛緩回復剤 392

【先発品等】ブリディオン
【効能・効果】ロクロニウム臭化物又はベクロニウム臭化物による筋弛緩状態からの回復

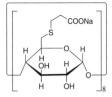

$C_{72}H_{104}O_{48}S_8Na_8$ ： 2,178.01
cyclooctakis-(1→4)-{6-S-[2-(sodium carboxylato)ethyl]-6-thio-α-D-glucopyranosyl}

スキサメトニウム
塩化物水和物
suxamethonium chloride hydrate (JP)
suxamethonium chloride (INN)

脱分極性筋弛緩剤 122

【効能・効果】麻酔時の筋弛緩，気管内挿管時・骨折脱臼の整復時・喉頭痙攣の筋弛緩，精神神経科における電撃療法の際の筋弛緩，腹部腫瘤診断時

$C_{14}H_{30}Cl_2N_2O_4 \cdot 2H_2O$ ： 397.34
2,2'-succinyldioxybis(N,N,N-trimethyl-ethylaminium)dichloride dihydrate

スクラルファート水和物
sucralfate hydrate (JP)
sucralfate (INN)

防御因子増強剤 232

【先発品等】アルサルミン
【効能・効果】(1)胃潰瘍，十二指腸潰瘍 (2)急性胃炎，慢性胃炎の急性増悪期の胃粘膜病変（びらん，出血，発赤，浮腫）の改善

$C_{12}H_{30}Al_8O_{51}S_8 \cdot xAl(OH)_3 \cdot yH_2O$
basic aluminum sucrose sulfate

スコポラミン
臭化水素酸塩水和物
scopolamine hydrobromide hydrate (JP)

鎮静剤 124

【先発品等】ハイスコ
【効能・効果】麻酔の前投薬，特発性及び脳炎後パーキンソニズム

$C_{17}H_{21}NO_4 \cdot HBr \cdot 3H_2O$ ： 438.31
$(1R,2R,4S,5S,7S)$-9-methyl-3-oxa-
9-azatricyclo[3.3.1.0^{2,4}]non-7-yl
$(2S)$-3-hydroxy-2-phenylpropanoate
monohydrobromide trihydrate

スチリペントール
stiripentol (JAN, INN)
抗てんかん剤　113

【先発品等】ディアコミット
【効能・効果】クロバザム及びバルプロ
酸ナトリウムで十分な効果が認められ
ないDravet症候群患者における間代発
作又は強直間代発作に対するクロバザ
ム及びバルプロ酸ナトリウムとの併用
療法

$C_{14}H_{18}O_3$ ： 234.29
$(1E,3RS)$-1-(benzo[d][1,3]dioxol-
5-yl)-4,4-dimethylpent-1-en-3-ol

ストレプトゾシン
streptozocin (JAN)
streptozocin (INN)
抗悪性腫瘍剤　421

【先発品等】ザノサー
【効能・効果】膵・消化管神経内分泌腫瘍

$C_8H_{15}N_3O_7$ ： 265.21
2-deoxy-2-(3-methyl-3-
nitrosoureido)-D-glucopyranose

ストレプトマイシン硫酸塩
streptomycin sulfate (JP)
streptomycin (INN)
アミノグリコシド系抗生物質　616

【効能・効果】〈適応菌種〉マイコバク
テリウム属,ペスト菌, 野兎病菌, ワイ
ル病レプトスピラ　〈適応症〉ペスト,
野兎病,肺結核及びその他の結核症,
ワイル病　など

$(C_{21}H_{39}N_7O_{12})_2 \cdot 3H_2SO_4$ ： 1,457.38

スニチニブリンゴ酸塩
sunitinib malate (JAN)
sunitinib (INN)
キナーゼ阻害剤　429

【先発品等】スーテント
【効能・効果】イマチニブ抵抗性の消化
管間質腫瘍, 根治切除不能又は転移性
の腎細胞癌, 膵神経内分泌腫瘍

$C_{22}H_{27}FN_4O_2 \cdot C_4H_6O_5$ ： 532.56
N-[2-(diethylamino)ethyl]-5-[(Z)-
(5-fluoro-2-oxo-1,2-dihydro-3H-
indol-3-ylidene)methyl]-2,4-dimethyl-
1H-pyrrole-3-carboxamide
mono[($2S$)-2-hydroxysuccinate]

スピペロン
spiperone (JAN, INN)
ブチロフェノン系抗精神病剤　117

【先発品等】スピロピタン
【効能・効果】統合失調症

$C_{23}H_{26}FN_3O_2$ ： 395.47
8-[3-(p-fluorobenzoyl)propyl]-1-phenyl-
1,3,8-triazaspiro[4,5]decan-4-one

スピラマイシン酢酸エステル
spiramycin acetate (JP)
スピラマイシン　spiramycin (INN)
アセチルスピラマイシン　acetylspiramycin
マクロライド系抗生物質　614

【効能・効果】〈適応菌種〉レンサ球菌
属, 肺炎球菌, 梅毒トレポネーマ
〈適応症〉リンパ管・リンパ節炎, 乳
腺炎, 骨髄炎, 咽頭・喉頭炎, 肺炎,

梅毒, 子宮付属器炎, 涙嚢炎, 中耳炎,
猩紅熱　など

spiramycin acetate I, II　　　： R = —C(=O)CH$_3$
spiramycin acetate III　　　： R = —C(=O)CH$_2$CH$_3$

スピロノラクトン
spironolactone (JP, INN)
抗アルドステロン性降圧利尿剤　213

【先発品等】アルダクトンA
【効能・効果】(1)高血圧症 (2)心性浮腫,
腎性浮腫, 肝性浮腫, 特発性浮腫, 悪
性腫瘍に伴う浮腫及び腹水, 栄養失調
性浮腫 (3)原発性アルドステロン症の
診断及び症状の改善

$C_{24}H_{32}O_4S$ ： 416.57
7α-acetylsulfanyl-3-oxo-17α-pregn-
4-ene-21,17-carbolactone

スプラタストトシル酸塩
suplatast tosilate (JAN, INN)
アレルギー性疾患治療剤　449

【先発品等】アイピーディ
【効能・効果】気管支喘息, アトピー性
皮膚炎, アレルギー性鼻炎

$C_{16}H_{26}NO_4S \cdot C_7H_7O_3S$ ： 499.64
(RS)-[2-[4-(3-ethoxy-2-hydroxy-
propoxy)phenylcarbamoyl]ethyl]
dimethylsulfonium p-toluenesulfonate

スプロフェン
suprofen (JAN, INN)
フェニルプロピオン酸系消炎鎮痛剤　264

【先発品等】スルプロチン　スレンダム
トパルジック
【効能・効果】急性湿疹, 接触皮膚炎,

アトピー性皮膚炎，慢性湿疹，皮脂欠乏性湿疹，酒さ様皮膚炎・口囲皮膚炎，帯状疱疹

$C_{14}H_{12}O_3S$ ： 260.31
(±)-2-[p-(2-thenoyl)phenyl]
propionic acid

スペクチノマイシン
塩酸塩水和物
spectinomycin hydrochloride hydrate (JP)
spectinomycin (INN)
淋疾治療用アミノサイクリトール系
抗生物質　612

【先発品等】トロビシン
【効能・効果】〈適応菌種〉淋菌　〈適応症〉淋菌感染症

$C_{14}H_{24}N_2O_7 \cdot 2HCl \cdot 5H_2O$ ： 495.35

スボレキサント
suvorexant (JAN, INN)
オレキシン受容体拮抗薬・
不眠症治療薬　119

【先発品等】ベルソムラ
【効能・効果】不眠症

$C_{23}H_{23}ClN_6O_2$ ： 450.92
[(7R)-4-(5-chloro-1,3-benzoxazol-2-yl)-7-methyl-1,4-diazepan-1-yl]
[5-methyl-2-(2H-1,2,3-triazol-2-yl)
phenyl]methanone

スマトリプタン
sumatriptan (JAN, INN)
スマトリプタンコハク酸塩
sumatriptan succinate (JAN)
5-HT$_{1B/1D}$受容体作動剤，
トリプタン系製剤　216

【先発品等】イミグラン
【効能・効果】片頭痛，群発頭痛

sumatriptan succinate
$C_{14}H_{21}N_3O_2S \cdot C_4H_6O_4$ ： 413.49
3-[2-(dimethylamino)ethyl]-N-
methylindole-5-methanesulfonamide
monosuccinate

スリンダク sulindac (JP, INN)
インドール酢酸系消炎鎮痛剤，
プロドラッグ　114

【先発品等】クリノリル
【効能・効果】関節リウマチ，変形性関節症，腰痛症，肩関節周囲炎，頸肩腕症候群，腱・腱鞘炎の消炎・鎮痛

$C_{20}H_{17}FO_3S$ ： 356.41
(1Z)-(5-fluoro-2-methyl-1-{4-
[(RS)-methylsulfinyl]benzylidene}-
1H-inden-3-yl)acetic acid

スルコナゾール 硝酸塩
sulconazole nitrate (JAN)
sulconazole (INN)
イミダゾール系抗真菌剤　265

【先発品等】エクセルダーム
【効能・効果】次の皮膚真菌症の治療 (1)白癬：足白癬，股部白癬，体部白癬 (2)カンジダ症：間擦疹，乳児寄生菌性紅斑，指間びらん症，爪囲炎 (3)癜風

$C_{18}H_{15}Cl_3N_2S \cdot HNO_3$ ： 460.77
(±)-1-[2,4-dichloro-β-[(4-chloro-
benzyl)thio]phenethyl]imidazole nitrate

スルタミシリン
トシル酸塩水和物
sultamicillin tosilate hydrate (JP)
sultamicillin (INN)
アンピシリン・スルバクタム
相互プロドラッグ　613

【先発品等】ユナシン
【効能・効果】〈適応菌種〉レンサ球菌属，肺炎球菌，腸球菌属，大腸菌，プロテウス・ミラビリス，インフルエンザ菌　〈適応症〉慢性膿皮症，肺炎，膀胱炎，腎盂腎炎，中耳炎，副鼻腔炎 など

$C_{25}H_{30}N_4O_9S_2 \cdot C_7H_8O_3S \cdot 2H_2O$ ： 802.89

スルチアム
sultiame (JP, INN)
スルタム系抗てんかん剤　113

【先発品等】オスポロット
【効能・効果】精神運動発作

$C_{10}H_{14}N_2O_4S_2$ ： 290.36
4-(3,4,5,6-tetrahydro-2H-1,2-thiazin-2-yl)benzenesulfonamide S,S-dioxide

スルトプリド 塩酸塩
sultopride hydrochloride (JAN)
sultopride (INN)
ベンザミド系抗精神病剤　117

【先発品等】バルネチール
【効能・効果】躁病，統合失調症の興奮及び幻覚・妄想状態

$C_{17}H_{26}N_2O_4S \cdot HCl$ ： 390.93
(±)-N-[(1-ethyl-2-pyrrolidinyl)
methyl]-5-ethylsulfonyl-o-anisamide
hydrochloride

スルピリド
sulpiride (JP, INN)
ベンザミド系抗精神病剤，抗潰瘍剤
117, 232

【先発品等】ドグマチール
【効能・効果】(1)胃・十二指腸潰瘍 (2)統合失調症 (3)うつ病・うつ状態

$C_{15}H_{23}N_3O_4S$ ： 341.43
N-(1-ethylpyrrolidin-2-ylmethyl)-2-
methoxy-5-sulfamoylbenzamide

スルピリン水和物
sulpyrine hydrate （JP）
metazole sodium （INN）

ピラゾロン系解熱鎮痛剤　114

【効能・効果】急性上気道炎の解熱　など

$C_{13}H_{16}N_3NaO_4S\cdot H_2O$ ： 351.35
monosodium ［(1,5-dimethyl-3-oxo-
2-phenyl-2,3-dihydro-1H-pyrazol-4-
yl)(methyl)amino]methanesulfonate
monohydrate

スルファジアジン銀
sulfadiazine silver （JP）
sulfadiazine （INN）

外用感染治療剤　263

【先発品等】ゲーベン
【効能・効果】〈適応菌種〉ブドウ球菌
属、レンサ球菌属、クレブシエラ属、
緑膿菌、カンジダ属　など　〈適応症〉
外傷・熱傷及び手術創等の二次感染、
びらん・潰瘍の二次感染

$C_{10}H_9AgN_4O_2S$ ： 357.14
monosilver 4-amino-N-(pyrimidin-
2-yl)benzenesulfonamidate

スルファメトキサゾール・
トリメトプリム
sulfamethoxazole （JP, INN）・
trimethoprim （JAN, INN）

合成抗菌剤　629, 641

【先発品等】バクタ　バクトラミン
【効能・効果】〈適応菌種〉大腸菌、赤
痢菌、チフス菌、インフルエンザ菌、
ニューモシスチス・カリニ　など
〈適応症〉肺炎、腎盂腎炎、複雑性膀
胱炎、腸チフス、カリニ肺炎　など

sulfamethoxazole

trimethoprim

sulfamethoxazole

$C_{10}H_{11}N_3O_3S$ ： 253.28
trimethoprim
$C_{14}H_{18}N_4O_3$ ： 290.32

セコバルビタールナトリウム
secobarbital sodium （JAN）
secobarbital （INN）

バルビツール酸系催眠鎮静剤　112

【先発品等】アイオナール・ナトリウム
【効能・効果】不眠症、麻酔前投薬、全
身麻酔の導入、不安緊張状態の鎮静

$C_{12}H_{17}N_2NaO_3$ ： 260.26
sodium 5-allyl-5-(1-methylbutyl)
barbiturate

セチプチリンマレイン酸塩
setiptiline maleate （JAN, INN）

四環系抗うつ剤　117

【先発品等】テシプール
【効能・効果】うつ病・うつ状態

$C_{19}H_{19}N\cdot C_4H_4O_4$ ： 377.44
2,3,4,9-tetrahydro-2-methyl-1H-
dibenzo［3,4 ： 6,7］cyclohepta［1,2-c］
pyridine maleate

セチリジン塩酸塩
cetirizine hydrochloride （JP）
cetirizine （INN）

持続性選択H_1-受容体拮抗剤　449

【先発品等】ジルテック
【効能・効果】アレルギー性鼻炎、蕁麻
疹、湿疹・皮膚炎、痒疹、皮膚瘙痒症
など

$C_{21}H_{25}ClN_2O_3\cdot 2HCl$ ： 461.81
2-(2-{4-［(RS)-(4-chlorophenyl)
(phenyl)methyl]piperazin-1-yl}
ethoxy)acetic acid dihydrochloride

セチリスタット
cetilistat （JAN, INN）

肥満症治療剤　399

【先発品等】オブリーン
【効能・効果】肥満症

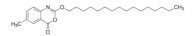

$C_{25}H_{39}NO_3$ ： 401.58
2-hexadecyloxy-6-methyl-4H-3,1-
benzoxazin-4-one

セチルピリジニウム
塩化物水和物
cetylpyridinium chloride
hydrate （JAN, INN）

殺菌消毒剤　239

【効能・効果】咽頭炎、扁桃炎、口内炎

$C_{21}H_{38}ClN\cdot H_2O$ ： 358
1-hexadecylpyridinium chloride hydrate

セトチアミン塩酸塩水和物
cetotiamine hydrochloride
hydrate （JP）
cetotiamine （INN）

ビタミンB_1誘導体　312

【先発品等】ジセタミン
【効能・効果】(1)ビタミンB_1欠乏症の予
防及び治療 (2)ウェルニッケ脳症 (3)脚
気衝心　など

$C_{18}H_{26}N_4O_6S\cdot HCl\cdot H_2O$ ： 480.96
(3Z)-4-{N-［(4-amino-2-methyl-
pyrimidin-5-yl)methyl]-N-
formylamino}-3-(ethoxycarbonylsulfanyl)
pent-3-enyl ethyl carbonate
monohydrochloride monohydrate

セトラキサート塩酸塩
cetraxate hydrochloride （JP）
cetraxate （INN）

防御因子増強剤　232

【先発品等】ノイエル
【効能・効果】(1)急性胃炎、慢性胃炎の
急性増悪期の胃粘膜病変（びらん、出
血、発赤、浮腫）の改善 (2)胃潰瘍

$C_{17}H_{23}NO_4\cdot HCl$ ： 341.83
3-{4-［$trans$-4-(aminomethyl)
cyclohexylcarbonyloxy]-phenyl}
propanoic acid monohydrochloride

セトロレリクス酢酸塩
cetrorelix acetate (JAN)
cetrorelix（INN）

GnRHアンタゴニスト　249

【先発品等】セトロタイド
【効能・効果】調節卵巣刺激下における早発排卵の防止

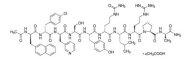

$C_{70}H_{92}ClN_{17}O_{14}\cdot xC_2H_4O_2(1\leq x\leq2)$：1,491.09（一酢酸塩）〜1,551.14（二酢酸塩）
(−)-N-acetyl-3-(2-naphthyl)-$_D$-alanyl-p-chloro-$_D$-phenylalanyl-3-(3-pyridyl)-$_D$-alanyl-$_L$-seryl-$_L$-tyrosyl-N^5-carbamoyl-$_D$-ornithyl-$_L$-leucyl-$_L$-arginyl-$_L$-prolyl-$_D$-alanin-amide acetate

セビメリン塩酸塩水和物
cevimeline hydrochloride hydrate (JAN)
cevimeline（INN）

口腔乾燥症状改善薬　239

【先発品等】エボザック　サリグレン
【効能・効果】シェーグレン症候群患者の口腔乾燥症状の改善

及び鏡像異性体

$C_{10}H_{17}NOS\cdot HCl\cdot\frac{1}{2}\,H_2O$：244.78
(±)-cis-2-methylspiro[1,3-oxathiolane-5,3'-quinuclidine]monohydrochloride hemihydrate

セファクロル
cefaclor (JP, INN)

セフェム系抗生物質　613

【先発品等】L-ケフラール　ケフラール
【効能・効果】〈適応菌種〉ブドウ球菌属，レンサ球菌属，肺炎球菌，インフルエンザ菌　など〈適応症〉慢性膿皮症，肺炎，腎盂腎炎，麦粒腫，中耳炎，歯周組織炎，顎炎，猩紅熱　など

$C_{15}H_{14}ClN_3O_4S$：367.81
(6R,7R)-7-[(2R)-2-amino-2-phenylacetylamino]-3-chloro-8-oxo-5-thia-1-azabicyclo[4.2.0]oct-2-ene-2-carboxylic acid

セファゾリンナトリウム
cefazolin sodium (JP)
cefazolin（INN）

セファロスポリン系抗生物質　613

【先発品等】セファメジンα
【効能・効果】〈適応菌種〉ブドウ球菌属，レンサ球菌属，肺炎球菌，大腸菌など〈適応症〉敗血症，慢性膿皮症，骨髄炎，肺炎，腎盂腎炎，子宮内感染，中耳炎，化膿性唾液腺炎　など

$C_{14}H_{13}N_8NaO_4S_3$：476.49
monosodium(6R,7R)-3-(5-methyl-1,3,4-thiadiazol-2-ylsulfanylmethyl)-8-oxo-7-[2-(1H-tetrazol-1-yl)acetylamino]-5-thia-1-azabicyclo[4.2.0]oct-2-ene-2-carboxylate

セファランチン
cepharanthine (JAN)

脱毛・浸出液・白血球減少抑制剤　290

【効能・効果】(1)放射線による白血球減少症 (2)円形脱毛症 など (3)浸出性中耳カタル (4)まむし咬傷

$C_{37}H_{38}N_2O_6$：606.71
6',12'-dimethoxy-2,2'-dimethyl-6,7-[methylenebis(oxy)]oxyacanthan

セファレキシン
cefalexin (JP, INN)

セファロスポリン系抗生物質　613

【先発品等】L-ケフレックス　ケフレックス
【効能・効果】〈適応菌種〉ブドウ球菌属，レンサ球菌属，肺炎球菌，大腸菌，クレブシエラ属〈適応症〉慢性膿皮症，肺炎，慢性呼吸器病変の二次感染，膀胱炎，腎盂腎炎　など

$C_{16}H_{17}N_3O_4S$：347.39
(6R,7R)-7-[(2R)-2-amino-2-phenylacetylamino]-3-methyl-8-oxo-5-thia-1-azabicyclo[4.2.0]oct-2-ene-2-carboxylic acid

セファロチンナトリウム
cefalotin sodium (JP)
cefalotin（INN）

セファロスポリン系抗生物質　613

【効能・効果】〈適応菌種〉ブドウ球菌属，レンサ球菌属，肺炎球菌，大腸菌など〈適応症〉敗血症，骨髄炎，肺炎，腎盂腎炎，子宮内感染，猩紅熱　など

$C_{16}H_{15}N_2NaO_6S_2$：418.42
monosodium (6R,7R)-3-acetoxymethyl-8-oxo-7-[2-(thiophen-2-yl)acetylamino]-5-thia-1-azabicyclo[4.2.0]oct-2-ene-2-carboxylate

セフィキシム水和物
cefixime hydrate (JP)
cefixime（INN）

セフェム系抗生物質　613

【先発品等】セフスパン
【効能・効果】〈適応菌種〉レンサ球菌属，肺炎球菌，大腸菌，インフルエンザ菌　など 〈適応症〉急性気管支炎，肺炎，腎盂腎炎，尿道炎，胆嚢炎，中耳炎，副鼻腔炎，猩紅熱　など

$C_{16}H_{15}N_5O_7S_2\cdot3H_2O$：507.5
(6R,7R)-7-[(Z)-2-(2-aminothiazol-4-yl)-2-(carboxymethy)imino)acetylamino]-8-oxo-3-vinyl-5-thia-1-azabicyclo[4.2.0] oct-2-ene-2-carboxylic acid trihydrate

セフィデロコルトシル酸塩硫酸塩水和物
cefiderocol tosilate sulfate hydrate (JAN)
cefiderocol（INN）

シデロフォアセファロスポリン系抗生物質製剤　612

【先発品等】フェトロージャ
【効能・効果】〈適応菌種〉セフィデロコルに感性の大腸菌，シトロバクター属，肺炎桿菌，クレブシエラ属，エンテロバクター属　など。ただし，カルバペネム系抗菌薬に耐性を示す菌株に限る〈適応症〉各種感染症

$(C_{30}H_{34}ClN_7O_{19}S_2)_3 \cdot (C_7H_8O_3S)_4 \cdot H_2SO_4 \cdot xH_2O$ ： 3,043.50(無水和物として)

セフェピム塩酸塩水和物
cefepime dihydrochloride hydrate (JP)
cefepime (INN)

セフェム系抗生物質　613

【効能・効果】(1)〈適応菌種〉レンサ球菌属, 肺炎球菌, インフルエンザ菌, 緑膿菌　など　〈適応症〉敗血症, 肺炎, 肺膿瘍, 胆管炎, 子宮内感染, 中耳炎, 副鼻腔炎 (2)発熱性好中球減少症　など

$C_{19}H_{24}N_6O_5S_2 \cdot 2HCl \cdot H_2O$ ： 571.50

セフォゾプラン塩酸塩
cefozopran hydrochloride (JP)
cefozopran (INN)

セフェム系抗生物質　613

【先発品等】ファーストシン, -G, -S
【効能・効果】〈適応菌種〉肺炎球菌, 腸球菌属, インフルエンザ菌, 緑膿菌など　〈適応症〉敗血症, 咽頭・喉頭炎, 肺炎, 肺膿瘍, 膿胸, 腹膜炎, 胆管炎, 肝膿瘍, 子宮内感染, 眼窩感染, 中耳炎　など

$C_{19}H_{17}N_9O_5S_2 \cdot HCl$ ： 551.99

セフォタキシムナトリウム
cefotaxime sodium (JP)
cefotaxime (INN)

セフェム系抗生物質　613

【先発品等】クラフォラン　セフォタックス
【効能・効果】〈適応菌種〉レンサ球菌属, 肺炎球菌, 大腸菌, インフルエンザ菌　など　〈適応症〉敗血症, 感染性心内膜炎, 肺炎, 腎盂腎炎, 子宮内感染, 化膿性髄膜炎　など

$C_{16}H_{16}N_5NaO_7S_2$ ： 477.45

セフォチアム塩酸塩
cefotiam hydrochloride (JP)
cefotiam (INN)

セフェム系抗生物質　613

【先発品等】パンスポリン, -G, -S
【効能・効果】〈適応菌種〉ブドウ球菌属, レンサ球菌属, 肺炎球菌, 大腸菌, インフルエンザ菌　など　〈適応症〉敗血症, 慢性膿皮症, 骨髄炎, 肺炎, 腎盂腎炎, 子宮内感染　など

$C_{18}H_{23}N_9O_4S_3 \cdot 2HCl$ ： 598.55

セフカペン ピボキシル
塩酸塩水和物
cefcapene pivoxil hydrochloride hydrate (JP)
cefcapene (INN)

セフェム系抗生物質, プロドラッグ　613

【先発品等】フロモックス
【効能・効果】〈適応菌種〉レンサ球菌属, 肺炎球菌, インフルエンザ菌　など　〈適応症〉リンパ管・リンパ節炎, 慢性膿皮症, 咽頭・喉頭炎, 肺炎, 腎盂腎炎, 中耳炎, 副鼻腔炎, 猩紅熱, 慢性膿皮症　など

$C_{23}H_{29}N_5O_8S_2 \cdot HCl \cdot H_2O$ ： 622.11

セフジトレン ピボキシル
cefditoren pivoxil (JP)
cefditoren (INN)

セフェム系抗生物質, プロドラッグ　613

【先発品等】メイアクトMS
【効能・効果】〈適応菌種〉レンサ球菌属, 肺炎球菌, インフルエンザ菌, 百日咳菌, アクネ菌　など　〈適応症〉リンパ管・リンパ節炎, 肺炎, 膀胱炎, 腎盂腎炎, 中耳炎, 副鼻腔炎, 猩紅熱, 百日咳　など

$C_{25}H_{28}N_6O_7S_3$ ： 620.72

セフジニル
cefdinir (JP, INN)

セフェム系抗生物質　613

【先発品等】セフゾン
【効能・効果】〈適応菌種〉レンサ球菌属, 肺炎球菌, インフルエンザ菌　など　〈適応症〉リンパ管・リンパ節炎, 慢性膿皮症, 肺炎, 中耳炎, 副鼻腔炎, 猩紅熱, 麦粒腫, 外耳炎, 中耳炎, 歯周組織炎　など

$C_{14}H_{13}N_5O_5S_2$ ： 395.41

セフタジジム水和物
ceftazidime hydrate (JP)
ceftazidime (INN)

セファロスポリン系抗生物質　613

【効能・効果】〈適応菌種〉ブドウ球菌属, レンサ球菌属, 肺炎球菌, 大腸菌, クレブシエラ属, 緑膿菌　など　〈適応症〉敗血症, 感染性心内膜炎, 肺炎, 腎盂腎炎, 子宮内感染　など

$C_{22}H_{22}N_6O_7S_2 \cdot 5H_2O$ ： 636.65

セフチゾキシムナトリウム
ceftizoxime sodium (JP)
ceftizoxime (INN)

セファロスポリン系抗生物質　613

【先発品等】エポセリン
【効能・効果】〈適応菌種〉レンサ球菌属, 肺炎球菌, インフルエンザ菌, ペプトストレプトコッカス属, プレボテラ・メラニノジェニカ　など　〈適応症〉急性気管支炎, 肺炎, 慢性呼吸器病変の二次感染, 膀胱炎, 腎盂腎炎

$C_{13}H_{12}N_5NaO_5S_2$ ： 405.38

セフテラム ピボキシル
cefteram pivoxil (JP)
cefteram (INN)

セフェム系抗生物質　613

【先発品等】トミロン
【効能・効果】〈適応菌種〉レンサ球菌属, 肺炎球菌, モルガネラ・モルガニー,

プロビデンシア属，インフルエンザ菌　など〈適応症〉肺炎，腎盂腎炎，副鼻腔炎，猩紅熱，中耳炎　など

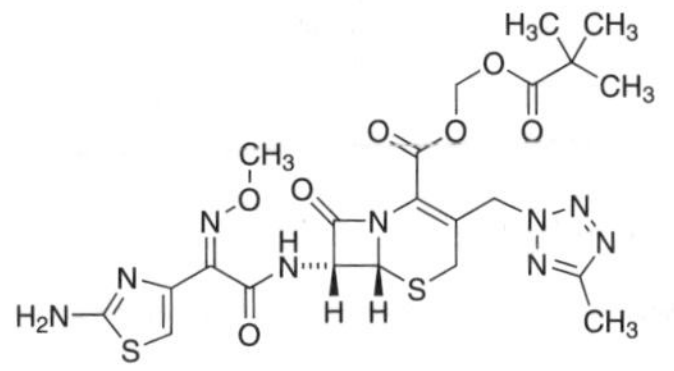

$C_{22}H_{27}N_9O_7S_2$ ： 593.64

セフトリアキソン ナトリウム水和物
ceftriaxone sodium hydrate (JP)
ceftriaxone (INN)

セフェム系抗生物質　613

【先発品等】ロセフィン
【効能・効果】〈適応菌種〉ブドウ球菌属，レンサ球菌属，肺炎球菌，大腸菌，インフルエンザ菌　など〈適応症〉敗血症，肺炎，腎盂腎炎，子宮頸管炎，直腸炎，化膿性髄膜炎　など

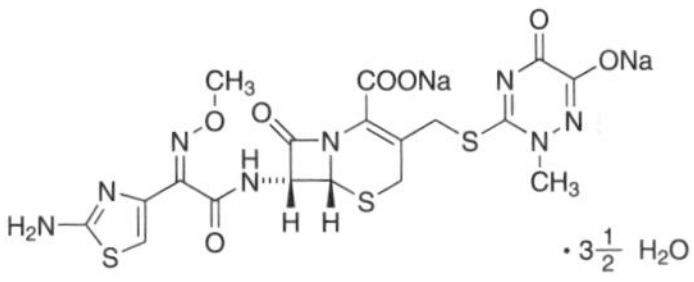

$C_{18}H_{16}N_8Na_2O_7S_3 \cdot 3\frac{1}{2}H_2O$ ： 661.60

セフポドキシム プロキセチル
cefpodoxime proxetil (JP)
cefpodoxime (INN)

セフェム系抗生物質　613

【先発品等】バナン
【効能・効果】〈適応菌種〉レンサ球菌属，肺炎球菌，淋菌，インフルエンザ菌　など〈適応症〉慢性膿皮症，膀胱炎，腎盂腎炎，尿道炎，バルトリン腺炎，中耳炎　など

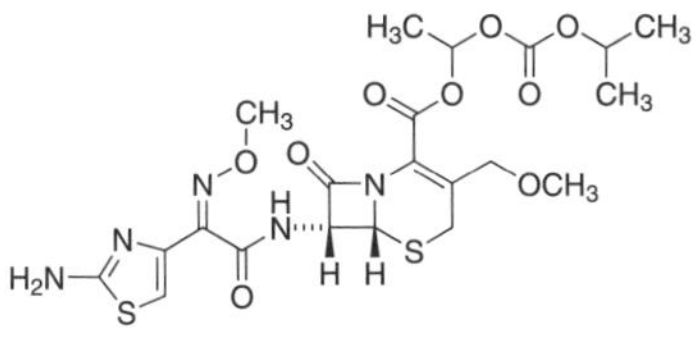

$C_{21}H_{27}N_5O_9S_2$ ： 557.60

セフミノクスナトリウム水和物
cefminox sodium hydrate (JP)
cefminox (INN)

セファマイシン系抗生物質　613

【先発品等】メイセリン
【効能・効果】〈適応菌種〉レンサ球菌属，肺炎球菌，大腸菌，インフルエンザ菌　など〈適応症〉敗血症，肺炎，腎盂腎炎，腹膜炎，胆嚢炎，子宮内感染　など

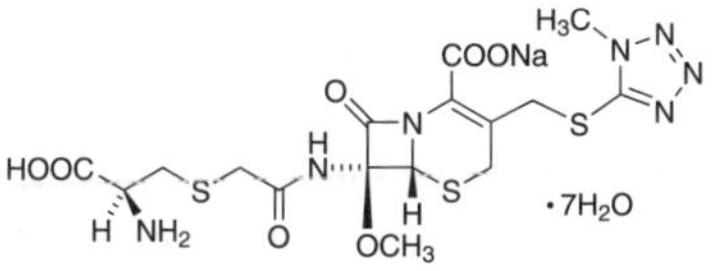

$C_{16}H_{20}N_7NaO_7S_3 \cdot 7H_2O$ ： 667.66

セフメタゾールナトリウム
cefmetazole sodium (JP)
cefmetazole (INN)

セファマイシン系抗生物質　613

【先発品等】セフメタゾン
【効能・効果】〈適応菌種〉黄色ブドウ球菌，大腸菌，肺炎桿菌　など〈適応症〉敗血症，肺炎，腎盂腎炎，腹膜炎，胆嚢炎，子宮内感染，顎骨周辺の蜂巣炎　など

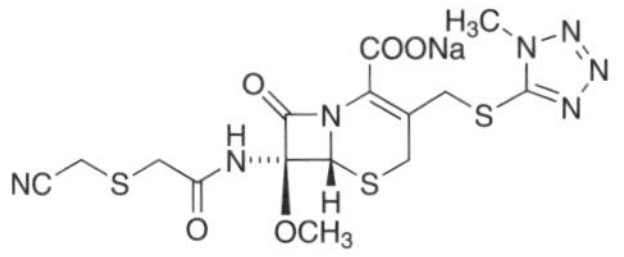

$C_{15}H_{16}N_7NaO_5S_3$ ： 493.52

セフメノキシム塩酸塩
cefmenoxime hydrochloride (JP)
cefmenoxime (INN)

セフェム系抗生物質　131, 132, 613

【先発品等】ベストコール　ベストロン
【効能・効果】〈適応菌種〉レンサ球菌属，肺炎球菌，シトロバクター属，クレブシエラ属　など〈適応症〉敗血症，肺膿瘍，膿胸，肝膿瘍，バルトリン腺炎，胆嚢炎，子宮付属器炎，結膜炎，中耳炎　など

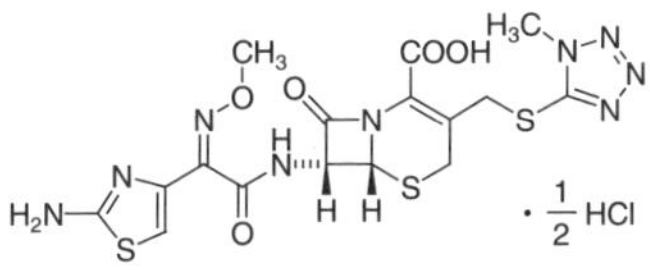

$(C_{16}H_{17}N_9O_5S_3)_2 \cdot HCl$ ： 1,059.58

セフロキサジン水和物
cefroxadine hydrate (JP)
cefroxadine (INN)

セフェム系抗生物質　613

【先発品等】オラスポア
【効能・効果】〈適応菌種〉ブドウ球菌属，レンサ球菌属，肺炎球菌，大腸菌など〈適応症〉表在性皮膚感染症，咽頭・喉頭炎，急性気管支炎，腎盂腎炎，麦粒腫，中耳炎，猩紅熱　など

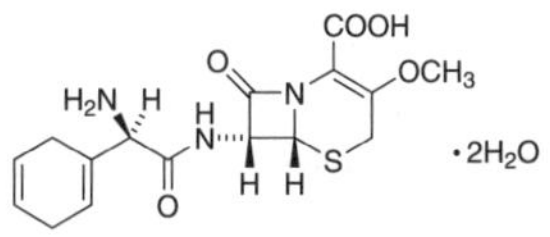

$C_{16}H_{19}N_3O_5S \cdot 2H_2O$ ： 401.43

セフロキシムアキセチル
cefuroxime axetil (JP)
cefuroxime (INN)

セファロスポリン系抗生物質　613

【先発品等】オラセフ
【効能・効果】〈適応菌種〉ブドウ球菌属，レンサ球菌属，肺炎球菌，大腸菌など〈適応症〉慢性膿皮症，乳腺炎，肛門周囲膿瘍，急性気管支炎，膀胱炎(単純性に限る)，麦粒腫　など

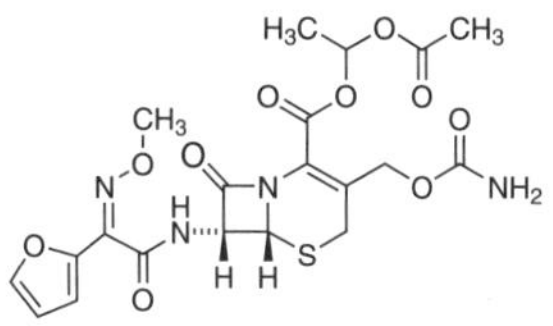

$C_{20}H_{22}N_4O_{10}S$ ： 510.47

セベラマー塩酸塩
sevelamer hydrochloride (JAN)
sevelamer (INN)

高リン血症治療剤　219

【先発品等】フォスブロック　レナジェル
【効能・効果】透析中の慢性腎不全患者における高リン血症の改善

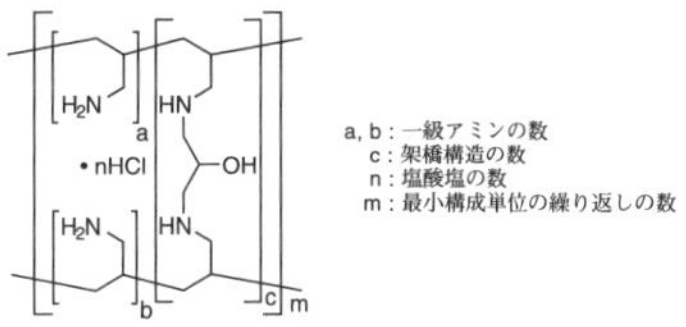
a, b：一級アミンの数
c：架橋構造の数
n：塩酸塩の数
m：最小構成単位の繰り返しの数

$[(C_3H_7N)_x(C_9H_{18}N_2)_y \cdot nHCl]_z$
hydrochloride of prop-2-en-1-amine polymer with 1-chloro-2,3-epoxypropane

セボフルラン
sevoflurane (JP, INN)

ハロゲン系吸入麻酔剤　111

【先発品等】セボフレン
【効能・効果】全身麻酔

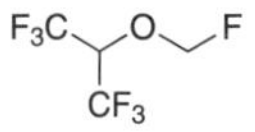

$C_4H_3F_7O$ ： 200.05
1,1,1,3,3,3-hexafluoro-2-(fluoromethoxy)propane

セラトロダスト
seratrodast (JAN, INN)

トロンボキサンA_2受容体拮抗剤　449

【先発品等】ブロニカ

【効能・効果】気管支喘息

$C_{22}H_{26}O_4$ ： 354.44
(RS)-7-(3,5,6-trimethyl-1,4-benzo-quinon-2-yl)-7-phenylheptanoic acid

セリチニブ
ceritinib (JAN, INN)

抗悪性腫瘍・チロシンキナーゼ阻害剤 429

【先発品等】ジカディア
【効能・効果】ALK融合遺伝子陽性の切除不能な進行・再発の非小細胞肺癌

$C_{28}H_{36}ClN_5O_3S$ ： 558.14
5-chloro-N^2-{5-methyl-4-(piperidin-4-yl)-2-[(propan-2-yl)oxy]phenyl}-N^4-[2-(propan-2-ylsulfonyl)phenyl]pyrimidine-2,4-diamine

セリプロロール塩酸塩
celiprolol hydrochloride (JAN)
celiprolol (INN)

β-遮断剤（β_1選択性） 214

【先発品等】セレクトール
【効能・効果】(1)本態性高血圧症（軽症〜中等症），腎実質性高血圧症 (2)狭心症

$C_{20}H_{33}N_3O_4$・HCl ： 415.96
($\pm$)-3-[3-acetyl-4-[3-($tert$-butylamino)-2-hydroxypropoxy]phenyl]-1,1-diethylurea hydrochloride

セルトラリン塩酸塩
sertraline hydrochloride (JAN)
sertraline (INN)

選択的セロトニン再取り込み阻害剤 117

【先発品等】ジェイゾロフト，-OD
【効能・効果】うつ病・うつ状態，パニック障害，外傷後ストレス障害

$C_{17}H_{17}Cl_2N$・HCl ： 342.69
($+$)-(1S,4S)-4-(3,4-dichlorophenyl)-1,2,3,4-tetrahydro-N-methyl-1-naphthylamine monohydrochloride

セルペルカチニブ
selpercatinib (JAN, INN)

抗悪性腫瘍剤
RET受容体型チロシンキナーゼ阻害剤 429

【先発品等】レットヴィモ
【効能・効果】(1)RET融合遺伝子陽性の切除不能な進行・再発の非小細胞肺癌 (2)RET遺伝子変異陽性の根治切除不能な甲状腺癌・甲状腺髄様癌

$C_{29}H_{31}N_7O_3$ ： 525.60
6-(2-hydroxy-2-methylpropoxy)-4-(6-{6-[(6-methoxypyridin-3-yl)methyl]-3,6-diazabicyclo[3.1.1]heptan-3-yl}pyridin-3-yl)pyrazolo[1,5-a]pyridine-3-carbonitrile

セルメチニブ硫酸塩
selumetinib sulfate (JAN)
selumetinib (INN)

神経線維腫症1型治療剤（MEK阻害剤） 429

【先発品等】コセルゴ
【効能・効果】神経線維腫症1型における叢状神経線維腫

$C_{17}H_{15}BrClFN_4O_3$・H_2SO_4 ： 555.76
5-[(4-bromo-2-chlorophenyl)amino]-4-fluoro-N-(2-hydroxyethoxy)-1-methyl-1H-benzimidazole-6-carboxamide monosulfate

酸化セルロース
cellulose, oxidized (JAN)

可吸収性創腔充填止血剤 332

【効能・効果】各種手術時の止血及び創腔充填

$(C_6H_8O_6)_n$
polyanhydroglucuronic acid

セレキシパグ
selexipag (JAN, INN)

選択的プロスタサイクリン（PGI$_2$）
受容体作動薬 219

【先発品等】ウプトラビ
【効能・効果】肺動脈性肺高血圧症

$C_{26}H_{32}N_4O_4S$ ： 496.62
2-{4-[(5,6-diphenylpyrazin-2-yl)(propan-2-yl)amino]butoxy}-N-(methanesulfonyl)acetamide

セレギリン塩酸塩
selegiline hydrochloride (JAN)
selegiline (INN)

モノアミン酸化酵素阻害剤 116

【先発品等】エフピーOD
【効能・効果】パーキンソン病（レボドパ含有製剤を併用する場合：Yahr重症度ステージⅠ〜Ⅳ，レボドパ含有製剤を併用しない場合：Yahr重症度ステージⅠ〜Ⅲ）

$C_{13}H_{17}N$・HCl ： 223.74
($-$)-(R)-N, α-dimethyl-N-2-propynyl-phenethylamine monohydrochloride

セレコキシブ
celecoxib (JP, INN)

非ステロイド性消炎鎮痛剤，シクロオキシゲナーゼ-2選択的阻害剤 114

【先発品等】セレコックス
【効能・効果】関節リウマチ，変形性関節症，腰痛症，肩関節周囲炎などの消炎・鎮痛，手術後，外傷後並びに抜歯後の消炎・鎮痛

$C_{17}H_{14}F_3N_3O_2S$ ： 381.37
4-[5-(4-methylphenyl)-3-
(trifluoromethyl)-1H-pyrazol-1-yl]
benzenesulfonamide

センノシド　　sennoside
緩下剤　235

【先発品等】プルゼニド
【効能・効果】便秘症

sennoside A, Bは互いに立体異性体である

sennosideA, B
$C_{42}H_{38}O_{20}$ ： 862.74
dihydro-dirheinanthrone glucoside

ソタロール塩酸塩
sotalol hydrochloride (JAN)
sotalol (INN)
β-遮断剤　212

【先発品等】ソタコール
【効能・効果】生命に危険のある次の再
発性不整脈で他の抗不整脈薬が無効
か，又は使用できない場合：心室頻
拍，心室細動

$C_{12}H_{20}N_2O_3S \cdot HCl$ ： 308.82
(±)-4-[(RS)-1-hydroxy-2-(isopropyl-
amino)ethyl]methanesulfonanilide
monohydrochloride

ゾテピンzotepine (JAN, INN)
チエピン系抗精神病剤　117

【先発品等】ロドピン
【効能・効果】統合失調症

$C_{18}H_{18}ClNOS$ ： 331.86
2-chloro-11-(2-dimethylaminoethoxy)
dibenzo[b, f]thiepin

ソトラシブ
sotorasib (JAN, INN)
抗悪性腫瘍剤・KRAS G12C阻害剤　429

【先発品等】ルマケラス

【効能・効果】がん化学療法後に増悪し
たKRAS G12C変異陽性の切除不能な
進行・再発の非小細胞肺癌

$C_{30}H_{30}F_2N_6O_3$ ： 560.59
(1M)-6-fluoro-7-(2-fluoro-6-
hydroxyphenyl)-1-[4-methyl-2-
(propan-2-yl)pyridin-3-yl]-4-
[(2S)-2-methyl-4-(prop-2-enoyl)
piperazin-1-yl]pyrido[2,3-d]
pyrimidin-2(1H)-one

ゾニサミド
zonisamide (JAN, INN)
ベンズイソキサゾール系抗てんかん剤・
レボドパ賦活型抗パーキンソン病治療剤
113, 116

【先発品等】エクセグラン　トレリー
フOD
【効能・効果】(1)部分てんかん及び全般
てんかんの次の発作型：部分発作（単
純部分発作　など），全般発作（強直間
代発作　など），混合発作　など　(2)パー
キンソン病，レビー小体型認知症に伴
うパーキンソニズム

$C_8H_8N_2O_3S$ ： 212.23
1,2-benzisoxazol-3-
ylmethanesulfonamide

ゾピクロン
zopiclone (JP, INN)
シクロピロロン系睡眠障害改善剤　112

【先発品等】アモバン
【効能・効果】(1)不眠症 (2)麻酔前投薬

$C_{17}H_{17}ClN_6O_3$ ： 388.81
(5RS)-6-(5-chloropyridin-2-yl)-7-
oxo-6,7-dihydro-5H pyrrolo[3,4-b]
pyrazin-5-yl 4-methylpiperazine-1-
carboxylate

ソファルコン
sofalcone (JAN)
防御因子増強剤　232

【効能・効果】(1)急性胃炎，慢性胃炎の
急性増悪期の胃粘膜病変（びらん，出
血，発赤，浮腫）の改善 (2)胃潰瘍

$C_{27}H_{30}O_6$ ： 450.52
2'-carboxymethoxy-4,4'-bis(3-
methyl-2-butenyloxy)chalcone

ソブゾキサン
sobuzoxane (JAN, INN)
DNAトポイソメラーゼⅡ阻害型
抗悪性腫瘍剤　429

【先発品等】ペラゾリン
【効能・効果】悪性リンパ腫，成人T細
胞白血病リンパ腫の自覚的並びに他覚
的症状の寛解

$C_{22}H_{34}N_4O_{10}$ ： 514.53
1,1'-ethylenedi-4-isobutoxycarbonyl-
oxymethyl-3,5-dioxopiperazine

ソフピロニウム臭化物
sofpironium bromide (JAN, INN)
原発性腋窩多汗症治療剤　125

【先発品等】エクロック
【効能・効果】原発性腋窩多汗症

及びN+位エピマー

$C_{22}H_{32}BrNO_5$ ： 470.40
1-ambo-(3R)-3-{[(R)-(cyclopentyl)
hydroxy(phenyl)acetyl]oxy}-1-
(2-ethoxy-2-oxoethyl)-1-
methylpyrrolidinium bromide

ソホスブビル・
　　　ベルパタスビル
sofosbuvir (JAN, INN)・
velpatasvir (JAN, INN)
抗ウイルス剤　625

【先発品等】エプクルーサ
【効能・効果】C型慢性肝炎,C型代償性
肝硬変又はC型非代償性肝硬変におけ
るウイルス血症の改善

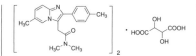

sofosbuvir

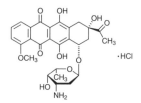

velpatasvir

sofosbuvir
$C_{22}H_{29}FN_3O_9P$ ： 529.45

velpatasvir
$C_{49}H_{54}N_8O_8$ ： 883.0

ソラフェニブ トシル酸塩
sorafenib tosilate (JAN)
sorafenib (INN)

抗悪性腫瘍・キナーゼ阻害剤　429

【先発品等】ネクサバール
【効能・効果】根治切除不能又は転移性の腎細胞癌，切除不能な肝細胞癌，根治切除不能な甲状腺癌

$C_{21}H_{16}ClF_3N_4O_3 \cdot C_7H_8O_3S$ ： 637.03
4-{4-[3-(4-chloro-3-trifluoromethyl-phenyl)ureido]phenoxy}-N^2-methyl-pyridine-2-carboxamide mono
(4-methylbenzenesulfonate)

コハク酸 ソリフェナシン
solifenacin succinate (JAN)

膀胱選択性抗コリン剤　259

【先発品等】ベシケア,-OD
【効能・効果】過活動膀胱における尿意切迫感，頻尿及び切迫性尿失禁

$C_{23}H_{26}N_2O_2 \cdot C_4H_6O_4$ ： 480.55
(3R)-1-azabicyclo[2.2.2]oct-3-yl(1S)-1-phenyl-3,4-dihydroisoquinoline-2(1H)-carboxylate monosuccinate

---

ゾルピデム 酒石酸塩
zolpidem tartrate (JP)
zolpidem (INN)

入眠剤　112

【先発品等】マイスリー
【効能・効果】不眠症（統合失調症及び躁うつ病に伴う不眠症は除く）

$(C_{19}H_{21}N_3O)_2 \cdot C_4H_6O_6$ ： 764.87
N,N,6-trimethyl-2-(4-methylphenyl)imidazo[1,2-a]pyridine-3-acetamide hemi-(2R,3R)-tartrate

---

D-ソルビトール
D-sorbitol (JP)

糖類剤　251,799

【先発品等】ウロマチックS
【効能・効果】消化管のX線造影の迅速化，経口の栄養補給，前立腺及び膀胱疾患の経尿道的手術時　など

$C_6H_{14}O_6$ ： 182.17
D-glucitol

ゾルミトリプタン
zolmitriptan (JAN, INN)

5-HT$_{1B/1D}$受容体作動剤，トリプタン系製剤　216

【先発品等】ゾーミッグ,-RM
【効能・効果】片頭痛

$C_{16}H_{21}N_3O_2$ ： 287.36
(S)-4-{{3-[2-(dimethylamino)ethyl]-1H-indol-5-yl}methyl}-2-oxazolidinone

---

ゾレドロン酸 水和物
zoledronic acid hydrate (JAN)
zoledronic acid (INN)

ビスホスホネート系骨吸収抑制剤　399

【先発品等】ゾメタ　リクラスト
【効能・効果】悪性腫瘍による高カルシウム血症，多発性骨髄腫による骨病変及び固形癌骨転移による骨病変，骨粗鬆症

$C_5H_{10}N_2O_7P_2 \cdot H_2O$ ： 290.10
(1-hydroxy-2-imidazol-1-ylethylidene)diphosphonic acid monohydrate

---

ダウノルビシン 塩酸塩
daunorubicin hydrochloride (JP)
daunorubicin (INN)

アントラサイクリン系
抗腫瘍性抗生物質　423

【先発品等】ダウノマイシン
【効能・効果】急性白血病

$C_{27}H_{29}NO_{10} \cdot HCl$ ： 563.98

タカルシトール 水和物
tacalcitol hydrate (JP)
tacalcitol (INN)

活性型VD$_3$角化症・尋常性乾癬治療剤　269

【先発品等】ボンアルファ,-ハイ
【効能・効果】(1)乾癬，魚鱗癬，掌蹠膿疱症，掌蹠角化症，毛孔性紅色粃糠疹
(2)尋常性乾癬

$C_{27}H_{44}O_3 \cdot H_2O$ ： 434.65
(1S,3R,5Z,7E,24R)-9,10-secocholesta-5,7,10(19)-triene-1,3,24-triol monohydrate

---

ダカルバジン
dacarbazine (JAN, INN)

抗悪性腫瘍アルキル化剤　421

【先発品等】ダカルバジン
【効能・効果】悪性黒色腫，ホジキン病（ホジキンリンパ腫）

$C_6H_{10}N_6O$ ： 182.18
5-(3,3-dimethyl-1-triazeno)imidazole-4-carboxamide

タクロリムス 水和物
tacrolimus hydrate (JP)
tacrolimus (INN)

免疫抑制剤，アトピー性皮膚炎治療剤　131, 269, 399

【先発品等】グラセプター　タリムス　プログラフ　プロトピック
【効能・効果】内服・注射：(1)腎移植などにおける拒絶反応の抑制 (2)骨髄移植における拒絶反応及び移植片対宿主病の抑制 (3)重症筋無力症 (4)関節リウマチ (5)ループス腎炎 (6)難治性の活動期潰瘍性大腸炎等　軟膏：アトピー性皮膚炎　点眼液：春季カタル

$C_{44}H_{69}NO_{12} \cdot H_2O$ ： 822.03

ダコミチニブ水和物
dacomitinib hydrate (JAN)
dacomitinib (INN)

抗悪性腫瘍剤・チロシンキナーゼ阻害剤
429

【先発品等】ビジンプロ
【効能・効果】*EGFR*遺伝子変異陽性の手術不能又は再発非小細胞肺癌

$C_{24}H_{25}ClFN_5O_2 \cdot H_2O$ ： 487.95
$(2E)$-N-[4-[(3-chloro-4-fluorophenyl)amino]-7-methoxyquinazolin-6-yl]-4-(piperidin-1-yl)but-2-enamide monohydrate

ダサチニブ水和物
dasatinib hydrate (JAN)
dasatinib (INN)

チロシンキナーゼ阻害剤　429

【先発品等】スプリセル
【効能・効果】(1)慢性骨髄性白血病 (2)再発又は難治性のフィラデルフィア染色体陽性急性リンパ性白血病

$C_{22}H_{26}ClN_7O_2S \cdot H_2O$ ： 506.02
N-(2-chloro-6-methylphenyl)-2-({6-[4-(2-hydroxyethyl)piperazin-1-yl]-2-methylpyrimidin-4-yl}amino)-1,3-thiazole-5-carboxamide monohydrate

タゼメトスタット
臭化水素酸塩
tazemetostat hydrobromide (JAN)
tazemetostat (INN)

抗悪性腫瘍剤（EZH2阻害剤）　429

【先発品等】タズベリク
【効能・効果】再発又は難治性の*EZH2*遺伝子変異陽性のろ胞性リンパ腫（標準的な治療が困難な場合に限る）

$C_{34}H_{44}N_4O_4 \cdot HBr$ ： 653.65
N-[(4,6-dimethyl-2-oxo-1,2-dihydropyridin-3-yl)methyl]-5-[ethyl(oxan-4-yl)amino]-4-methyl-4'-[(morpholin-4-yl)methyl]biphenyl-3-carboxamide monohydrobromide

タゾバクタム・
ピペラシリン水和物
tazobactam (JP, INN)・
piperacillin hydrate (JP)
〔piperacillin (INN)〕

β-ラクタマーゼ阻害剤配合抗生物質　613

【先発品等】ゾシン
【効能・効果】(1)〈適応菌種〉ブドウ球菌属，大腸菌，シトロバクター属，クレブシエラ属，緑膿菌　など〈適応症〉敗血症，肺炎，腎盂腎炎，複雑性膀胱炎，腹膜炎，腹腔内膿瘍，胆嚢炎，胆管炎など　(2)発熱性好中球減少症

tazobactam

piperacillin hydrate

tazobactam
$C_{10}H_{12}N_4O_5S$ ： 300.29

piperacillin hydrate
$C_{23}H_{27}N_5O_7S \cdot H_2O$ ： 535.57

タゾバクタムナトリウム・
セフトロザン硫酸塩
tazobactam sodium (JAN)
〔tazobactam (INN)〕・
ceftolozane sulfate (JAN)
〔ceftolozane (INN)〕

β-ラクタマーゼ阻害剤配合抗生物質　613

【先発品等】ザバクサ
【効能・効果】〈適応菌種〉レンサ球菌属，大腸菌，シトロバクター属，クレブシエラ属，エンテロバクター属，セラチア属，プロテウス属，インフルエンザ菌，緑膿菌　〈適応症〉敗血症，肺炎，膀胱炎，腎盂腎炎，腹膜炎，腹腔内膿瘍，胆嚢炎，肝膿瘍

tazobactam sodium

ceftolozane sulfate

tazobactam sodium
$C_{10}H_{11}N_4NaO_5S$ ： 322.27
monosodium(2S,3S,5R-3-methyl-7-oxo-3-(1H-1,2,3-triazol-1-ylmethyl)-4-thia-1-azabicyclo[3.2.0]heptane-2-carboxylate4,4-dioxide

ceftolozane sulfate
$C_{23}H_{30}N_{12}O_8S_2 \cdot H_2SO_4$ ： 764.77
(6R,7R)-3-[(5-amino-4-{[2-aminoethyl]carbamoyl] amino) -1-methyl-1H-pyrazol-2-ium-2-yl)methyl] -7-[(2Z)-2-(5-amino-1,2,4-thiadiazol-3-yl)-2-{[2-carboxypropan-2-yl]oxy]imino} acetamido]-8-oxo-5-thia-1-azabicyclo[4.2.0]oct-2-ene-2-carboxylate monosulfate

タダラフィル
tadalafil (JAN, INN)

選択的ホスホジエステラーゼ5阻害剤
219, 259

【先発品等】アドシルカ　ザルティア　シアリス
【効能・効果】(1)勃起不全（満足な性行為を行うに十分な勃起とその維持が出来ない患者）(2)肺動脈性肺高血圧症 (3)前立腺肥大症に伴う排尿障害

$C_{22}H_{19}N_3O_4$ ： 389.40
$(6R,12aR)$-6-(1,3-benzodioxol-5-
yl)-2-methyl-2,3,6,7,12,12a-
hexahydropyrazino[1',2':1,6]
pyrido[3,4-b]indole-1,4-dione

ダナゾール
danazol (JP, INN)
エチステロン誘導体　249

【先発品等】ボンゾール
【効能・効果】子宮内膜症, 乳腺症

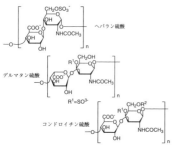

$C_{22}H_{27}NO_2$ ： 337.46
17α-pregna-2,4-dien-20-yno[2,3-d]
isoxazol-17-ol

ダナパロイドナトリウム
danaparoid sodium (JAN, INN)
血液凝固阻止剤　333

【先発品等】オルガラン
【効能・効果】汎発性血管内血液凝固症
(DIC)

ヘパラン硫酸

デルマタン硫酸

$R^1=SO_3^-$

コンドロイチン硫酸

コンドロイチン-4-硫酸：$R^1=SO_3^-$, $R^2=H$
コンドロイチン-6-硫酸：$R^1=H$, $R^2=SO_3^-$

ダパグリフロジン
プロピレングリコール水和物
dapagliflozin propylene glycolate hydrate (JAN)
dapagliflozin (INN)

選択的SGLT2阻害剤　219, 396, 399

【先発品等】フォシーガ
【効能・効果】2型糖尿病, 1型糖尿病,
慢性心不全（ただし, 慢性心不全の標
準的な治療を受けている患者に限る）

$C_{21}H_{25}ClO_6 \cdot C_3H_8O_2 \cdot H_2O$ ： 502.98
$(1S)$-1,5-anhydro-1-C-{4-chloro-3-
[(4-ethoxyphenyl)methyl]phenyl}-D-
glucitol mono-$(2S)$-propane-1,2-
diolate monohydrate

ダビガトランエテキシラート
メタンスルホン酸塩
dabigatran etexilate methanesulfonate (JAN)
dabigatran etexilate (INN)

非ペプチド性直接トロンビン阻害剤　333

【先発品等】プラザキサ
【効能・効果】非弁膜症性心房細動患者
における虚血性脳卒中及び全身性塞栓
症の発症抑制

$C_{34}H_{41}N_7O_5 \cdot CH_4O_3S$ ： 723.84
ethyl 3-({2-({[4-(amino{[(hexyloxy)
carbonyl]imino}methyl)phenyl]amino}
methyl)-1-methyl-1H-benzoimidazol-
5-yl]carbonyl}(pyridin-2-yl)amino)
propanoate monomethanesulfonate

タファミジス
tafamidis (JAN, INN)
タファミジスメグルミン
tafamidis meglumine (JAN)
TTR型アミロイドーシス治療薬　129, 219

【先発品等】ビンダケル　ビンマック
【効能・効果】(1)トランスサイレチン型
家族性アミロイドポリニューロパチー
の末梢神経障害の進行抑制 (2)トラン
スサイレチン型心アミロイドーシス
（野生型及び変異型）

Tafamidis

Tafamidis Meglumine

tafamidis
$C_{14}H_7Cl_2NO_3$ ： 308.12
2-(3,5-dichlorophenyl)-1,3-
benzoxazole-6-carboxylic acid

tafamidis meglumine
$C_{14}H_7Cl_2NO_3 \cdot C_7H_{17}NO_5$ ： 503.33
2-(3,5-dichlorophenyl)-1,3-
benzoxazole-6-carboxylic acid mono
(1-deoxy-1-methylamino-D-glucitol)

ダプトマイシン
daptomycin (JAN, INN)
環状リポペプチド系抗生物質　611

【先発品等】キュビシン
【効能・効果】〈適応菌種〉メチシリン
耐性黄色ブドウ球菌（MRSA）〈適応
症〉敗血症, 感染性心内膜炎, 深在性
皮膚感染症, 外傷・熱傷及び手術創等
の二次感染, びらん・潰瘍の二次感染

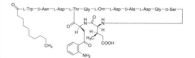

$C_{72}H_{101}N_{17}O_{26}$ ： 1,620.67

ダブラフェニブ メシル酸塩
dabrafenib mesilate (JAN)
dabrafenib (INN)

抗悪性腫瘍剤・BRAF阻害剤　429

【先発品等】タフィンラー
【効能・効果】*BRAF*遺伝子変異を有す
る悪性黒色腫, *BRAF*遺伝子変異を有
する切除不能な進行・再発の非小細胞
肺癌, 標準的な治療が困難な*BRAF*遺
伝子変異を有する進行・再発の固形腫
瘍（結腸・直腸癌を除く）, *BRAF*遺
伝子変異を有する再発又は難治性の有
毛細胞白血病

$C_{23}H_{20}F_3N_5O_2S_2 \cdot CH_4O_3S$ ： 615.67
N-{3-[5-(2-aminopyrimidin-4-yl)-
2-(1,1-dimethylethyl)-1,3-thiazol-4-
yl]-2-fluorophenyl}-2,6-
difluorobenzenesulfonamide
monomethanesulfonate

タフルプロスト
tafluprost (JAN, INN)
プロスタグランジンF$_{2\alpha}$誘導体　131

【先発品等】タプロス,-ミニ
【効能・効果】緑内障, 高眼圧症

$C_{25}H_{34}F_2O_5$ ： 452.53
1-methylethyl(5Z)-7-{(1R,2R,3R,5S)-
2-[(1E)-3,3-difluoro-4-phenoxy-1-
butenyl]-3,5-dihydroxycyclopentyl}-
5-heptenoate

ダプロデュスタット
daprodustat (JAN, INN)
HIF-PH阻害剤 399

【先発品等】ダーブロック
【効能・効果】腎性貧血

$C_{19}H_{27}N_3O_6$ ： 393.43
N-[(1,3-dicyclohexylhexahydro-2,4,6-trioxopyrimidin-5-yl)carbonyl]glycine

タペンタドール塩酸塩
tapentadol hydrochloride (JAN)
tapentadol (INN)
持続性癌疼痛治療剤 821

【先発品等】タペンタ
【効能・効果】中等度から高度の疼痛を伴う各種癌における鎮痛

$C_{14}H_{23}NO・HCl$ ： 257.80
3-[(1R,2R)-3-(dimethylamino)-1-ethyl-2-methylpropyl]phenol monohydrochloride

タミバロテン
tamibarotene (JAN, INN)
合成レチノイド 429

【先発品等】アムノレイク
【効能・効果】再発又は難治性の急性前骨髄球性白血病

$C_{22}H_{25}NO_3$ ： 351.45
4-[(5,6,7,8-tetrahydro-5,5,8,8-tetramethyl-2-naphthyl)carbamoyl]benzoic acid

タムスロシン塩酸塩
tamsulosin hydrochloride (JP)
tamsulosin (INN)
α_1-遮断剤 259

【先発品等】ハルナールD
【効能・効果】前立腺肥大症に伴う排尿障害

$C_{20}H_{28}N_2O_5S・HCl$ ： 444.97
5-{(2R)-2-[2-(2-ethoxyphenoxy)ethylamino]propyl}-2-methoxybenzene-sulfonamide monohydrochloride

タモキシフェンクエン酸塩
tamoxifen citrate (JP)
tamoxifen (INN)
抗エストロゲン剤 429

【先発品等】ノルバデックス
【効能・効果】乳癌

$C_{26}H_{29}NO・C_6H_8O_7$ ： 563.64
2-{4-[(1Z)-1,2-diphenylbut-1-en-1-yl]phenoxy}-N,N-dimethylethylamine monocitrate

タラポルフィンナトリウム
talaporfin sodium (JAN)
talaporfin (INN)
光線力学的療法用剤 429

【先発品等】レザフィリン
【効能・効果】(1)早期肺癌（病期0期又はI期肺癌）(2)原発性悪性脳腫瘍（腫瘍摘出手術を施行する場合に限る）(3)化学放射線療法又は放射線療法後の局所遺残再発食道癌

$C_{38}H_{37}N_5Na_4O_9$ ： 799.69

ダリナパルシン
darinaparsin (JAN, INN)
抗悪性腫瘍剤・有機ヒ素製剤 429

【先発品等】ダルビアス
【効能・効果】再発又は難治性の末梢性T細胞リンパ腫

$C_{12}H_{22}AsN_3O_6S$ ： 411.31
L-γ-Glutamyl-S-(dimethylarsanyl)-

L-cysteinylglycine

タルチレリン水和物
taltirelin hydrate (JP)
taltirelin (INN)
甲状腺刺激ホルモン放出ホルモン（TRH）誘導体 119

【先発品等】セレジスト,-OD
【効能・効果】脊髄小脳変性症における運動失調の改善

$C_{17}H_{23}N_7O_5・4H_2O$ ： 477.47
N-[(4S)-1-methyl-2,6-dioxohexahydropyrimidine-4-carbonyl]-L-histidyl-L-prolinamide tetrahydrate

ダルテパリンナトリウム
dalteparin sodium (JAN, INN)
血液凝固阻止剤 333

【先発品等】フラグミン
【効能・効果】(1)血液体外循環時の灌流血液の凝固防止（血液透析）(2)汎発性血管内血液凝固症（DIC）

R1=H or SO3Na
R2=COCH3 or SO3Na
n=2-19

平均相対分子量：約5,000（90%が分子量2,000～9,000の範囲に分布）

ダルナビルエタノール付加物
darunavir ethanolate (JAN)
darunavir (INN)
抗ウイルス・HIVプロテアーゼ阻害剤 625

【先発品等】プリジスタ
【効能・効果】HIV感染症

$C_{27}H_{37}N_3O_7S・C_2H_6O$ ： 593.73
(3R,3aS,6aR)-hexahydrofuro[2,3-b]furan-3-yl[(1S,2R)-3-{[(4-aminophenyl)sulfonyl](2-methylpropyl)amino}-1-benzyl-2-hydroxypropyl]carbamate monoethanolate

ダロルタミド
darolutamide (JAN, INN)

前立腺癌治療剤　429

【先発品等】ニュベクオ
【効能・効果】(1)遠隔転移を有しない去勢抵抗性前立腺癌 (2)遠隔転移を有する前立腺癌

及びC*位エピマー

$C_{19}H_{19}ClN_6O_2$ ： 398.85
N-{(2S)-1-[3-(3-chloro-4-cyanophenyl)-1H-pyrazol-1-yl]propan-2-yl}-5-[(1RS)-1-hydroxyethyl]-1H-pyrazole-3-carboxamide

タンドスピロン クエン酸塩
tandospirone citrate (JAN)
tandospirone (INN)

セロトニン作動性抗不安剤　112

【先発品等】セディール
【効能・効果】(1)心身症における身体症候並びに抑うつ, 不安, 焦燥, 睡眠障害 (2)神経症における抑うつ, 恐怖

$C_{21}H_{29}N_5O_2 \cdot C_6H_8O_7$ ： 575.61
(1R*,2S*,3R*,4S*)-N-[4-[4-(2-pyrimidinyl)-1-piperazinyl]butyl]-2,3-bicyclo[2.2.1]heptanedicarboximide dihydrogen citrate

ダントロレン ナトリウム水和物
dantrolene sodium hydrate (JP)
dantrolene (INN)

末梢性筋弛緩剤, 悪性症候群治療剤　122

【先発品等】ダントリウム
【効能・効果】(1)脳血管障害後遺症, 脳性麻痺, 外傷後遺症 (頭部外傷, 脊髄損傷), 多発性硬化症, スモン (SMON), 潜水病などに伴う痙性麻痺 (2)全身こむら返り病 (3)悪性症候群　など

$C_{14}H_9N_4NaO_5 \cdot 3\frac{1}{2} H_2O$ ： 399.29
monosodium 3-[5-(4-nitrophenyl)furan-2-ylmethylene]amino-2,5-dioxo-1,3-imidazolidinate hemiheptahydrate

チアプリド 塩酸塩
tiapride hydrochloride (JP)
tiapride (INN)

ベンザミド系抗精神病剤,
ジスキネジア改善剤　117

【先発品等】グラマリール
【効能・効果】(1)脳梗塞後遺症に伴う攻撃的行為, 精神興奮, 徘徊, せん妄の改善 (2)特発性ジスキネジア及びパーキンソニズムに伴うジスキネジア

$C_{15}H_{24}N_2O_4S \cdot HCl$ ： 364.89
N-[2-(diethylamino)ethyl]-2-methoxy-5-(methylsulfonyl)benzamide monohydrochloride

チアマゾール
thiamazole (JP, INN)

抗甲状腺剤　243

【先発品等】メルカゾール
【効能・効果】甲状腺機能亢進症

$C_4H_6N_2S$ ： 114.17
1-methyl-1H-imidazole-2-thiol

チアミラール ナトリウム
thiamylal sodium (JP)

バルビツール酸系全身麻酔剤　111

【先発品等】イソゾール　チトゾール
【効能・効果】全身麻酔, 全身麻酔の導入, 精神神経科における電撃療法の際の麻酔, 局所麻酔剤中毒・破傷風等に伴う痙攣　など

$C_{12}H_{17}N_2NaO_2S$ ： 276.33
monosodium 5-allyl-5-[(1RS)-1-methylbutyl]-4,6-dioxo-1,4,5,6-tetrahydropyrimidine-2-thiolate

チアミン 塩化物塩酸塩
thiamine chloride
hydrochloride (JP)
thiamine (INN)

ビタミンB₁　312

【先発品等】メタボリン, -G
【効能・効果】(1)ビタミンB₁欠乏症の予防及び治療 (2)ウェルニッケ脳症 (3)脚

気衝心　など

$C_{12}H_{17}ClN_4OS \cdot HCl$ ： 337.27
3-(4-amino-2-methylpyrimidin-5-yl-methyl)-5-(2-hydroxyethyl)-4-methyl-thiazolium chloride monohydrochloride

チアミンジスルフィド
thiamine disulfide (JAN)
thiamine (INN)

ビタミンB₁誘導体　312

【先発品等】バイオゲン
【効能・効果】(1)ビタミンB₁欠乏症の予防及び治療 (2)ウェルニッケ脳症 (3)脚気衝心　など

$C_{24}H_{34}N_8O_4S_2$ ： 562.71
N,N-{dithiobis[2-(2-hydroxyethyl)-1-methyl-2,1-ethenediyl]}bis{N-[(4-amino-2-methyl-5-pyrimidinyl)methyl]formamide}

チアラミド 塩酸塩
tiaramide hydrochloride (JP)
tiaramide (INN)

塩基性消炎鎮痛剤　114

【先発品等】ソランタール
【効能・効果】(1)各科領域の手術後並びに外傷後の鎮痛・消炎 (2)腰痛症, 頸肩腕症候群, 帯状疱疹, 膀胱炎などの鎮痛・消炎 (3)抜歯後の鎮痛・消炎 (4)急性上気道炎の鎮痛

$C_{15}H_{18}ClN_3O_3S \cdot HCl$ ： 392.30
5-chloro-3-{2-[4-(2-hydroxyethyl)piperazin-1-yl]-2-oxoethyl}-1,3-benzo-thiazol-2(3H)-one monohydrochloride

チオクト酸
thioctic acid (JAN)

代謝性剤　399

【効能・効果】チオクト酸の需要が増大した際の補給, Leigh症候群, 中毒性及び騒音性の内耳性難聴

$C_8H_{14}O_2S_2$ ： 206.33
1,2-dithiolane-3-valeric acid

チオテパ thiotepa (JAN, INN)
造血幹細胞移植前治療剤　421

【先発品等】リサイオ
【効能・効果】次の疾患における自家造血幹細胞移植の前治療 (1)悪性リンパ腫 (2)小児悪性固形腫瘍

$C_6H_{12}N_3PS$ ： 189.22
tris(aziridin-1-yl)phosphine sulfide

チオトロピウム 臭化物水和物
tiotropium bromide hydrate (JAN)
tiotropium bromide (INN)

長期間作用型気管支拡張剤　225

【先発品等】スピリーバ,-レスピマット
【効能・効果】慢性閉塞性肺疾患（慢性気管支炎, 肺気腫）, 気管支喘息の気道閉塞性障害に基づく諸症状の緩解

$C_{19}H_{22}BrNO_4S_2 \cdot H_2O$ ： 490.43
$(1\alpha,2\beta,4\beta,5\alpha,7\beta)$-7-[(hydroxydi-2-thienylacetyl)oxy]-9,9-dimethyl-3-oxa-9-azoniatricyclo[3.3.1.0^{2,4}]nonane bromide monohydrate

チオトロピウム 臭化物水和物・
オロダテロール 塩酸塩
tiotropium bromide hydrate (JAN)
〔tiotropium bromide (INN)〕・
olodaterol hydrochloride (JAN)
〔olodaterol (INN)〕

COPD治療配合剤　225

【先発品等】スピオルト
【効能・効果】慢性閉塞性肺疾患（慢性気管支炎, 肺気腫）の気道閉塞性障害に基づく諸症状の緩解（長時間作用性吸入抗コリン剤及び長時間作用性吸入β_2-刺激剤の併用が必要な場合）

tiotropium bromide hydrate
$C_{19}H_{22}BrNO_4S_2 \cdot H_2O$ ： 490.43
$(1\alpha,2\beta,4\beta,5\alpha,7\beta)$-7-[(hydroxydi-2-thienylacetyl)oxy]-9,9-dimethyl-3-oxa-9-azoniatricyclo[3.3.1.0^{2,4}]nonane bromide monohydrate

olodaterol hydrochloride
$C_{21}H_{26}N_2O_5 \cdot HCl$ ： 422.90
6-hydroxy-8-((($1R$)-1-hydroxy-2-{[2-(4-methoxyphenyl)-1,1-dimethylethyl]amino} ethyl)-2H-1,4-benzoxazin-3(4H)-one monohydrochloride

チオプロニン
tiopronin (JAN, INN)

代謝改善解毒剤・シスチン尿症治療剤　391

【先発品等】チオラ
【効能・効果】慢性肝疾患における肝機能の改善, 初期老人性皮質白内障, 水銀中毒時の水銀排泄増加, シスチン尿症

$C_5H_9NO_3S$ ： 163.20
N-(2-mercaptopropionyl)glycine

チオペンタール ナトリウム
thiopental sodium (JP, INN)

バルビツール酸系全身麻酔剤　111

【効能・効果】全身麻酔, 精神神経科における電撃療法の際の麻酔, 局所麻酔剤中毒・破傷風等に伴う痙攣, 精神神経科における診断　など

$C_{11}H_{17}N_2NaO_2S$ ： 264.32
monosodium 5-ethyl-5-[($1RS$)-1-methylbutyl]-4,6-dioxo-1,4,5,6-tetrahydropyrimidine-2-thiolate

チカグレロル
ticagrelor (JAN, INN)

抗血小板剤　339

【先発品等】ブリリンタ
【効能・効果】経皮的冠動脈形成術（PCI）が適用される急性冠症候群（不安定狭心症, 非ST上昇心筋梗塞, ST上昇心筋梗塞）など

$C_{23}H_{28}F_2N_6O_4S$ ： 522.57
($1S,2S,3R,5S$)-3-(7-{[($1R,2S$)-2-(3,4-difluorophenyl)cyclopropyl]amino}-5-(propylsulfanyl)-3H-[1,2,3]triazolo[4,5-d]pyrimidin-3-yl)-5-(2-hydroxyethoxy)cyclopentane-1,2-diol

チキジウム 臭化物
tiquizium bromide (JAN, INN)

キノリジジン系
ムスカリン受容体拮抗剤　123

【先発品等】チアトン
【効能・効果】胃炎, 胃・十二指腸潰瘍, 腸炎, 過敏性大腸症候群, 胆嚢・胆道疾患, 尿路結石症における痙攣並びに運動機能亢進

及び鏡像異性体

$C_{19}H_{24}BrNS_2$ ： 410.43
($5RS,9aRS$)-3-(di-2-thienylmethylene)octahydro-5-methyl-2H-quinolizinium bromide

チクロピジン 塩酸塩
ticlopidine hydrochloride (JP)
ticlopidine (INN)

抗血小板剤　339

【先発品等】パナルジン
【効能・効果】(1)血管手術及び血液体外循環に伴う血栓・塞栓の治療　など (2)慢性動脈閉塞症に伴う阻血性諸症状の改善 (3)虚血性脳血管障害に伴う血栓・塞栓の治療 (4)クモ膜下出血術後の血流障害の改善

$C_{14}H_{14}ClNS \cdot HCl$ ： 300.25
5-(2-chlorobenzyl)-4,5,6,7-tetrahydrothieno[3,2-c]pyridine

monohydrochloride

チゲサイクリン
tigecycline (JAN, INN)

グリシルサイクリン系抗生物質　612

【先発品等】タイガシル
【効能・効果】〈適応菌種〉本剤に感性の大腸菌、シトロバクター属、クレブシエラ属、エンテロバクター属、アシネトバクター属。ただし、他の抗菌薬に耐性を示した菌株に限る〈適応症〉深在性皮膚感染症、慢性膿皮症、外傷・熱傷及び手術創等の二次感染、びらん・潰瘍の二次感染、腹膜炎、腹腔内膿瘍、胆嚢炎

$C_{29}H_{39}N_5O_8$ ： 585.65

チザニジン塩酸塩
tizanidine hydrochloride (JP)
tizanidine (INN)

筋緊張緩和剤　124

【先発品等】テルネリン
【効能・効果】(1)頸肩腕症候群、腰痛症による筋緊張状態の改善 (2)脳血管障害、脳性（小児）麻痺、外傷後遺症（脊髄損傷、頭部外傷）、多発性硬化症などによる痙性麻痺

$C_9H_8ClN_5S \cdot HCl$ ： 290.17
5-chloro-N-[(4,5-dihydro-1H-imidazol-2-yl)-2,1,3-benzothiadiazole-4-amine monohydrochloride

チニダゾール
tinidazole (JP, INN)

抗トリコモナス剤　252,641

【効能・効果】トリコモナス症（腟トリコモナスによる感染症）

$C_8H_{13}N_3O_4S$ ： 247.27
1-[2-(ethylsulfonyl)ethyl]-2-methyl-5-nitro-1H-imidazole

チペピジンヒベンズ酸塩
tipepidine hibenzate (JP)
tipepidine (INN)

中枢性鎮咳剤　224

【先発品等】アスベリン
【効能・効果】感冒、上気道炎（咽喉頭炎、鼻カタル）、急性気管支炎、慢性気管支炎、肺結核、気管支拡張症に伴う咳嗽及び喀痰喀出困難

$C_{15}H_{17}NS_2 \cdot C_{14}H_{10}O_4$ ： 517.66
3-(dithien-2-ylmethylene)-1-methylpiperidine mono[2-(4-hydroxybenzoyl)benzoate]

チミペロン
timiperone (JAN, INN)

ブチロフェノン系抗精神病剤　117

【先発品等】トロペロン
【効能・効果】統合失調症、躁病

$C_{22}H_{24}FN_3OS$ ： 397.51
4'-fluoro-4-[4-(2-thioxo-1-benzimidazolinyl)piperidino]butyrophenone

チメピジウム臭化物水和物
timepidium bromide hydrate (JP)
timepidium bromide (INN)

抗コリン性四級アンモニウム塩　124

【先発品等】セスデン
【効能・効果】(1)胃炎、胃・十二指腸潰瘍、腸炎、胆嚢・胆道疾患、尿路結石における痙攣並びに運動障害に伴う疼痛の緩和 (2)膵炎に起因する疼痛の緩解　など

及び鏡像異性体

$C_{17}H_{22}BrNOS_2 \cdot H_2O$ ： 418.41
(5RS)-3-(dithien-2-ylmethylene)-5-methoxy-1,1-dimethylpiperidinium bromide monohydrate

チモロールマレイン酸塩
timolol maleate (JP)
timolol (INN)

β-遮断剤　131

【先発品等】チモプトール、-XE　リズモンTG
【効能・効果】緑内障、高眼圧症

$C_{13}H_{24}N_4O_3S \cdot C_4H_4O_4$ ： 432.49
(2S)-1-[(1,1-dimethylethyl)amino]-3-(4-morpholin-4-yl-1,2,5-thiadiazol-3-yloxy)propan-2-ol monomaleate

チラブルチニブ塩酸塩
tirabrutinib hydrochloride (JAN)
tirabrutinib (INN)

抗悪性腫瘍剤・ブルトン型チロシンキナーゼ阻害剤　429

【先発品等】ベレキシブル
【効能・効果】(1)再発又は難治性の中枢神経系原発リンパ腫 (2)原発性マクログロブリン血症及びリンパ形質細胞リンパ腫

$C_{25}H_{22}N_6O_3 \cdot HCl$ ： 490.94
6-amino-9-[(3R)-1-(but-2-ynoyl)pyrrolidin-3-yl]-7-(4-phenoxyphenyl)-7,9-dihydro-8H-purin-8-one monohydrochloride

チロキサポール
tyloxapol (JAN, INN)

吸入用溶解剤　229

【先発品等】アレベール
【効能・効果】吸入用呼吸器官用剤の溶解剤

m:8 ≤ m ≤ 10
n:1 ≤ n ≤ 5

oxyethylated tertiary octylphenol formaldehyde polymer

ツシジノスタット
tucidinostat (JAN, INN)

抗悪性腫瘍剤・ヒストン脱アセチル化酵素（HDAC）阻害剤　429

【先発品等】ハイヤスタ

【効能・効果】(1)再発又は難治性の成人T細胞白血病リンパ腫 (2)再発又は難治性の末梢性T細胞リンパ腫

$C_{22}H_{19}FN_4O_2$ ： 390.42
N-(2-amino-4-fluorophenyl)-4-{[(2E)-3-(pyridin-3-yl)prop-2-enamido]methyl}benzamide

---

ツロブテロール
tulobuterol (JP, INN)
気管支拡張 β_2-刺激剤　225

【先発品等】ベラチン　ホクナリン
【効能・効果】気管支喘息, 急性気管支炎, 慢性気管支炎, 喘息性気管支炎, 肺気腫, けい肺症, 塵肺症の気道閉塞性障害に基づく呼吸困難　など諸症状の緩解　など

$C_{12}H_{18}ClNO$ ： 227.73
(1RS)-1-(2-chlorophenyl)-2-(1,1-dimethylethyl)aminoethanol

テイコプラニン
teicoplanin (JP, INN)
グリコペプチド系抗生物質　611

【先発品等】タゴシッド
【効能・効果】〈適応菌種〉メチシリン耐性黄色ブドウ球菌（MRSA）〈適応症〉敗血症, 深在性皮膚感染症, 慢性膿皮症, 肺炎, 膿胸, 慢性呼吸器病変の二次感染　など

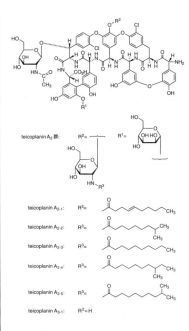

teicoplanin A$_2$ 群：

teicoplanin A$_{2-1}$　R^3=

teicoplanin A$_{2-2}$　R^3=

teicoplanin A$_{2-3}$　R^3=

teicoplanin A$_{2-4}$　R^3=

teicoplanin A$_{2-5}$　R^3=

teicoplanin A$_{3-1}$　R^2=H

teicoplanin A$_{2-1}$
$C_{88}H_{95}Cl_2N_9O_{33}$ ： 1,877.64

teicoplanin A$_{2-2}$
$C_{88}H_{97}Cl_2N_9O_{33}$ ： 1,879.66

teicoplanin A$_{2-3}$
$C_{88}H_{97}Cl_2N_9O_{33}$ ： 1,879.66

teicoplanin A$_{2-4}$
$C_{89}H_{99}Cl_2N_9O_{33}$ ： 1,893.68

teicoplanin A$_{2-5}$
$C_{89}H_{99}Cl_2N_9O_{33}$ ： 1,893.68

teicoplanin A$_{3-1}$
$C_{72}H_{68}Cl_2N_8O_{28}$ ： 1,564.25

テオフィリン
theophylline (JP)
キサンチン系気管支拡張剤　225

【先発品等】テオドール　テオロング　ユニコン　ユニフィル
【効能・効果】気管支喘息, 喘息性（様）気管支炎, 慢性気管支炎, 肺気腫, 閉塞性肺疾患（肺気腫, 慢性気管支炎　など）における呼吸困難, 早産・低出生体重児における原発性無呼吸　など

$C_7H_8N_4O_2$ ： 180.16
1,3-dimethyl-1H-purine-2,6(3H,7H)-dione

テガフール・ウラシル
tegafur (JP, INN) ・ uracil (JAN)
抗悪性腫瘍剤　422

【先発品等】ユーエフティ, -E
【効能・効果】(1)胃癌, 直腸癌, 肝臓癌, 肺癌, 乳癌, 前立腺癌などの自覚的並びに他覚的症状の寛解 (2)結腸・直腸癌

tegafur

uracil

tegafur
$C_8H_9FN_2O_3$ ： 200.17
5-fluoro-1-[(2RS)-tetrahydrofuran-2-yl]uracil

uracil
$C_4H_4N_2O_2$ ： 112.09
2,4(1H,3H)-pyrimidinedione

テガフール・ギメラシル・オテラシルカリウム
tegafur(JP, INN)・gimeracil(JAN, INN)・oteracil potassium (JAN)
〔oteracil (INN)〕
抗悪性腫瘍剤　422

【先発品等】ティーエスワン, -OD
【効能・効果】胃癌, 結腸・直腸癌, 頭頸部癌, 非小細胞肺癌, 手術不能又は再発乳癌, 膵癌, 胆道癌, ホルモン受容体陽性かつHER2陰性で再発高リスクの乳癌における術後薬物療法

tegafur

gimeracil

oteracil potassium

tegafur
$C_8H_9FN_2O_3$ ： 200.17

gimeracil
$C_5H_4ClNO_2$ ： 145.54

oteracil potassium
$C_4H_2KN_3O_4$ ： 195.17

デカリニウム塩化物
dequalinium chloride (JAN, INN)
口腔・咽喉感染予防剤　239

【効能・効果】咽頭炎，扁桃炎，口内炎，抜歯創を含む口腔創傷の感染予防

C$_{30}$H$_{40}$Cl$_2$N$_4$ ： 527.58
1,1'-decamethylenebis
[4-aminoquinaldinium chloride]

デガレリクス酢酸塩
degarelix acetate (JAN)
degarelix (INN)

Gn-RHアンタゴニスト　249

【先発品等】ゴナックス
【効能・効果】前立腺癌

C$_{82}$H$_{103}$ClN$_{18}$O$_{16}$・xC$_2$H$_4$O$_2$ ：
1,632.3（遊離塩基）

デキサメタゾン
dexamethasone (JP, INN)

副腎皮質ホルモン　131, 239, 245, 264

【先発品等】アフタゾロン　オイラゾン　デカドロン　レナデックス
【効能・効果】慢性副腎皮質機能不全，関節リウマチ，エリテマトーデス，ネフローゼ，うっ血性心不全，気管支喘息，白血病，顆粒球減少症，潰瘍性大腸炎，抗悪性腫瘍剤投与に伴う消化器症状（悪心・嘔吐）　など

C$_{22}$H$_{29}$FO$_5$ ： 392.46
9-fluoro-11β,17,21-trihydroxy-16α-methylpregna-1,4-diene-3,20-dione

デキサメタゾン吉草酸エステル
dexamethasone valerate (JAN)
dexamethasone (INN)

副腎皮質ホルモン　264

【先発品等】ボアラ
【効能・効果】湿疹・皮膚炎群，乾癬，痒疹群，掌蹠膿疱症，虫刺症，慢性円板状エリテマトーデス，扁平苔癬

C$_{27}$H$_{37}$FO$_6$ ： 476.58
9-fluoro-11β,17,21-trihydroxy-16α-methylpregna-1,4-diene-3,20-dione 17-valerate

デキサメタゾン
シペシル酸エステル
dexamethasone cipecilate (JAN)
dexamethasone (INN)

副腎皮質ホルモン，
鼻噴霧用ステロイド剤　132

【先発品等】エリザス
【効能・効果】アレルギー性鼻炎

C$_{33}$H$_{43}$FO$_7$ ： 570.69
9-fluoro-11β,17,21-trihydroxy-16α-methylpregna-1,4-diene-3,20-dione 21-cyclohexanecarboxylate 17-cyclopropanecarboxylate

デキサメタゾン
パルミチン酸エステル
dexamethasone palmitate (JAN)
dexamethasone (INN)

副腎皮質ホルモン　245

【先発品等】リメタゾン
【効能・効果】関節リウマチ

C$_{38}$H$_{59}$FO$_6$ ： 630.88
9-fluoro-11β,17,21-trihydroxy-16α-methylpregna-1,4-diene-3,20-dione 21-palmitate

デキサメタゾン
プロピオン酸エステル
dexamethasone propionate (JAN)
dexamethasone (INN)

副腎皮質ホルモン　264

【先発品等】メサデルム
【効能・効果】湿疹・皮膚炎群，虫さされ，薬疹・中毒疹，乾癬，慢性円板状エリテマトーデス，ケロイド，悪性リ

ンパ腫，円形脱毛症　など

C$_{28}$H$_{37}$FO$_7$ ： 504.59
9-fluoro-11β,17,21-trihydroxy-16α-methylpregna-1,4-diene-3,20-dione 17,21-dipropionate

デキサメタゾン
メタスルホ安息香酸エステルナトリウム
dexamethasone metasulfobenzoate sodium (JAN)
dexamethasone (INN)

副腎皮質ホルモン　131, 132

【先発品等】サンテゾーン
【効能・効果】急性副腎皮質機能不全，甲状腺中毒症，リウマチ熱，エリテマトーデス，全身性血管炎，多発性筋炎，ネフローゼ，気管支喘息，血清病，白血病　など

C$_{29}$H$_{32}$FNaO$_9$S ： 598.61
sodium 9-fluoro-11β,17,21-trihydroxy-16α-methyl-1,4-pregnandiene-3,20-dione 21-metasulfobenzoate

デキサメタゾン
リン酸エステルナトリウム
dexamethasone sodium phosphate (JAN)
dexamethasone (INN)

副腎皮質ホルモン　131, 132, 245

【先発品等】オルガドロン　デカドロン
【効能・効果】急性副腎皮質機能不全，甲状腺中毒症，リウマチ熱，エリテマトーデス，全身性血管炎，多発性筋炎，ネフローゼ，気管支喘息，白血病，多発性骨髄腫（悪性腫瘍に対する他の抗悪性腫瘍剤との併用療法）　など

C$_{22}$H$_{28}$FNa$_2$O$_8$P ： 516.40
9-fluoro-11β,17,21-trihydroxy-16α-methyl-1,4-pregnadiene-3,20-dione 21-(disodium phosphate)

デキストラン
硫酸エステルナトリウムイオウ
dextran sulfate sodium sulfur
デキストラン硫酸エステルナトリウム
イオウ 18（JP）

高脂血症改善剤　218

【先発品等】MDS
【効能・効果】高トリグリセリド血症

R=SO₃Na または H

$R=SO_3Na$ または H

デキストロメトルファン
臭化水素酸塩水和物
dextromethorphan
hydrobromide hydrate（JP）
dextromethorphan（INN）

中枢性鎮咳剤　222

【先発品等】メジコン
【効能・効果】(1)感冒，急性気管支炎，慢性気管支炎，気管支拡張症，肺炎，肺結核，上気道炎（咽喉頭炎，鼻カタル）に伴う咳嗽(2)気管支造影術及び気管支鏡検査時の咳嗽

$C_{18}H_{25}NO \cdot HBr \cdot H_2O$：370.32
$(9S,13S,14S)$-3-methoxy-17-methylmorphinan monohydrobromide monohydrate

デキストロメトルファン
臭化水素酸塩水和物・
クレゾールスルホン酸
カリウム
dextromethorphan
hydrobromide hydrate（JP）・
potassium cresolsulphonate（JAN）

鎮咳去痰剤　224

【先発品等】メジコン
【効能・効果】急性気管支炎，慢性気管支炎，感冒・上気道炎，肺結核，百日咳に伴う咳嗽及び喀痰喀出困難

dextromethorphan hydrobromide hydrate
•HBr •H₂O

potassium cresolsulphonate

dextromethorphan hydrobromide hydrate
$C_{18}H_{25}NO \cdot HBr \cdot H_2O$：370.32
$(9S,13S,14S)$-3-methoxy-17-methylmorphinan monohydrobromide monohydrate

potassium cresolsulphonate
$C_7H_7KO_4S$：226.29

デクスメデトミジン塩酸塩
dexmedetomidine
hydrochloride（JAN）
dexmedetomidine（INN）

α_2-作動性鎮静剤　112

【先発品等】プレセデックス
【効能・効果】(1)集中治療における人工呼吸中及び離脱後の鎮静(2)局所麻酔下における非挿管での手術及び処置時の鎮静

•HCl

$C_{13}H_{16}N_2 \cdot HCl$：236.74
$(+)$-(S)-4-[1-(2,3-dimethylphenyl)ethyl]-1H-imidazol monohydrochloride

デクスラゾキサン
dexrazoxane（JAN, INN）
アントラサイクリン系抗悪性腫瘍剤の血管外漏出治療剤　392

【先発品等】サビーン
【効能・効果】アントラサイクリン系抗悪性腫瘍剤の血管外漏出

$C_{11}H_{16}N_4O_4$：268.27
$(2S)$-4,4'-(propane-1,2-diyl)bis(piperazine-2,6-dione)

［N,N'-エチレンジ-L-システイネート（3-）］オキソテクネチウム（⁹⁹ᵐTc）ジエチルエステル
［N,N'-ethylenedi-L-cysteinate (3-)] oxotechnetium（⁹⁹Tc）diethylester

放射性脳血流診断薬　430

【先発品等】ニューロライト
【効能・効果】局所脳血流シンチグラフィ

$C_{12}H_{21}N_2O_5S_2{}^{99m}Tc$：436.44

ヘキサキス（2-メトキシイソブチルイソニトリル）テクネチウム（⁹⁹ᵐTc）
hexakis (2-methoxyisobutylisonitrile) technetium（⁹⁹Tc）

放射性医薬品　430

【先発品等】カーディオライト
【効能・効果】(1)心筋血流シンチグラフィによる心臓疾患の診断(2)初回循環時法による心機能の診断(3)副甲状腺シンチグラフィによる副甲状腺機能亢進症における局在診断

R: $-H_2C-C-OCH_3$

$C_{36}H_{66}N_6O_6{}^{99m}Tc$：777.95

メチレンジホスホン酸テクネチウム（⁹⁹ᵐTc）
technetium（⁹⁹Tc）
methylenediphosphonate

放射性骨・脳疾患診断薬　430

【先発品等】テクネMDP
【効能・効果】(1)骨シンチグラフィによる骨疾患の診断(2)脳シンチグラフィによる脳腫瘍あるいは脳血管障害の診断

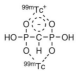

$CH_3O_6P_2 \cdot {}^{99m}Tc_2$：371.0

メルカプトアセチルグリシルグリシルグリシンテクネチウム（⁹⁹ᵐTc）
mercaptoacetylglycylglycyl-glycine technetium（⁹⁹Tc）

放射性腎・尿路疾患診断薬　430

【先発品等】MAGシンチ　テクネMAG₃

【効能・効果】シンチグラフィ及びレノグラフィによる腎及び尿路疾患の診断

$C_8H_9N_3O_6S^{99m}Tc$ ： 374.94

テジゾリド リン酸エステル
tedizolid phosphate
tedizolid（INN）

オキサゾリジノン系合成抗菌剤　624

【先発品等】シベクトロ
【効能・効果】〈適応菌種〉テジゾリドに感性のメチシリン耐性黄色ブドウ球菌（MRSA）〈適応症〉深在性皮膚感染症，慢性膿皮症，外傷・熱傷及び手術創等の二次感染，びらん・潰瘍の二次感染

$C_{17}H_{16}FN_6O_6P$ ： 450.32
(5R)-(3-{3-fluoro-4-[6-(2-methyl-2H-tetrazol-5-yl)pyridin-3-yl]phenyl}-2-oxooxazolidin-5-yl)methyl dihydrogen phosphate

テストステロン
エナント酸エステル
testosterone enanthate（JP）
testosterone（INN）

男性ホルモン　246

【先発品等】エナルモン　テスチノン
【効能・効果】男子性腺機能不全（類宦官症），造精機能障害による男子不妊症，再生不良性貧血，骨髄線維症，腎性貧血

$C_{26}H_{40}O_3$ ： 400.59
3-oxoandrost-4-en-17β-yl heptanoate

デスフルラン
desflurane（JAN, INN）

ハロゲン系吸入麻酔剤　111

【先発品等】スープレン
【効能・効果】全身麻酔の維持

$C_3H_2F_6O$ ： 168.04
(2RS)-2-(difluoromethoxy)-1,1,1,2-tetrafluoroethane

デスモプレシン 酢酸塩水和物
desmopressin acetate hydrate（JAN）
desmopressin（INN）

バソプレシン誘導体　241

【先発品等】ミニリンメルトOD
【効能・効果】(1)内服：男性における夜間多尿による夜間頻尿，尿浸透圧あるいは尿比重の低下に伴う夜尿症，中枢性尿崩症 (2)注射：血友病A，von Willebrand病の自然発生性出血，外傷性出血及び抜歯時，手術時出血の止血管理 (3)点鼻液・スプレー：中枢性尿崩症，尿浸透圧あるいは尿比重の低下に伴う夜尿症

$C_{46}H_{64}N_{14}O_{12}S_2 \cdot C_2H_4O_2 \cdot 3H_2O$ ： 1,183.31
1-deamino-8-D-arginine-vasopressin acetate trihydrate

デスラノシド
deslanoside（JP, INN）

ジギタリス強心配糖体　211

【効能・効果】(1)高血圧症，虚血性心疾患，腎疾患などに基づくうっ血性心不全 (2)心房細動・粗動による頻脈 (3)発作性上室性頻拍 (4)手術，出産，ショックなどにおける心不全及び各種頻脈の予防と治療

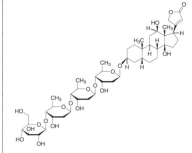

$C_{47}H_{74}O_{19}$ ： 943.08

デスロラタジン
desloratadine（JAN, INN）

持続性選択H$_1$受容体拮抗・
アレルギー治療剤　449

【先発品等】デザレックス
【効能・効果】アレルギー性鼻炎，蕁麻疹，皮膚疾患（湿疹・皮膚炎，皮膚瘙痒症）に伴う瘙痒

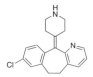

$C_{19}H_{19}ClN_2$ ： 310.82
8-chloro-11-(piperidin-4-ylidene)-6,11-dihydro-5H-benzo[5,6]cyclohepta[1,2-b]pyridine

デソゲストレル・
エチニルエストラジオール
desogestrel（INN）・
ethinylestradiol（JP, INN）

経口避妊剤　254

【先発品等】マーベロン21,28
【効能・効果】避妊

desogestrel

ethinylestradiol

desogestrel
$C_{22}H_{30}O$ ： 310.47
（＋）-17α-ethynyl-18-methyl-11-methylene-4-estren-17-ol

ethinylestradiol
$C_{20}H_{24}O_2$ ： 296.40
19-nor-17α-pregna-1,3,5(10)-triene-20-yne-3,17-diol

テトラカイン 塩酸塩
tetracaine hydrochloride（JP）
tetracaine（INN）

エステル型局所麻酔剤　121

【先発品等】テトカイン
【効能・効果】脊椎麻酔（腰椎麻酔），硬膜外麻酔，伝達麻酔，浸潤麻酔，表面麻酔

$C_{15}H_{24}N_2O_2 \cdot HCl$ ： 300.82
2-(dimethylamino)ethyl 4-(butylamino)benzoate monohydrochloride

テトラコサクチド 酢酸塩
tetracosactide acetate（JAN）
tetracosactide（INN）

合成ACTH　241

【先発品等】コートロシン,-Z
【効能・効果】(1)副腎皮質機能検査 (2)点頭てんかん，気管支喘息，関節リウ

マチ, 副腎皮質機能検査, ネフローゼ症候群

Ser—Tyr—Ser—Met—Glu—His—Phe—Arg—Trp—Gly—
Lys—Pro—Val—Gly—Lys—Lys—Arg—Arg—Pro—Val—
Lys—Val—Tyr—Pro ・6CH₃COOH

$C_{136}H_{210}N_{40}O_{31}S$・6CH₃COOH ： 3,293.78

テトラサイクリン塩酸塩
tetracycline hydrochloride(JP)
tetracycline (INN)

テトラサイクリン系抗生物質
239, 263, 615

【先発品等】アクロマイシン, -V
【効能・効果】〈適応菌種〉肺炎球菌, 淋菌, 炭疽菌, インフルエンザ菌, 軟性下疳菌, 百日咳菌, ブルセラ属, 野兎病菌 など 〈適応症〉肺炎, 肺膿瘍, 炭疽, ブルセラ症, 百日咳, 野兎病 など

$C_{22}H_{24}N_2O_8$・HCl ： 480.90

テトラベナジン
tetrabenazine (JAN, INN)

非律動性不随意運動治療剤 119

【先発品等】コレアジン
【効能・効果】ハンチントン病に伴う舞踏運動

及び鏡像異性体

$C_{19}H_{27}NO_3$ ： 317.42
(3RS,11bRS)-9,10-dimethoxy-3-
(2-methylpropyl)-3,4,6,7-tetrahydro-
1H-pyrido[2,1-a]isoquinolin-
2(11bH)-one

テナパノル塩酸塩
tenapanor hydrochloride (JAN)

高リン血症治療剤 219

【先発品等】フォゼベル
【効能・効果】透析中の慢性腎臓病患者における高リン血症の改善

$C_{50}H_{66}Cl_4N_8O_{10}S_2$・2HCl ： 1,217.97
N,N'-(10,17-dioxo-3,6,21,24-
tetraoxa-9,11,16,18-tetraazahexa-

cosane-1,26-diyl)bis{3-[(4S)-
6,8-dichloro-2-methyl-1,2,3,4-
tetrahydroisoquinolin-4-yl]benzene-
sulfonamide}dihydrochloride

テネリグリプチン
臭化水素酸塩水和物
teneligliptin hydrobromide hydrate (JAN)
teneligliptin (INN)

選択的DPP-4阻害剤・2型糖尿病治療剤
396

【先発品等】テネリア, -OD
【効能・効果】2型糖尿病

・2½ HBr・xH₂O

$C_{22}H_{30}N_6OS$・2½HBr・xH₂O ：
628.86(無水物)
{(2S,4S)-4-[4-(3-methyl-1-phenyl-
1H-pyrazol-5-yl)piperazin-1-yl]
pyrrolidin-2-yl} (1,3-thiazolidin-3-yl)
methanone hemipentahydrobromide
hydrate

デノパミン
denopamine (JAN, INN)

心機能改善剤 211

【先発品等】カルグート
【効能・効果】慢性心不全

$C_{18}H_{23}NO_4$ ： 317.38
(-)-(R)-1-(p-hydroxyphenyl)-2-
[(3,4-dimethoxyphenethyl)amino]
ethanol

テノホビル
ジソプロキシル フマル酸塩
tenofovir disoproxil fumarate (JAN)
tenofovir (INN)

抗ウイルス・HIV逆転写酵素阻害剤 625

【先発品等】テノゼット　ビリアード
【効能・効果】(1)B型肝炎ウイルスの増殖を伴い肝機能の異常が確認されたB型慢性肝疾患におけるB型肝炎ウイルスの増殖抑制 (2)HIV-1感染症

$C_{19}H_{30}N_5O_{10}P$・$C_4H_4O_4$ ： 635.51

デヒドロコール酸
dehydrocholic acid (JP, INN)

利胆剤 236

【効能・効果】胆道（胆管・胆嚢）系疾患及び胆汁うっ滞を伴う肝疾患における利胆

$C_{24}H_{34}O_5$ ： 402.52
3,7,12-trioxo-5β-cholan-24-oic acid

テビペネム ピボキシル
tebipenem pivoxil (JAN)
tebipenem (INN)

カルバペネム系抗生物質 613

【先発品等】オラペネム
【効能・効果】〈適応菌種〉黄色ブドウ球菌, レンサ球菌属, 肺炎球菌, モラクセラ（ブランハメラ）・カタラーリス, インフルエンザ菌 〈適応症〉肺炎, 中耳炎, 副鼻腔炎

$C_{22}H_{31}N_3O_6S_2$ ： 497.63
(+)-hydroxymethyl(4R,5S,6S)-6-
[(1R)-1-hydroxyethyl]-4-methyl-7-
oxo-3-{[1-(2-thiazolin-2-yl)-3-
azetidinyl]thio}-1-azabicyclo[3.2.0]
hept-2-ene-2-carboxylate,2-pivalate

デフェラシロクス
deferasirox (JAN, INN)

鉄キレート剤 392

【先発品等】ジャドニュ
【効能・効果】輸血による慢性鉄過剰症（注射用鉄キレート剤治療が不適当な場合）

$C_{21}H_{15}N_3O_4$ ： 373.36
4-[3,5-bis(2-hydroxyphenyl)-1H-
1,2,4-triazol-1-yl]benzoic acid

デフェロキサミン メシル酸塩
deferoxamine mesilate (JP)
deferoxamine (INN)

鉄排泄剤　392

【先発品等】デスフェラール
【効能・効果】原発性ヘモクロマトーシス，続発性ヘモクロマトーシスにおける尿中への鉄排泄増加

$C_{25}H_{48}N_6O_8 \cdot CH_4O_3S$ ： 656.79
N-[5-(acetylhydroxyamino)pentyl]-N'-(5-{3-[(5-aminopentyl)hydroxycarbamoyl]propanoylamino}pentyl)-N'-hydroxysuccinamide monomethanesulfonate

テプレノン
teprenone (JP, INN)

防御因子増強剤　232

【先発品等】セルベックス
【効能・効果】(1)急性胃炎，慢性胃炎の急性増悪期の胃粘膜病変（びらん，出血，発赤，浮腫）の改善 (2)胃潰瘍

$C_{23}H_{38}O$ ： 330.55
(5E,9E,13E)-6,10,14,18-tetramethyl-nonadeca-5,9,13,17-tetraen-2-one
(5Z,9E,13E)-6,10,14,18-tetramethyl-nonadeca-5,9,13,17-tetraen-2-one

デプロドン プロピオン酸エステル
deprodone propionate (JAN)
deprodone (INN)

副腎皮質ホルモン　264

【先発品等】エクラー
【効能・効果】湿疹・皮膚炎群，薬疹・中毒疹，痒疹群，乾癬，紅斑症，円形脱毛症，ケロイド，扁平紅色苔癬，慢性円板状エリテマトーデス，環状肉芽腫 など

$C_{24}H_{32}O_5$ ： 400.51
（＋）-11β,17-dihydroxy-1,4-pregnadiene-3,20-dione 17-propionate

テポチニブ 塩酸塩水和物
tepotinib hydrochloride hydrate (JAN)
tepotinib (INN)

抗悪性腫瘍剤・チロシンキナーゼ阻害薬　429

【先発品等】テプミトコ
【効能・効果】MET遺伝子エクソン14スキッピング変異陽性の切除不能な進行・再発の非小細胞肺癌

$C_{29}H_{28}N_6O_2 \cdot HCl \cdot H_2O$ ： 547.05
3-{1-[(3-{5-[(1-methylpiperidin-4-yl)methoxy]pyrimidin-2-yl}phenyl)methyl]-6-oxo-1,6-dihydropyridazin-3-yl}benzonitrile monohydrochloride monohydrate

テムシロリムス
temsirolimus (JAN, INN)

mTOR阻害剤，分子標的治療剤　429

【先発品等】トーリセル
【効能・効果】根治切除不能又は転移性の腎細胞癌

$C_{56}H_{87}NO_{16}$ ： 1,030.29

デメチルクロルテトラサイクリン 塩酸塩
demethylchlortetracycline hydrochloride (JP)
デメクロサイクリン　demeclocycline (INN)

テトラサイクリン系抗生物質　615

【先発品等】レダマイシン
【効能・効果】内服：〈適応菌種〉ブドウ球菌属，レンサ球菌属 など 〈適応症〉慢性膿皮症 など　外皮用：〈適応菌種〉ブドウ球菌属，レンサ球菌属 など 〈適応症〉慢性膿皮症 など

$C_{21}H_{21}ClN_2O_8 \cdot HCl$ ： 501.31
(4S,4aS,5aS,6S,12aS)-7-chloro-4-dimethylamino-3,6,10,12,12a-pentahydroxy-1,11-dioxo-1,4,4a,5,5a,6,11,12a-octahydrotetracene-2-carboxamide monohydrochloride

テモカプリル 塩酸塩
temocapril hydrochloride (JP)
temocapril (INN)

ACE阻害剤，プロドラッグ　214

【先発品等】エースコール
【効能・効果】高血圧症，腎実質性高血圧症，腎血管性高血圧症

$C_{23}H_{28}N_2O_5S_2 \cdot HCl$ ： 513.07
2-[[(2S,6R)-6-{(1S)-1-(ethoxycarbonyl)-3-phenylpropyl]amino}-5-oxo-2-(thiophen-2-yl)-2,3,6,7-tetrahydro-1,4-thiazepin-4(5H)-yl]acetic acid monohydrochloride

テモゾロミド
temozolomide (JP, INN)

抗悪性腫瘍剤　421

【先発品等】テモダール
【効能・効果】悪性神経膠腫，再発又は難治性のユーイング肉腫

$C_6H_6N_6O_2$ ： 194.15
3-methyl-4-oxo-3,4-dihydroimidazo[5,1-d][1,2,3,5]tetrazine-8-carboxamide

デュークラバシチニブ
deucravacitinib (JAN, INN)

TYK2阻害剤　399

【先発品等】ソーティクツ
【効能・効果】既存治療で効果不十分な次の疾患：尋常性乾癬，膿疱性乾癬，乾癬性紅皮症

C$_{20}$H$_{19}$^{2}H$_3$N$_8$O$_3$ ： 425.46
6-(cyclopropanecarboxamido)-4-[2-
methoxy-3-(1-methyl-1H-1,2,4-
triazol-3-yl)anilino]-N-(^{2}H$_3$)
methylpyridazine-3-carboxamide

デュタステリド
dutasteride (JAN, INN)

5α-還元酵素阻害剤　249

【先発品等】アボルブ　ザガーロ
【効能・効果】前立腺肥大症, 男性型脱毛症

C$_{27}$H$_{30}$F$_6$N$_2$O$_2$ ： 528.53
N-[2,5-bis(trifluoromethyl)phenyl]-
3-oxo-4-aza-5α-androst-1-ene-
17β-carboxamide

デュロキセチン塩酸塩
duloxetine hydrochlorid (JAN)
duloxetine (INN)

セロトニン・ノルアドレナリン
再取り込み阻害剤 (SNRI)　117, 119

【先発品等】サインバルタ
【効能・効果】うつ病・うつ状態, 糖尿病性神経障害・線維筋痛症・慢性腰痛症・変形性関節症に伴う疼痛

C$_{18}$H$_{19}$NOS・HCl ： 333.88
(＋)-(S)-N-methyl-3-
(1-naphthyloxy)-3-(2-thienyl)
propylamine monohydrochloride

テラゾシン塩酸塩水和物
terazosin hydrochloride hydrate (JAN)
terazosin (INN)

α$_1$-遮断剤　214

【先発品等】バソメット
【効能・効果】(1)本態性高血圧症, 腎性高血圧症, 褐色細胞腫による高血圧症
(2)前立腺肥大症に伴う排尿障害

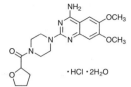

C$_{19}$H$_{25}$N$_5$O$_4$・HCl・2H$_2$O ： 459.92
（±）-4-amino-2-[4-(tetrahydro-2-
furoyl)-1-piperazinyl]-6,7-dimethoxy-
quinazoline hydrochloride dihydrate

デラプリル塩酸塩
delapril hydrochloride (JAN)
delapril (INN)

ACE阻害剤, プロドラッグ　214

【先発品等】アデカット
【効能・効果】本態性高血圧症, 腎性高血圧症, 腎血管性高血圧症

C$_{26}$H$_{32}$N$_2$O$_5$・HCl ： 489.00
N-[N-[(S)-1-ethoxycarbonyl-3-
phenylpropyl]-L-alanyl]-N-
(indan-2-yl)glycine hydrochloride

デラマニド
delamanid (JAN, INN)

結核化学療法剤　622

【先発品等】デルティバ
【効能・効果】〈適応菌種〉本剤に感性の結核菌〈適応症〉多剤耐性肺結核

C$_{25}$H$_{25}$F$_3$N$_4$O$_6$ ： 534.48
(2R)-2-methyl-6-nitro-2-[(4-{4-
[4-(trifluoromethoxy)phenoxy]
piperidin-1-yl}phenoxy)methyl]-
2,3-dihydroimidazo[2,1-b]oxazole

テリパラチド酢酸塩
teriparatide acetate (JAN)
teriparatide (INN)

骨粗鬆症治療剤, 副甲状腺機能診断薬
243, 722

【先発品等】テリボン
【効能・効果】(1)Ellsworth-Howard試験 (2)骨折の危険性の高い骨粗鬆症

Ser—Val—Ser—Glu—Ile—Gln—Leu—Met—His—Asn—

Leu—Gly—Lys—His—Leu—Asn—Ser—Met—Glu—Arg—

Val—Glu—Trp—Leu—Arg—Lys—Lys—Leu—Gln—Asp—

Val—His—Asn—Phe　・5CH$_3$COOH

C$_{181}$H$_{291}$N$_{55}$O$_{51}$S$_2$・5C$_2$H$_4$O$_2$ ： 4,418.00

デルゴシチニブ
delgocitinib (JAN, INN)

外用ヤヌスキナーゼ (JAK) 阻害剤　269

【先発品等】コレクチム
【効能・効果】アトピー性皮膚炎

C$_{16}$H$_{18}$N$_6$O ： 310.35
3-[(3S,4R)-3-methyl-6-(7H-
pyrrolo[2,3-d]pyrimidin-4-yl)-
1,6-diazaspiro[3.4]octan-1-yl]-3-
oxopropanenitrile

テルビナフィン塩酸塩
terbinafine hydrochloride (JP)
terbinafine (INN)

アリルアミン系抗真菌剤　265, 629

【先発品等】ラミシール
【効能・効果】皮膚糸状菌, カンジダ属, スポロトリックス属, ホンセカエア属による深在性皮膚真菌症, 表在性皮膚真菌症　など

C$_{21}$H$_{25}$N・HCl ： 327.89
(2E)-N,6,6-trimethyl-N-
(naphthalen-1-ylmethyl)hept-2-en-
4-yn-1-amine monohydrochloride

テルブタリン硫酸塩
terbutaline sulfate (JP)
terbutaline (INN)

気管支拡張β$_2$-刺激剤　225

【先発品等】ブリカニール
【効能・効果】気管支喘息, 慢性気管支炎, 気管支拡張症及び肺気腫, 急性気管支炎などの気道閉塞性障害に基づく呼吸困難等の諸症状の緩解

(C$_{12}$H$_{19}$NO$_3$)$_2$・H$_2$SO$_4$ ： 548.65
5-[(1RS)-2-(1,1-
dimethylethylamino)-1-hydroxyethyl]
benzene-1,3-diol hemisulfate

テルミサルタン
telmisartan (JP, INN)

アンギオテンシン-II受容体拮抗剤　214

【先発品等】ミカルディス
【効能・効果】高血圧症

$C_{33}H_{30}N_4O_2$：514.62
4'-{4-methyl-6-(1-methyl-1*H*-benzimidazol-2-yl)-2-propyl-1*H*-benzimidazol-1-yl]methyl}biphenyl-2-carboxylic acid

テルミサルタン・アムロジピン ベシル酸塩
telmisartan (JP, INN)・amlodipine besilate (JP)
〔amlodipine (INN)〕

アンギオテンシン-II受容体拮抗剤/
ジヒドロピリジン系
カルシウム拮抗剤合剤　214

【先発品等】ミカムロ-AP,-BP
【効能・効果】高血圧症

telmisartan
$C_{33}H_{30}N_4O_2$：514.62
4'-{4-methyl-6-(1-methyl-1*H*-benzimidazol-2-yl)-2-propyl-1*H*-benzimidazol-1-yl]methyl}biphenyl-2-carboxylic acid

amlodipine besilate
$C_{20}H_{25}ClN_2O_5・C_6H_6O_3S$：567.05
3-ethyl 5-methyl (4*RS*)-2-[(2-amino-ethoxy)methyl] -4-(2-chlorophenyl)-6-methyl-1,4-dihydropyridine-3,5-dicarboxylate monobenzenesulfonate

テルミサルタン・ヒドロクロロチアジド
telmisartan・hydrochlorothiazide (JP, INN)

アンギオテンシン-II受容体拮抗剤/
利尿剤配合剤　214

【先発品等】ミコンビ-AP,-BP
【効能・効果】高血圧症

telmisartan
$C_{33}H_{30}N_4O_2$：514.62
4'-{4-methyl-6-(1-methyl-1*H*-benzimidazol-2-yl)-2-propyl-1*H*-benzimidazol-1-yl]methyl}biphenyl-2-carboxylic acid

hydrochlorothiazide
$C_7H_8ClN_3O_4S_2$：297.74
6-chloro-3,4-dihydro-2*H*-1,2,4-benzo-thiadiazine-7-sulfonamide 1,1-dioxide

ドカルパミン
docarpamine (JAN, INN)

カテコラミン, ドパミンプロドラッグ　211

【先発品等】タナドーパ
【効能・効果】塩酸ドパミン注射液, 塩酸ドブタミン注射液等の少量静脈内持続点滴療法（5μg/kg/分未満）からの離脱が困難な循環不全で, 少量静脈内持続点滴療法から経口剤への早期離脱を必要とする場合

$C_{21}H_{30}N_2O_8S$：470.54
(−)-(*S*)-2-acetamido-*N*-[3,4-bis(ethoxycarbonyloxy)phenethyl]-4-(methylthio)butyramide

ドキサゾシン メシル酸塩
doxazosin mesilate (JP)
doxazosin (INN)

$α_1$-遮断剤　214

【先発品等】カルデナリン, -OD

【効能・効果】高血圧症, 褐色細胞腫による高血圧症

$C_{23}H_{25}N_5O_5・CH_4O_3S$：547.58
1-(4-amino-6,7-dimethoxyquinazolin-2-yl)-4-{[(2*RS*)-2,3-dihydro-1,4-benzodioxin-2-yl]carbonyl}piperazine monomethansulfonate

ドキサプラム 塩酸塩水和物
doxapram hydrochloride hydrate (JP)
doxapram (INN)

呼吸促進剤　221

【先発品等】ドプラム
【効能・効果】(1)麻酔時, 中枢神経系抑制剤による中毒時における呼吸抑制並びに覚醒遅延 (2)遷延性無呼吸の鑑別診断 (3)急性ハイパーカプニアを伴う慢性肺疾患 (4)早産・低出生体重児における原発性無呼吸（未熟児無呼吸発作）

$C_{24}H_{30}N_2O_2・HCl・H_2O$：432.98
(4*RS*)-1-ethyl-4-[2-(morpholin-4-yl)ethyl]-3,3-diphenylpyrrolidin-2-one monohydrochloride monohydrate

ドキシサイクリン 塩酸塩水和物
doxycycline hydrochloride hydrate (JP)
doxycycline (INN)

テトラサイクリン系抗生物質　615

【先発品等】ビブラマイシン
【効能・効果】〈適応菌種〉ブドウ球菌属, レンサ球菌属, 肺炎球菌　など 〈適応症〉慢性膿皮症, 肺炎, 腎盂腎炎, 子宮内感染, 眼瞼膿瘍, 中耳炎, 化膿性唾液腺炎, 猩紅熱　など

$C_{22}H_{24}N_2O_8・HCl・½C_2H_6O・½H_2O$：512.94

ドキシフルリジン
doxifluridine (JP, INN)

ピリミジン系代謝拮抗剤,
フルオロウラシルプロドラッグ　422

【先発品等】フルツロン

【効能・効果】胃癌，結腸・直腸癌，乳癌，子宮頸癌，膀胱癌

$C_9H_{11}FN_2O_5$ ： 246.19
5'-deoxy-5-fluorouridine

ドキソルビシン塩酸塩
doxorubicin hydrochloride (JP)
doxorubicin (INN)

アントラサイクリン系抗悪性腫瘍剤　423

【先発品等】アドリアシン　ドキシル
【効能・効果】(1)悪性リンパ腫，肺癌，消化器癌，乳癌，膀胱腫瘍，骨肉腫の自覚的及び他覚的症状の緩解 (2)乳癌，子宮体癌，多発性骨髄腫などに対する他の抗悪性腫瘍剤との併用療法 (3)尿路上皮癌　など

$C_{27}H_{29}NO_{11}\cdot HCl$ ： 579.98

トコフェロール・ビタミンA油
tocopherol (JP)・vitamin A

ビタミンE・A剤　264

【先発品等】ユベラ
【効能・効果】凍瘡，進行性指掌角皮症，尋常性魚鱗癬，毛孔性苔癬，単純性粃糠疹，掌蹠角化症

tocopherol

tocopherol
$C_{29}H_{50}O_2$ ： 430.71
2,5,7,8-tetramethyl-2-(4,8,12-trimethyltridecyl)chroman-6-ol

トコフェロール酢酸エステル
tocopherol acetate (JP)

ビタミンE　315

【先発品等】ユベラ
【効能・効果】(1)ビタミンE欠乏症の予防及び治療 (2)末梢循環障害 (3)過酸化脂質の増加防止

$C_{31}H_{52}O_3$ ： 472.74
2,5,7,8-tetramethyl-2-(4,8,12-trimethyltridecyl)chroman-6-yl acetate

トコフェロール
ニコチン酸エステル
tocopherol nicotinate (JP)

ビタミンE　219

【先発品等】ユベラN
【効能・効果】(1)高血圧症に伴う随伴症状 (2)高脂質血症 (3)閉塞性動脈硬化症に伴う末梢循環障害

$C_{35}H_{53}NO_3$ ： 535.80
2,5,7,8-tetramethyl-2-(4,8,12-trimethyl-tridecyl)chroman-6-yl nicotinate

トスフロキサシン
トシル酸塩水和物
tosufloxacin tosilate hydrate (JP)
tosufloxacin (INN)

ニューキノロン系抗菌剤　131，624

【先発品等】オゼックス　トスキサシン　トスフロ
【効能・効果】〈適応菌種〉ブドウ球菌属，レンサ球菌属，肺炎球菌，大腸菌，インフルエンザ菌，緑膿菌　など〈適応症〉慢性膿皮症，肺炎，腎盂腎炎，子宮内感染，涙嚢炎　など

$C_{19}H_{15}F_3N_4O_3\cdot C_7H_8O_3S\cdot H_2O$ ： 594.56
7-[(3RS)-3-aminopyrrolidin-1-yl]-1-(2,4-difluorophenyl)-6-fluoro-4-oxo-1,4-dihydro-1,8-naphthyridine-3-carboxylic acid mono-4-toluenesulfonate monohydrate

ドスレピン塩酸塩
dosulepin hydrochloride (JAN)
dosulepin (INN)

三環系抗うつ剤　117

【先発品等】プロチアデン
【効能・効果】うつ病及びうつ状態

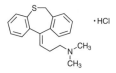

・HCl

$C_{19}H_{21}NS\cdot HCl$ ： 331.90
(E)-N,N-dimethyldibenzo[b,e]thiepin-$\Delta^{11(6H),\gamma}$-propylamine hydrochloride

ドセタキセル水和物
docetaxel hydrate (JP)
docetaxel (INN)

タキソイド系抗悪性腫瘍剤　424

【先発品等】タキソテール　ワンタキソテール
【効能・効果】乳癌，非小細胞肺癌，胃癌，頭頸部癌，卵巣癌，食道癌，子宮体癌，前立腺癌

$C_{43}H_{53}NO_{14}\cdot 3H_2O$ ： 861.93

ドチヌラド
dotinurad (JAN, INN)

選択的尿酸再吸収阻害薬・高尿酸血症治療剤　394

【先発品等】ユリス
【効能・効果】痛風，高尿酸血症

$C_{14}H_9Cl_2NO_4S$ ： 358.20
(3,5-dichloro-4-hydroxyphenyl)(1,1-dioxo-1,2-dihydro-3H-1λ^6-1,3-benzothiazol-3-yl)methanone

ドネペジル塩酸塩
donepezil hydrochloride (JP)
donepezil (INN)

アルツハイマー型，レビー小体型認知症治療剤　119

【先発品等】アリセプト，-D　アリドネ
【効能・効果】アルツハイマー型認知症及びレビー小体型認知症における認知症症状の進行抑制

及び鏡像異性体

donepezil hydrochloride

及び鏡像異性体

donepezil

$C_{24}H_{29}NO_3 \cdot HCl$ ： 415.95
(2RS)-2-[(1-benzylpiperidin-4-yl)
methyl]-5,6-dimethoxy-2,3-dihydro-
1H-inden-1-one monohydrochloride

ドパミン塩酸塩
dopamine hydrochloride (JP)
dopamine (INN)

カテコラミン，急性循環不全改善剤　211

【先発品等】イノバン
【効能・効果】(1)急性循環不全 (2)無尿,
乏尿や利尿剤で利尿が得られない，脈
拍数の増加，他の強心・昇圧剤により
副作用が認められたり，好ましい反応
が得られないような急性循環不全状態

$C_8H_{11}NO_2 \cdot HCl$ ： 189.64
4-(2-aminoethyl)benzene-1,2-
diol monohydrochloride

トピラマート
topiramate (JAN, INN)

抗てんかん剤　113

【先発品等】トピナ
【効能・効果】他の抗てんかん薬で十分
な効果が認められないてんかん患者の
部分発作（二次性全般化発作を含む）
に対する抗てんかん薬との併用療法

$C_{12}H_{21}NO_8S$ ： 339.36
(−)-2,3：4,5-di-O-isopropylidene-
β-D-fructopyranose sulfamate

トピロキソスタット
topiroxostat (JAN, INN)

非プリン型選択的キサンチンオキシ
ダーゼ阻害剤・高尿酸血症治療剤　394

【先発品等】ウリアデック　トピロリック
【効能・効果】痛風，高尿酸血症

$C_{13}H_8N_6$ ： 248.24
4-[5-(pyridin-4-yl)-1H-1,2,4-
triazol-3-yl]pyridine-2-carbonitrile

トファシチニブクエン酸塩
tofacitinib citrate (JAN)
tofacitinib (INN)

ヤヌスキナーゼ (JAK) 阻害剤　399

【先発品等】ゼルヤンツ
【効能・効果】既存治療で効果不十分な
関節リウマチ，中等症から重症の潰瘍
性大腸炎の寛解導入及び維持療法

$C_{16}H_{20}N_6O \cdot C_6H_8O_7$ ： 504.49
3-{(3R,4R)-4-methyl-3-[methyl
(7H-pyrrolo[2,3-d]pyrimidin-4-yl)
amino]piperidin-1-yl}-3-
oxopropanenitrile monocitrate

トフィソパム
tofisopam (JP, INN)

ベンゾジアゼピン系自律神経調整剤　112, 123

【先発品等】グランダキシン
【効能・効果】自律神経失調症，頭部・
頸部損傷，更年期障害・卵巣欠落症状
における頭痛・頭重，倦怠感，心悸亢
進，発汗等の自律神経症状

$C_{22}H_{26}N_2O_4$ ： 382.45
(5RS)-1-(3,4-dimethoxyphenyl)-5-
ethyl-7,8-dimethoxy-4-methyl-5H-
2,3-benzodiazepine

ドブタミン塩酸塩
dobutamine hydrochloride (JP)
dobutamine (INN)

心収縮力増強カテコラミン　211, 799

【先発品等】ドブトレックス
【効能・効果】急性循環不全における心
収縮力増強，心エコー図検査における
負荷

$C_{18}H_{23}NO_3 \cdot HCl$ ： 337.84
4-{2-[((1RS)-3-(4-hydroxyphenyl)-
1-methylpropylamino]ethyl}benzene-
1,2-diol monohydrochloride

トブラマイシン
tobramycin (JP, INN)

アミノグリコシド系抗生物質　131, 612

【先発品等】トービイ　トブラシン
【効能・効果】〈適応菌種〉大腸菌，ク
レブシエラ属，クレブシエラ属，エン
テロバクター属，ブドウ球菌属，レン
サ球菌属，緑膿菌　など　〈適応症〉
敗血症，慢性膿皮症，膀胱炎，腎盂腎
炎，腹膜炎，涙嚢炎　など

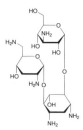

$C_{18}H_{37}N_5O_9$ ： 467.51
3-amino-3-deoxy-α-D-glucopyranosyl-
(1→6)-[2,6-diamino-2,3,6-trideoxy-
α-D-ribo-hexopyranosyl-(1→4)]-
2-deoxy-D-streptamine

トホグリフロジン水和物
tofogliflozin hydrate (JAN)
tofogliflozin (INN)

選択的SGLT2阻害剤・
2型糖尿病治療剤　396

【先発品等】デベルザ
【効能・効果】2型糖尿病

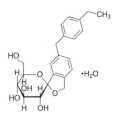

$C_{22}H_{26}O_6 \cdot H_2O$ ： 404.45
(1S,3'R,4'S,5'S,6'R)-6-
[(4-ethylphenyl)methyl]-6'-
(hydroxymethyl)-3',4',5',6'-tetrahydro-
3H-spiro[2-benzofuran-1,2'-pyran]-
3',4',5'-triol monohydrate

ドミフェン臭化物
domiphen bromide (JAN, INN)

口内殺菌・陽イオン界面活性剤　239

【先発品等】オラドール,-S
【効能・効果】(1)咽頭炎，扁桃炎，口内
炎 (2)抜歯創を含む口腔創傷の感染予防

$C_{22}H_{40}BrNO$: 414.46
dodecyldimethyl-2-
phenoxyethylammonium bromide

トラセミド
torasemide (JAN, INN)

ループ利尿剤　213

【先発品等】ルプラック
【効能・効果】心性浮腫, 腎性浮腫, 肝性浮腫

$C_{16}H_{20}N_4O_3S$: 348.43
N-(1-methylethylaminocarbonyl)-4-
(3-methylphenylamino)-3-
pyridinesulfonamide

トラゾドン塩酸塩
trazodone hydrochloride (JAN)
trazodone (INN)

トリアゾロピリジン系抗うつ剤　117

【先発品等】デジレル　レスリン
【効能・効果】うつ病・うつ状態

$C_{19}H_{22}ClN_5O$・HCl : 408.32
2-[3-[4-(m-chlorophenyl)-1-
piperazinyl]propyl]-s-triazolo[4,3-a]
pyridin-3(2H)-one hydrochloride

トラニラスト
tranilast (JP, INN)

アレルギー性疾患治療剤　131, 449

【先発品等】トラメラス,-PF　リザベン
【効能・効果】内服:(1)気管支喘息, アレルギー性鼻炎, アトピー性皮膚炎(2)ケロイド・肥厚性瘢痕　眼科用:アレルギー性結膜炎

$C_{18}H_{17}NO_5$: 327.33
2-{[(2E)-3-(3,4-dimethoxyphenyl)
prop-2-enoyl]amino}benzoic acid

トラネキサム酸
tranexamic acid (JP, INN)

抗プラスミン剤　332, 449

【先発品等】トランサミン
【効能・効果】(1)全身性線溶亢進が関与する出血傾向 (2)湿疹などの紅斑・腫脹・瘙痒等の症状 (3)扁桃炎, 咽喉頭炎における咽頭痛・発赤・充血・腫脹等の症状　など

$C_8H_{15}NO_2$: 157.21
$trans$-4-(aminomethyl)
cyclohexanecarboxylic acid

トラピジル trapidil (JP, INN)

循環機能改善剤　217

【先発品等】ロコルナール
【効能・効果】狭心症

$C_{10}H_{15}N_5$: 205.26
7-diethylamino-5-methyl[1,2,4]
triazolo[1,5-α]pyrimidine

ドラビリン
doravirine (JAN, INN)

抗ウイルス化学療法剤　625

【先発品等】ピフェルトロ
【効能・効果】HIV-1感染症

$C_{17}H_{11}ClF_3N_5O_3$: 425.75
3-chloro-5-({1-[(4-methyl-5-oxo-
4,5-dihydro-1H-1,2,4-triazol-3-yl)
methyl]-2-oxo-4-(trifluoromethyl)-
1,2-dihydropyridin-3-yl}oxy)
benzonitrile

トラベクテジン
trabectedin (JAN, INN)

抗悪性腫瘍剤　429

【先発品等】ヨンデリス
【効能・効果】悪性軟部腫瘍

$C_{39}H_{43}N_3O_{11}S$: 761.84

トラボプロスト
travoprost (JAN, INN)

プロスタグランジン$F_{2\alpha}$誘導体,
緑内障・高眼圧症治療剤　131

【先発品等】トラバタンズ
【効能・効果】緑内障, 高眼圧症

$C_{26}H_{35}F_3O_6$: 500.55
isopropyl(5Z)-7-((1R,2R,3R,5S)-
3,5-dihydroxy-2-{(1E,3R)-3-hydroxy-
4-[3-(trifluoromethyl)phenoxy]but-
1-enyl}cyclopentyl)hept-5-enoate

トラボプロスト・
チモロールマレイン酸塩
travoprost (JAN, INN)・
timolol maleate (JP)
〔timolol (INN)〕

プロスタグランジン$F_{2\alpha}$誘導体・
β-遮断剤配合剤　131

【先発品等】デュオトラバ
【効能・効果】緑内障, 高眼圧症

travoprost

timolol maleate

travoprost
$C_{26}H_{35}F_3O_6$: 500.55
isopropyl(5Z)-7-((1R,2R,3R,5S)-
3,5-dihydroxy-2-{(1E,3R)-3-hydroxy-
4-[3-(trifluoromethyl)phenoxy]
but-1-enyl}cyclopentyl)hept-5-enoate

timolol maleate
$C_{13}H_{24}N_4O_3S$・$C_4H_4O_4$: 432.49
(2S)-1-[(1,1-dimethylethyl)amino]-
3-(4-morpholin-4-yl-1,2,5-thiadiazol-

3-yloxy)propan-2-ol monomaleate

トラマゾリン塩酸塩
tramazoline hydrochloride (JAN)
tramazoline (INN)

イミダゾリン系血管収縮剤　132

【効能・効果】諸種疾患による鼻充血・うっ血

$C_{13}H_{17}N_3 \cdot HCl$ ： 251.76
N-(5,6,7,8-tetrahydronaphthalen-1-yl)-4,5-dihydro-1H-imidazol-2-amine

トラマドール塩酸塩
tramadol hydrochloride (JAN)
tramadol (INN)

フェノールエーテル系鎮痛剤　114

【先発品等】ツートラム　トラマール,
-OD　ワントラム
【効能・効果】非オピオイド鎮痛剤で治療困難な疼痛を伴う各種癌、慢性疼痛における鎮痛。各種癌並びに術後状態における鎮痛

及び鏡像異性体

$C_{16}H_{25}NO_2 \cdot HCl$ ： 299.84
(1RS,2RS)-2-[(dimethylamino)methyl]-1-(3-methoxyphenyl)cyclohexanol monohydrochloride

トラマドール塩酸塩・アセトアミノフェン
tramadol hydrochloride (JAN)
〔tramadol (INN)〕・
acetaminophen (JP)
〔paracetamol (INN)〕

フェノールエーテル系/アミノフェノール系鎮痛剤　114

【先発品等】トラムセット
【効能・効果】非オピオイド鎮痛剤で治療困難な次の疾患における鎮痛：非がん性慢性疼痛、抜歯後の疼痛

tramadol hydrochloride
$C_{16}H_{25}NO_2 \cdot HCl$ ： 299.84
(1RS,2RS)-2-[(dimethylamino)methyl]-1-(3-methoxyphenyl)cyclohexanol hydrochloride

acetaminophen
$C_8H_9NO_2$ ： 151.16
N-(4-hydroxyphenyl)acetamide

トラメチニブ ジメチルスルホキシド付加物
trametinib dimethyl sulfoxide (JAN)
trametinib (INN)

抗悪性腫瘍剤・MEK阻害剤　429

【先発品等】メキニスト
【効能・効果】*BRAF*遺伝子変異を有する悪性黒色腫、*BRAF*遺伝子変異を有する切除不能な進行・再発の非小細胞肺癌、標準的な治療が困難な*BRAF*遺伝子変異を有する進行・再発の固形腫瘍（結腸・直腸癌を除く），*BRAF*遺伝子変異を有する再発又は難治性の有毛細胞白血病

$C_{26}H_{23}FIN_5O_4 \cdot C_2H_6OS$ ： 693.53
N-(3-{3-cyclopropyl-5-[(2-fluoro-4-iodophenyl)amino]-6,8-dimethyl-2,4,7-trioxo-3,4,6,7-tetrahydropyrido[4,3-d]pyrimidin-1(2H)-yl}phenyl)acetamide-(methylsulfinyl)methane(1:1)

トランドラプリル
trandolapril (JAN, INN)

ACE阻害剤, プロドラッグ　214

【先発品等】オドリック
【効能・効果】高血圧症

$C_{24}H_{34}N_2O_5$ ： 430.54

(−)-(2S,3aR,7aS)-1-[(S)-N-[(S)-1-ethoxycarbonyl-3-phenylpropyl]alanyl]hexahydro-2-indolinecarboxylic acid

トリアゾラム
triazolam (JP, INN)

ベンゾジアゼピン系睡眠導入剤　112

【先発品等】ハルシオン
【効能・効果】(1)不眠症 (2)麻酔前投薬

$C_{17}H_{12}Cl_2N_4$ ： 343.21
8-chloro-6-(2-chlorophenyl)-1-methyl-4H-[1,2,4]triazolo[4,3-a][1,4]benzodiazepine

トリアムシノロン
triamcinolone (JP, INN)

副腎皮質ホルモン　245

【先発品等】レダコート
【効能・効果】急性副腎皮質機能不全、甲状腺中毒症、リウマチ熱、エリテマトーデス、全身性血管炎、多発性筋炎、ネフローゼ、気管支喘息、血清病、重症感染症、溶血性貧血、白血病　など

$C_{21}H_{27}FO_6$ ： 394.43
9-fluoro-11β,16α,17,21-tetrahydroxy-pregna-1,4-diene-3,20-dione

トリアムシノロンアセトニド
triamcinolone acetonide (JP)
triamcinolone (JP, INN)

副腎皮質ホルモン　131, 239, 245, 264

【先発品等】アフタッチ　ケナコルト-A
マキュエイド　レダコート
【効能・効果】慢性副腎皮質機能不全、甲状腺中毒症、関節リウマチ、エリテマトーデス、ネフローゼ、うっ血性心不全、気管支喘息、血清病、重症感染症、溶血性貧血、白血病、顆粒球減少症　など

$C_{24}H_{31}FO_6$ ： 434.50
9-fluoro-11β,21-dihydroxy-16α,17-

(1-methylethylidenedioxy)pregna-1,4-diene-3,20-dione

トリアムテレン
triamterene (JP, INN)

抗アルドステロン剤,
カリウム保持性利尿剤　213

【先発品等】トリテレン
【効能・効果】高血圧症（本態性, 腎性等), 心性浮腫（うっ血性心不全), 腎性浮腫, 肝性浮腫

$C_{12}H_{11}N_7$ ： 253.26
6-phenylpteridine-2,4,7-triamine

トリクロホスナトリウム
triclofos sodium (JP)
triclofos (INN)

催眠剤　112

【先発品等】トリクロリール
【効能・効果】不眠症, 脳波・心電図検査等における睡眠

$C_2H_3Cl_3NaO_4P$ ： 251.37
monosodium 2,2,2-trichloroethyl monohydrogenphosphate

トリクロルメチアジド
trichlormethiazide (JP, INN)

チアジド系降圧利尿剤　213

【先発品等】フルイトラン
【効能・効果】高血圧症（本態性, 腎性等), 悪性高血圧, 心性浮腫（うっ血性心不全), 腎性浮腫, 肝性浮腫, 月経前緊張症

$C_8H_8Cl_3N_3O_4S_2$ ： 380.66
(3RS)-6-chloro-3-dichloromethyl-3,4-dihydro-2H-1,2,4-benzothiadiazine-7-sulfonamide 1,1-dioxide

トリパミド
tripamide (JAN, INN)

血管・腎作動性降圧剤　214

【先発品等】ノルモナール
【効能・効果】本態性高血圧症

$C_{16}H_{20}ClN_3O_3S$ ： 369.87
N-(4-aza-endo-tricyclo[5.2.1.0^{2,6}]decan-4-yl)-4-chloro-3-sulfamoylbenzamide

トリフルリジン・チピラシル塩酸塩
trifluridine (JAN, INN)・
tipiracil hydrochloride (JAN)
〔tipiracil (INN)〕

抗悪性腫瘍剤　429

【先発品等】ロンサーフ
【効能・効果】(1)治癒切除不能な進行・再発の結腸・直腸癌 (2)がん化学療法後に増悪した治癒切除不能な進行・再発の胃癌

trifluridine

tipiracil hydrochloride

trifluridine
$C_{10}H_{11}F_3N_2O_5$ ： 296.20
2'-deoxy-5-(trifluoromethyl)uridine

tipiracil hydrochloride
$C_9H_{11}ClN_4O_2$・HCl ： 279.12
5-chloro-6-[(2-iminopyrrolidin-1-yl)methyl] pyrimidine-2,4(1H,3H)-dione monohydrochloride

トリヘキシフェニジル塩酸塩
trihexyphenidyl
hydrochloride (JP)
trihexyphenidyl (INN)

抗コリン剤　116

【先発品等】アーテン　セドリーナ　パーキネス
【効能・効果】(1)向精神薬投与によるパーキンソニズム・ジスキネジア（遅発性を除く)・アカシジア (2)特発性パーキンソニズム及びその他のパーキンソニズム（脳炎後, 動脈硬化性)

$C_{20}H_{31}NO$・HCl ： 337.93
(1RS)-1-cyclohexyl-1-phenyl-3-(piperidin-1-yl)propan-1-ol monohydrochloride

ドリペネム水和物
doripenem hydrate (JP)
doripenem (INN)

カルバペネム系抗生物質　613

【先発品等】フィニバックス
【効能・効果】〈適応菌種〉ブドウ球菌属, レンサ球菌属, 肺炎球菌, 緑膿菌, バクテロイデス属, プレボテラ属 など 〈適応症〉敗血症, 感染性心内膜炎, 深在性皮膚感染症, リンパ管・リンパ節炎 など

$C_{15}H_{24}N_4O_6S_2$・H_2O ： 438.52
(4R,5S,6S)-6-[(1R)-1-hydroxyethyl]-4-methyl-7-oxo-3-{(3S,5S-5-[(sulfamoylamino)methyl]pyrrolidin-3-ylsulfanyl}-1-azabicyclo[3.2.0]hept-2-ene-2-carboxylic acid monohydrate

トリベノシド
tribenoside (JAN, INN)

経口痔核治療剤　255

【先発品等】ヘモクロン
【効能・効果】内痔核に伴う出血・腫脹

$C_{29}H_{34}O_6$ ： 478.58
ethyl-3,5,6-tri-O-benzyl-D-glucofuranoside

トリミプラミンマレイン酸塩
trimipramine maleate (JAN)
trimipramine (INN)

三環系抗うつ剤　117

【先発品等】スルモンチール
【効能・効果】精神科領域におけるうつ病, うつ状態

$C_{20}H_{26}N_2$・$C_4H_4O_4$ ： 410.51
3-(10,11-dihydro-5H-dibenz[b,f]-azepin-5-yl)-2-methylpropyl-

dimethylamine hydrogen maleate

トリメタジオン
trimethadione (JP, INN)

オキサゾリジン系抗てんかん剤　113

【先発品等】ミノアレ
【効能・効果】(1)定型欠神発作（小発作）(2)小型（運動）発作〔ミオクロニー発作，失立（無動）発作，点頭てんかん（幼児けい縮発作，BNS痙攣等）〕

$C_6H_9NO_3$：143.14
3,5,5-trimethyl-1,3-oxazolidine-2,4-dione

トリメタジジン塩酸塩
trimetazidine hydrochloride
(JP, INN)
trimetazidine (INN)

虚血性心疾患治療剤　217

【先発品等】バスタレルF
【効能・効果】狭心症，心筋梗塞（急性期を除く），その他の虚血性心疾患

$C_{14}H_{22}N_2O_3 \cdot 2HCl$：339.26
1-(2,3,4-trimethoxybenzyl)piperazine dihydrochloride

トリメトキノール塩酸塩水和物
trimetoquinol hydrochloride
hydrate (JP)
トレトキノール　tretoquinol (INN)

気管支拡張 β_2-刺激剤　225

【先発品等】イノリン
【効能・効果】気管支喘息，慢性気管支炎，塵肺症の気道閉塞性障害に基づく諸症状の緩解　など

$C_{19}H_{23}NO_5 \cdot HCl \cdot H_2O$：399.87
(1S)-1-(3,4,5-trimethoxybenzyl)-1,2,3,4-tetrahydroisoquinoline-6,7-diol monohydrochloride monohydrate

トリメブチンマレイン酸塩
trimebutine maleate (JP)
trimebutine (INN)

消化管運動調律剤　239

【先発品等】セレキノン

【効能・効果】(1)慢性胃炎における消化器症状（腹部疼痛，悪心，あい気，腹部膨満感）(2)過敏性腸症候群

$C_{22}H_{29}NO_5 \cdot C_4H_4O_4$：503.54
(2RS)-2-dimethylamino-2-phenylbutyl 3,4,5-trimethoxybenzoate monomaleate

トリロスタン
trilostane (JAN, INN)

副腎皮質ホルモン合成阻害剤　249

【先発品等】デソパン
【効能・効果】特発性アルドステロン症，手術適応とならない原発性アルドステロン症及びクッシング症候群におけるアルドステロン及びコルチゾール分泌過剰状態の改善並びにそれに伴う諸症状の改善

$C_{20}H_{27}NO_3$：329.43
4α,5-epoxy-3,17β-dihydroxy-5α-androst-2-ene-2-carbonitrile

ドルゾラミド塩酸塩
dorzolamide hydrochloride (JP)
dorzolamide (INN)

炭酸脱水酵素阻害剤　131

【先発品等】トルソプト
【効能・効果】緑内障，高眼圧症で，他の緑内障治療薬で効果不十分な場合の併用療法

$C_{10}H_{16}N_2O_4S_3 \cdot HCl$：360.90
(4S,6S)-4-ethylamino-6-methyl-5,6-dihydro-4H-thieno[2,3-b]thiopyran-2-sulfonamide 7,7-dioxide monohydrochloride

ドルテグラビルナトリウム
dolutegravir sodium (JAN)
dolutegravir (INN)

HIVインテグラーゼ阻害剤　625

【先発品等】テビケイ
【効能・効果】HIV感染症

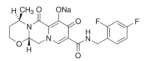

$C_{20}H_{18}F_2N_3NaO_5$：441.36

トルテロジン酒石酸塩
tolterodine tartrate (JAN)
tolterodine (INN)

膀胱選択性ムスカリン受容体拮抗剤　259

【先発品等】デトルシトール
【効能・効果】過活動膀胱における尿意切迫感，頻尿及び切迫性尿失禁

$C_{22}H_{31}NO \cdot C_4H_6O_6$：475.57
(+)-2-{(1R)-3-[bis(1-methylethyl)amino]-1-phenylpropyl}-4-methylphenol mono-L-tartrate

トルナフタート
tolnaftate (JP, INN)

抗白癬剤　265

【先発品等】ハイアラージン
【効能・効果】汗疱状白癬，頑癬，小水疱性斑状白癬，癜風

$C_{19}H_{17}NOS$：307.41
O-naphthalen-2-yl N-methyl-N-(3-methylphenyl)thiocarbamate

トルバプタン
tolvaptan (JAN, INN)

バソプレシン V_2-受容体拮抗剤　213, 249

【先発品等】サムスカ，-OD
【効能・効果】(1)ループ利尿薬等の他の利尿薬で効果不十分な心不全及び肝硬変における体液貯留(2)抗利尿ホルモン不適合分泌症候群（SIADH）における低ナトリウム血症の改善(3)腎容積が既に増大しており，かつ，腎容積の増大速度が速い常染色体優性多発性嚢胞腎の進行抑制

$C_{26}H_{25}ClN_2O_3$：448.94
N-{4-[(5RS)-7-chloro-5-hydroxy-2,3,4,5-tetrahydro-1H-benzo[b]

azepine-1-carbonyl]-3-methylphenyl}-
2-methylbenzamide

トルバプタン
リン酸エステルナトリウム
tolvaptan sodium phosphate (JAN)
tolvaptan (INN)

バソプレシンV_2-受容体拮抗剤　213

【先発品等】サムスカ
【効能・効果】ループ利尿薬等の他の利尿薬で効果不十分な心不全における体液貯留

及び鏡像異性体

$C_{26}H_{24}ClN_2Na_2O_6P$: 572.88
disodium(5RS)-7-chloro-1-[2-methyl-4-(2-methylbenzamido)benzoyl]-2,3,4,5-tetrahydro-1H-benzazepin-5-yl phosphate

トレチノイン
tretinoin (JAN, INN)

ビタミンA活性代謝物・APL治療剤　429

【先発品等】ベサノイド
【効能・効果】急性前骨髄球性白血病

$C_{20}H_{28}O_2$: 300.44
(2E,4E,6E,8E)-3,7-dimethyl-9-(2,6,6-trimethyl-1-cyclohexen-1-yl)-2,4,6,8-nonatetraenoic acid

トレチノイントコフェリル
tretinoin tocoferil (JAN, INN)

褥瘡・皮膚潰瘍治療剤　269

【先発品等】オルセノン
【効能・効果】褥瘡, 皮膚潰瘍（熱傷潰瘍, 糖尿病性潰瘍, 下腿潰瘍）

$C_{49}H_{76}O_3$: 713.13

トレピブトン
trepibutone (JP, INN)

膵・胆道疾患治療剤　236

【先発品等】スパカール
【効能・効果】(1)胆石症, 胆嚢炎, 胆管炎, 胆道ジスキネジー, 胆嚢切除後症候群に伴う鎮痙・利胆 (2)慢性膵炎に伴う疼痛並びに胃腸症状の改善

$C_{16}H_{22}O_6$: 310.34
4-oxo-4-(2,4,5-triethoxyphenyl)butanoic acid

トレプロスチニル
treprostinil (JAN, INN)

プロスタグランジンI_2誘導体製剤　219

【先発品等】トレプロスト
【効能・効果】肺動脈性肺高血圧症（WHO機能分類クラスⅡ, Ⅲ及びⅣ）

$C_{23}H_{34}O_5$: 390.51
{[(1R,2R,3aS,9aS)-2-hydroxy-1-[(3S)-3-hydroxyoctyl]-2,3,3a,4,9,9a-hexahydro-1H-cyclopenta[b]naphthalen-5-yl]oxy}acetic acid

トレミフェンクエン酸塩
toremifene citrate (JAN)
toremifene (INN)

抗エストロゲン剤　429

【先発品等】フェアストン
【効能・効果】閉経後乳癌

$C_{26}H_{28}ClNO·C_6H_8O_7$: 598.08
2-[4-[(Z)-4-chloro-1,2-diphenyl-1-butenyl]phenoxy]-N,N-dimethylethylamine monocitrate

トレラグリプチンコハク酸塩
trelagliptin succinate (JAN)
trelagliptin (INN)

持続性選択的DPP-4阻害剤・
2型糖尿病治療剤　396

【先発品等】ザファテック
【効能・効果】2型糖尿病

$C_{18}H_{20}FN_5O_2·C_4H_6O_4$: 475.47
2-({6-[(3R)-3-aminopiperidin-1-yl]-3-methyl-2,4-dioxo-3,4-dihydropyrimidin-1(2H)-yl}methyl)-

4-fluorobenzonitrile monosuccinate

ドロキシドパ
droxidopa (JP, INN)

ノルエピネフリン前駆物質　116

【先発品等】ドプス,-OD
【効能・効果】(1)パーキンソン病におけるすくみ足などの改善 (2)シャイ・ドレーガー症候群などにおける起立性低血圧, 失神, 立ちくらみの改善 (3)起立性低血圧を伴う血液透析患者における倦怠感などの改善

$C_9H_{11}NO_5$: 213.19
(2S,3R)-2-amino-3-(3,4-dihydroxyphenyl)-3-hydroxypropanoic acid

トロキシピド
troxipide (JP, INN)

防御因子増強剤　232

【先発品等】アプレース
【効能・効果】(1)胃潰瘍 (2)急性胃炎, 慢性胃炎の急性増悪期の胃粘膜病変（びらん, 出血, 発赤, 浮腫）の改善

$C_{15}H_{22}N_2O_4$: 294.35
3,4,5-trimethoxy-N-[(3RS)-piperidin-3-yl]benzamide

ドロスピレノン・
エチニルエストラジオール
ベータデクス
drospirenone (JAN, INN)・
ethinylestradiol betadex
〔ethinylestradiol (JP, INN)〕

黄体・卵胞混合ホルモン
子宮内膜症に伴う疼痛改善剤・
月経困難症治療剤　248

【先発品等】ヤーズ
【効能・効果】月経困難症, 子宮内膜症に伴う疼痛の改善, 生殖補助医療における調節卵巣刺激の開始時期の調整

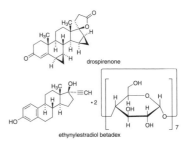
drospirenone
ethinylestradiol betadex

drospirenone
$C_{24}H_{30}O_3$ ： 366.49
3-oxo-6β,7β:15β,16β-dimethano-17α-
pregn-4-ene-21,17-carbolactone

ethinylestradiol betadex
$C_{20}H_{24}O_2 \cdot 2C_{42}H_{70}O_{35}$ ： 2566.37
19-nor-17α-pregna-1,3,5(10)-triene-
20-yne-3,17-diol-di-β-cyclodextrin

トロピカミド
tropicamide (JP, INN)
自律神経系散瞳剤　131

【先発品等】ミドリンM
【効能・効果】診断又は治療を目的とする散瞳と調節麻痺

$C_{17}H_{20}N_2O_2$ ： 284.35
(2RS)-N-ethyl-3-hydroxy-2-phenyl-
N-(pyridin-4-ylmethyl)propanamide

ドロペリドール
droperidol (JP, INN)
麻酔用神経遮断剤　111

【先発品等】ドロレプタン
【効能・効果】(1)フェンタニルとの併用による手術，検査及び処置時の全身麻酔及び局所麻酔の補助　(2)単独投与による麻酔前投薬

$C_{22}H_{22}FN_3O_2$ ： 379.43
1-{1-[4-(4-fluorophenyl)-4-oxobutyl]-
1,2,3,6-tetrahydropyridin-4-yl}-1,3-
dihydro-2H-benzimidazol-2-one

ドンペリドン
domperidone (JP, INN)
消化管運動改善剤　239

【先発品等】ナウゼリン，-OD
【効能・効果】次の疾患及び薬剤投与時の消化器症状：慢性胃炎，胃下垂症，胃切除後症候群，抗悪性腫瘍剤又はレボドパ製剤投与時，周期性嘔吐症，上気道感染症　など

$C_{22}H_{24}ClN_5O_2$ ： 425.91
5-chloro-1-{1-[3-(2-oxo-2,3-
dihydro-1H-benzimidazol-1-yl)
propyl]piperidin-4-yl}-1,3-dihydro-
2H-benzimidazol-2-one

ナジフロキサシン
nadifloxacin (JAN, INN)
ニューキノロン系抗菌剤　263

【先発品等】アクアチム
【効能・効果】〈適応菌種〉ブドウ球菌属，アクネ菌　〈適応症〉表在性皮膚感染症，深在性皮膚感染症，痤瘡（化膿性炎症を伴うもの）

$C_{19}H_{21}FN_2O_4$ ： 360.38
(±)-9-fluoro-6,7-dihydro-8-(4-
hydroxy-1-piperidyl)-5-methyl-1-
oxo-1H,5H-benzo[ij]quinolizine-2-
carboxylic acid

ナテグリニド
nateglinide (JP, INN)
速効型インスリン分泌促進薬　396

【先発品等】スターシス　ファスティック
【効能・効果】2型糖尿病における食後血糖推移の改善

$C_{19}H_{27}NO_3$ ： 317.42
N-[trans-4-(1-methylethyl)
cyclohexanecarbonyl]-D-phenylalanine

ナドロール nadolol (JP, INN)
β-遮断剤　212, 214

【先発品等】ナディック
【効能・効果】本態性高血圧症（軽症～中等症），狭心症，頻脈性不整脈

$C_{17}H_{27}NO_4$ ： 309.40
(2RS,3SR)-5-{(2RS)-3-[(1,1-
dimethylethyl)amino]-2-

hydroxypropyloxy}-1,2,3,4-
tetrahydronaphthalene-2,3-diol

ナファゾリン硝酸塩
naphazoline nitrate (JP)
naphazoline (INN)
血管収縮剤　131, 132

【先発品等】プリビナ
【効能・効果】眼科用：表在性充血（原因療法と併用）　耳鼻科用：上気道の諸疾患の充血・うっ血，上気道粘膜の表面麻酔時における局所麻酔剤の効力持続時間の延長

$C_{14}H_{14}N_2 \cdot HNO_3$ ： 273.29
2-(naphthalen-1-ylmethyl)-4,5-
dihydro-1H-imidazole mononitrate

ナファモスタット メシル酸塩
nafamostat mesilate (JP)
nafamostat (INN)
蛋白分解酵素阻害剤　399

【先発品等】フサン
【効能・効果】(1)膵炎の急性症状の改善　(2)汎発性血管内血液凝固症（DIC）(3)出血性病変又は出血傾向がある患者の血液体外循環時の灌流血液の凝固防止

$C_{19}H_{17}N_5O_2 \cdot 2CH_4O_3S$ ： 539.58
6-amidinonaphthalen-2-yl 4-guanidino-
benzoate bis(methanesulfonate)

ナフトピジル
naftopidil (JP, INN)
排尿障害治療剤　259

【先発品等】フリバス，-OD
【効能・効果】前立腺肥大症に伴う排尿障害

$C_{24}H_{28}N_2O_3$ ： 392.49
(2RS)-1-[4-(2-methoxyphenyl)
piperazin-1-yl]-3-(naphthalen-1-
yloxy)propan-2-ol

ナブメトン
nabumetone (JP, INN)

フェニル酢酸系消炎鎮痛剤　114

【先発品等】レリフェン
【効能・効果】関節リウマチ，変形性関節症，腰痛症，頸肩腕症候群，肩関節周囲炎の消炎・鎮痛

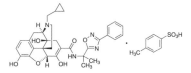

$C_{15}H_{16}O_2$ ： 228.29
4-(6-methoxynaphthalen-2-yl)
butan-2-one

ナプロキセン
naproxen (JP, INN)

プロピオン酸系消炎鎮痛剤　114

【先発品等】ナイキサン
【効能・効果】(1)関節リウマチ，変形性関節症，腰痛症，帯状疱疹などの消炎，鎮痛，解熱 (2)歯科・口腔外科領域における抜歯並びに小手術後の消炎，鎮痛　など

$C_{14}H_{14}O_3$ ： 230.26
(2S)-2-(6-methoxynaphthalen-2-yl)
propanoic acid

ナラトリプタン塩酸塩
naratriptan hydrochloride (JAN)
naratriptan (INN)

5-HT$_{1B/1D}$受容体作動剤，
トリプタン系製剤　216

【先発品等】アマージ
【効能・効果】片頭痛

$C_{17}H_{25}N_3O_2S$・HCl ： 371.93
N-methyl-2[-3(-1-methylpiperidin-
4-yl)-1H-indol-5-yl]
ethanesulfonamide monohydrochloride

ナルデメジントシル酸塩
naldemedine tosilate (JAN)
naldemedine (INN)

経口末梢性μオピオイド受容体拮抗薬
235

【先発品等】スインプロイク
【効能・効果】オピオイド誘発性便秘症

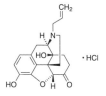

$C_{32}H_{34}N_4O_6$・$C_7H_8O_3S$ ： 742.84
(5R)-17-(cyclopropylmethyl)-6,7-
didehydro-4,5-epoxy-3,6,14-
trihydroxy-N-[2-(3-phenyl-1,2,4-
oxadiazol-5-yl)propan-2-yl]
morphinan-7-carboxamide mono
(4-methylbenzenesulfonate)

ナルフラフィン塩酸塩
nalfurafine hydrochloride (JAN)
nalfurafine (INN)

オピオイドκ受容体選択的作動薬　119

【先発品等】レミッチ，-OD
【効能・効果】透析患者，慢性肝疾患者における瘙痒症の改善（既存治療で効果不十分な場合に限る）

$C_{28}H_{32}N_2O_5$・HCl ： 513.03
(2E)-N-[(5R,6R)-17-
(cyclopropylmethyl)-4,5-epoxy-
3,14-dihydroxymorphinan-6-yl]-
3-(furan-3-yl)-N-methylprop-
2-enamide monohydrochloride

ナルメフェン塩酸塩水和物
nalmefene hydrochloride
hydrate (JAN)
nalmefene (INN)

アルコール依存症飲酒量低減剤　119

【先発品等】セリンクロ
【効能・効果】アルコール依存症患者における飲酒量の低減

$C_{21}H_{25}NO_3$・HCl・$2H_2O$ ： 411.92
(5S)-17-(cyclopropylmethyl)-4,5-
epoxy-6-methylenemorphinan-3,14-
diol monohydrochloride dihydrate

ナロキソン塩酸塩
naloxone hydrochloride (JP)
naloxone (INN)

麻薬拮抗剤　221

【効能・効果】麻薬による呼吸抑制並びに覚醒遅延の改善

$C_{19}H_{21}NO_4$・HCl ： 363.84
(5R,14S)-17-allyl-4,5-epoxy-
3,14-dihydroxymorphinan-6-one
monohydrochloride

ニカルジピン塩酸塩
nicardipine hydrochloride (JP)
nicardipine (INN)

ジヒドロピリジン系カルシウム拮抗剤　214

【先発品等】ペルジピン，-LA
【効能・効果】本態性高血圧症，手術時の異常高血圧の救急処置，高血圧性緊急症，急性心不全（慢性心不全の急性増悪を含む）

$C_{26}H_{29}N_3O_6$・HCl ： 515.99
2-[benzyl(methyl)amino]ethyl methyl
(4RS)-2,6-dimethyl-4-(3-nitrophenyl)-
1,4-dihydropyridine-3,5-
dicarboxylate monohydrochloride

ニコチン
nicotine

禁煙補助剤　799

【先発品等】ニコチネルTTS
【効能・効果】禁煙の補助

$C_{10}H_{14}N_2$ ： 162.23
(S)-3-(1-methyl-2-pyrrolidinyl)
pyridine

ニコチン酸アミド
nicotinamide (JP, INN)

抗ペラグラ因子ビタミン　313

【効能・効果】(1)ニコチン酸欠乏症の予防及び治療 (2)接触皮膚炎，メニエール症候群，末梢循環障害，耳鳴などのうちニコチン酸の欠乏又は代謝障害が関与すると推定される場合　など

$C_6H_6N_2O$ ： 122.12
pyridine-3-carboxamide

ニコモール nicomol (JP, INN)
脂質代謝・末梢血行改善剤 218

【効能・効果】(1)高脂血症 (2)凍瘡, 四肢動脈閉塞症 (血栓閉塞性動脈炎・動脈硬化性閉塞症), レイノー症候群に伴う末梢血行障害の改善

$C_{34}H_{32}N_4O_9$ ： 640.64
(2-hydroxycyclohexane-1,1,3,3-tetrayl)tetramethyl tetranicotinate

ニコランジル
nicorandil (JP, INN)
狭心症・急性心不全治療剤 217

【先発品等】シグマート
【効能・効果】狭心症, 不安定狭心症, 急性心不全 (慢性心不全の急性増悪期を含む)

$C_8H_9N_3O_4$ ： 211.17
N-[2-(nitrooxy)ethyl]pyridine-3-carboxamide

ニザチジン
nizatidine (JP, INN)
H_2-受容体拮抗剤 232

【先発品等】アシノン
【効能・効果】(1)胃潰瘍, 十二指腸潰瘍, 逆流性食道炎 (2)急性胃炎, 慢性胃炎の急性増悪期の胃粘膜病変 (びらん, 出血, 発赤, 浮腫) の改善 など

$C_{12}H_{21}N_5O_2S_2$ ： 331.46
(1EZ)-N-{2-[({2-[(dimethylamino)methyl]thiazol-4-yl}methyl)sulfanyl]ethyl}-N'-methyl-2-nitroethene-1,1-diamine

ニセリトロール
niceritrol (JP, INN)
脂質代謝・末梢循環改善剤 218

【先発品等】ペリシット
【効能・効果】(1)高脂質血症の改善 (2)ビュルガー病, 閉塞性動脈硬化症, レ

イノー病及びレイノー症候群に伴う末梢循環障害の改善

$C_{29}H_{24}N_4O_8$ ： 556.52
pentaerythritol tetranicotinate

ニセルゴリン
nicergoline (JP, INN)
脳循環代謝改善剤 219

【先発品等】サアミオン
【効能・効果】脳梗塞後遺症に伴う慢性脳循環障害による意欲低下の改善

$C_{24}H_{26}BrN_3O_3$ ： 484.39
[(8R,10S)-10-methoxy-1,6-dimethylergolin-8-yl]methyl 5-bromopyridine-3-carboxylate

ニチシノン
nitisinone (JAN, INN)
高チロシン血症Ⅰ型治療剤 399

【先発品等】オーファディン
【効能・効果】高チロシン血症Ⅰ型

$C_{14}H_{10}F_3NO_5$ ： 329.23
2-[2-nitro-4-(trifluoromethyl)benzoyl]cyclohexane-1,3-dione

ニトラゼパム
nitrazepam (JP, INN)
ベンゾジアゼピン系催眠剤 112, 113

【先発品等】ネルボン　ベンザリン
【効能・効果】(1)不眠症 (2)麻酔前投薬 (3)異型小発作群 (点頭てんかん, ミオクロヌス発作, 失立発作等), 焦点性発作 (焦点性痙攣発作, 精神運動発作, 自律神経発作等)

$C_{15}H_{11}N_3O_3$ ： 281.27
7-nitro-5-phenyl-1,3-dihydro-2H-

1,4-benzodiazepin-2-one

ニトレンジピン
nitrendipine (JP, INN)
ジヒドロピリジン系カルシウム拮抗剤 217

【先発品等】バイロテンシン
【効能・効果】(1)高血圧症 (2)腎実質性高血圧症 (3)狭心症

$C_{18}H_{20}N_2O_6$ ： 360.36
3-ethyl 5-methyl (4RS)-2,6-dimethyl-4-(3-nitrophenyl)-1,4-dihydropyridine-3,5-dicarboxylate

ニトログリセリン
nitroglycerin
冠動脈拡張剤 214, 217

【先発品等】ニトロダームTTS　バソレーター　ミオコール　ミニトロ　ミリステープ　ミリスロール
【効能・効果】(1)舌下錠：狭心症, 心筋梗塞, 心臓喘息, アカラジアの一時的な緩解 (2)舌下エアゾール：狭心症発作の寛解 (3)冠動注用：冠動脈造影時の冠攣縮寛解 (4)貼付剤：狭心症　など

$C_3H_5N_3O_9$ ： 227.09
1,2,3-propanetriol trinitrate

ニトロプルシド
ナトリウム水和物
sodium nitroprusside hydrate
(JAN)
硝酸剤 214

【先発品等】ニトプロ
【効能・効果】(1)手術時の低血圧維持 (2)手術時の異常高血圧の救急処置

$Na_2[Fe(CN)_5NO]\cdot2H_2O$

$C_5FeN_6Na_2O\cdot2H_2O$ ： 297.95
sodium pentacyanonitrosylferrate(2-) dihydrate

ニフェカラント 塩酸塩
nifekalant hydrochloride (JAN)
nifekalant (INN)
不整脈治療剤 212

【先発品等】シンビット
【効能・効果】生命に危険のある心室頻拍, 心室細動で他の抗不整脈薬が無効か, 又は使用できない場合

$C_{19}H_{27}N_5O_5 \cdot HCl$ ： 441.91
6-[2-[(N-2-hydroxyethyl)-3-(4-nitrophenyl)propylamino]ethylamino]-1,3-dimethyl-1H,3H-pyrimidine-2,4-dione monohydrochloride

ニフェジピン
nifedipine (JP, INN)

ジヒドロピリジン系カルシウム拮抗剤　217

【先発品等】アダラート-CR　セパミット,-R
【効能・効果】(1)本態性高血圧症, 腎性高血圧症 (2)狭心症　など

$C_{17}H_{18}N_2O_6$ ： 346.33
dimethyl 2,6-dimethyl-4-(2-nitrophenyl)-1,4-dihydropyridine-3,5-dicarboxylate

ニプラジロール
nipradilol (JAN, INN)

β-遮断剤　131, 214

【先発品等】ニプラノール　ハイパジール
【効能・効果】内服：本態性高血圧症（軽症～中等症）, 狭心症　眼科用：緑内障, 高眼圧症

$C_{15}H_{22}N_2O_6$ ： 326.34
3,4-dihydro-8-(2-hydroxy-3-isopropylamino)propoxy-3-nitroxy-2H-1-benzopyran

ニムスチン塩酸塩
nimustine hydrochloride (JAN)
nimustine (INN)

ニトロソウレア系アルキル化剤　421

【先発品等】ニドラン
【効能・効果】脳腫瘍, 消化器癌（胃癌, 肝臓癌, 結腸・直腸癌）, 肺癌, 悪性リンパ腫, 慢性白血病の自覚的並びに他覚的症状の寛解

$C_9H_{13}ClN_6O_2 \cdot HCl$ ： 309.15
1-(4-amino-2-methyl-5-pyrimidinyl)methyl-3-(2-chloroethyl)-3-nitrosourea hydrochloride

L-乳酸ナトリウム液
sodium L-lactate (JAN)

体液用剤　331

【先発品等】乳酸Na補正液
【効能・効果】電解質補液の電解質補正, 代謝性アシドーシス

$C_3H_5NaO_3$ ： 112.06
sodium (2S)-2-hydroxypropanoate

尿素
urea (JP)

角化症治療剤　266

【先発品等】ウレパール　ケラチナミン　パスタロン
【効能・効果】魚鱗癬, 老人性乾皮症, アトピー皮膚, 進行性指掌角皮症, 足蹠部皹裂性皮膚炎, 掌蹠角化症, 毛孔性苔癬, 頭部粃糠疹

CH_4N_2O ： 60.06

尿素 (^{13}C)　**urea** (^{13}C) (JAN)
ヘリコバクター・ピロリ感染診断用剤　729

【先発品等】ピロニック　ユービット
【効能・効果】ヘリコバクター・ピロリの感染診断

$^{13}CH_4N_2O$ ： 61.05

ニラパリブトシル酸塩水和物
niraparib tosilate hydrate (JAN)
niraparib (INN)

抗悪性腫瘍剤・ポリアデノシン5'二リン酸リボースポリメラーゼ (PARP) 阻害剤　429

【先発品等】ゼジューラ
【効能・効果】(1)卵巣癌における初回化学療法後の維持療法 (2)白金系抗悪性腫瘍剤感受性の再発卵巣癌における維持療法 (3)白金系抗悪性腫瘍剤感受性の相同組換え修復欠損を有する再発卵

巣癌

$C_{19}H_{20}N_4O \cdot C_7H_8O_3S \cdot H_2O$ ： 510.61
2-{4-[(3S)-piperidin-3-yl]phenyl}-2H-indazole-7-carboxamide mono (4-methylbenzenesulfonate) monohydrate

ニルバジピン
nilvadipine (JP, INN)

ジヒドロピリジン系カルシウム拮抗剤　214

【先発品等】ニバジール
【効能・効果】本態性高血圧症

$C_{19}H_{19}N_3O_6$ ： 385.37
3-methyl 5-(1-methylethyl) (4RS)-2-cyano-6-methyl-4-(3-nitrophenyl)-1,4-dihydropyridine-3,5-dicarboxylate

ニルマトレルビル・リトナビル
nirmatrelvir (JAN, INN) ・
ritonavir (JAN, INN)

抗ウイルス剤　625

【先発品等】パキロビッド
【効能・効果】SARS-CoV-2による感染症

nirmatrelvir

ritonavir

nirmatrelvir
$C_{23}H_{32}F_3N_5O_4$ ： 499.53
(1R,2S,5S)-N-{(1S)-1-cyano-2-[(3S)-2-oxopyrrolidin-3-yl]ethyl}-3-[(2S)-3,3-dimethyl-2-(2,2,2-trifluoroacetamido)butanoyl]-6,6-dimethyl-3-azabicyclo[3.1.0]hexane-2-carboxamide

ritonavir
$C_{37}H_{48}N_6O_5S_2$ ： 720.94
5-thiazolylmethyl[(αS)-α-[(1S,3S)-

1-hydroxy-3-[(2S)-2-[3-[(2-
isopropyl-4-thiazolyl)methyl]-3-
methylureido]-3-methylbutyramido]-
4-phenylbutyl]phenethyl]carbamate

ニロチニブ塩酸塩水和物
nilotinib hydrochloride
hydrate (JAN)
nilotinib (INN)

チロシンキナーゼ阻害剤　429

【先発品等】タシグナ
【効能・効果】慢性期又は移行期の慢性
骨髄性白血病

$C_{28}H_{22}F_3N_7O \cdot HCl \cdot H_2O$ ： 583.99
4-methyl-N-[3-(4-methyl-1H-
imidazol-1-yl)-5-(trifluoromethyl)
phenyl]-3-{[4-(pyridin-3-yl)
pyrimidin-2-yl]amino}benzamide
monohydrochloride monohydrate

ニンテダニブエタンスルホン酸塩
nintedanib ethanesulfonate (JAN)

チロシンキナーゼ阻害剤・抗線維化剤
399

【先発品等】オフェブ
【効能・効果】(1)特発性肺線維症 (2)全
身性強皮症に伴う間質性肺疾患 (3)進
行性線維化を伴う間質性肺疾患

$C_{31}H_{33}N_5O_4 \cdot C_2H_6O_3S$ ： 649.76(エタン
スルホン酸塩),539.62(遊離塩基)
methyl(3Z)-3-[({4-[N-methyl-2-
(4-methylpiperazin-1-yl)acetamido]
phenyl}amino)(phenyl)methylidene]-
2-oxo-2,3-dihydro-1H-indole-6-
carboxylate monoethanesulfonate

ネオスチグミン neostigmine
ネオスチグミン臭化物
neostigmine bromide (JAN, INN)
ネオスチグミンメチル硫酸塩
neostigmine methylsulfate (JP)

副交感神経興奮・
抗コリンエステラーゼ剤　123

【先発品等】ワゴスチグミン
【効能・効果】(1)重症筋無力症 (2)クラー
レ剤（ツボクラリン）による遷延性呼
吸抑制 (3)消化管機能低下のみられる
手術後及び分娩後の腸管麻痺　など

neostigmine bromide
$C_{12}H_{19}BrN_2O_2$ ： 303.2
3-(dimethylcarbamoyloxy)-N,N,N-
trimethylanilinium bromide

neostigmine methylsulfate
$C_{13}H_{22}N_2O_6S$ ： 334.39
3-(dimethylcarbamoyloxy)-N,N,N-
trimethylanilinium methyl sulfate

ネオスチグミンメチル硫酸塩・
アトロピン硫酸塩水和物
neostigmine methylsulfate (JP)・
atropine sulfate hydrate (JP)

副交感神経興奮・
抗コリンエステラーゼ剤　123

【先発品等】アトワゴリバース
【効能・効果】非脱分極性筋弛緩剤の作
用の拮抗

neostigmine methylsulfate
$C_{13}H_{22}N_2O_6S$ ： 334.39
N-(3-dimethylcarbamoyloxy)-N,N,N-
trimethylanilinium methyl sulfate

atropine sulfate hydrate
$(C_{17}H_{23}NO_3)_2 \cdot H_2SO_4 \cdot H_2O$ ： 694.83
(1R,3r,5S)-8-methyl-8-azabicyclo
[3.2.1]oct-3-yl [(2RS)-3-hydroxy-
2-phenyl]propanoate hemisulfate
hemihydrate

ネダプラチン
nedaplatin (JAN, INN)

抗悪性腫瘍白金錯化合物　429

【先発品等】アクプラ
【効能・効果】頭頸部癌，肺小細胞癌，
肺非小細胞癌，食道癌，膀胱癌，精巣

（睾丸）腫瘍，卵巣癌，子宮頸癌

$C_2H_8N_2O_3Pt$ ： 303.17
cis-diammineglycolatoplatinum

ネチコナゾール塩酸塩
neticonazole hydrochloride (JAN)
neticonazole (INN)

イミダゾール系抗真菌剤　265

【先発品等】アトラント
【効能・効果】次の皮膚真菌症の治療
(1)白癬：足白癬，体部白癬，股部白癬
(2)皮膚カンジダ症：指間びらん症，間
擦疹 (3)癜風

$C_{17}H_{22}N_2OS \cdot HCl$ ： 338.90
(E)-1-[2-methylthio-1-[2-
(pentyloxy)phenyl]ethenyl]-1H-
imidazole hydrochloride

ネパフェナク
nepafenac (JAN, INN)

アリール酢酸系抗炎症点眼剤　131

【先発品等】ネバナック
【効能・効果】内眼部手術における術後
炎症

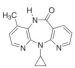

$C_{15}H_{14}N_2O_2$ ： 254.28
2-(2-amino-3-benzoylphenyl)
acetamide

ネビラピン
nevirapine (JAN, INN)

抗ウイルス・HIV逆転写酵素阻害剤　625

【先発品等】ビラミューン
【効能・効果】HIV-1感染症

$C_{15}H_{14}N_4O$ ： 266.30
11-cyclopropyl-5,11-dihydro-4-
methyl-6H-dipyrido[3,2-b:2',3'-e]
[1,4]diazepin-6-one

ネモナプリド
nemonapride (JAN, INN)

ベンザミド系抗精神病剤，
D_2-ドパミン受容体遮断剤　117

【先発品等】エミレース
【効能・効果】統合失調症

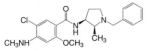

$C_{21}H_{26}ClN_3O_2$ ：387.90
（±）-cis-N-(1-benzyl-2-
methylpyrrolidin-3-yl)-5-chloro-2-
methoxy-4-methylaminobenzamide

ネララビン
nelarabine (JAN, INN)

代謝拮抗剤, ara-Gプロドラッグ　422

【先発品等】アラノンジー
【効能・効果】再発又は難治性のT細胞
急性リンパ性白血病，T細胞リンパ芽
球性リンパ腫

$C_{11}H_{15}N_5O_5$ ：297.27
2-amino-9-β-_D_-arabinofuranosyl-6-
methoxy-9H-purine

ノギテカン 塩酸塩
nogitecan hydrochloride (JAN)
トポテカン　topotecan (INN)

DNAトポイソメラーゼI阻害型
抗悪性腫瘍剤　424

【先発品等】ハイカムチン
【効能・効果】小細胞肺癌，がん化学療
法後に増悪した卵巣癌，小児悪性固形
腫瘍，進行又は再発の子宮頸癌

$C_{23}H_{23}N_3O_5$・HCl ：457.91
（＋）-(4S)-10-[(dimethylamino)
methyl]-4-ethyl-4,9-dihydroxy-1H-
pyrano[3',4': 6,7]indolizino[1,2-b]
quinoline-3,14(4H, 12H)-dione
monohydrochloride

ノルアドレナリン
noradrenaline (JP)
ノルエピネフリン　norepinephrine (INN)

カテコラミン，血圧上昇剤　245

【効能・効果】各種疾患若しくは状態に
伴う急性低血圧又はショック時の補助
治療（心筋梗塞及び敗血症による

ショック，アナフィラキシー性ショッ
ク，循環血液量低下を伴う急性低血圧
ないしショック など）

$C_8H_{11}NO_3$ ：169.18
4-[(1RS)-2-amino-1-hydroxyethyl]
benzene-1,2-diol

ノルエチステロン
norethisterone (JP, INN)

黄体ホルモン　247

【先発品等】ノアルテン
【効能・効果】無月経，月経周期異常，
月経量異常，月経困難症，卵巣機能不
全症，黄体機能不全による不妊症，機
能性子宮出血，月経周期の変更

$C_{20}H_{26}O_2$ ：298.42
17-hydroxy-19-nor-17α-pregn-4-en-
20-yn-3-one

ノルエチステロン・
エチニルエストラジオール
norethisterone (JP, INN)・
ethinylestradiol (JP, INN)

経口避妊剤,月経困難症治療剤　248,254

【先発品等】シンフェーズT28　ルナ
ベル-LD,-ULD
【効能・効果】(1)避妊 (2)月経困難症 (3)
生殖補助医療における調節卵巣刺激の
開始時期の調整

norethisterone

ethinylestradiol

norethisterone
$C_{20}H_{26}O_2$ ：298.42
17-hydroxy-19-nor-17α-pregn-4-en-
20-yn-3-one

ethinylestradiol
$C_{20}H_{24}O_2$ ：296.40
19-nor-17α-pregna-1,3,5(10)-
triene-20-yne-3,17-diol

ノルゲストレル・
エチニルエストラジオール
norgestrel (JP, INN)・
ethinylestradiol (JP, INN)

黄体・卵胞混合ホルモン　248

【先発品等】プラノバール
【効能・効果】(1)機能性子宮出血 (2)月
経困難症，月経周期異常（希発月経，
頻発月経），過多月経，子宮内膜症，卵
巣機能不全

norgestrel

ethinylestradiol

norgestrel
$C_{21}H_{28}O_2$ ：312.45
13-ethyl-17-hydroxy-18,19-dinor-
17α-pregn-4-en-20-yn-3-one

ethinylestradiol
$C_{20}H_{24}O_2$ ：296.40
19-nor-17α-pregna-1,3,5(10)-
triene-20-yne-3,17-diol

ノルトリプチリン 塩酸塩
nortriptyline hydrochloride (JP)
nortriptyline (INN)

三環系抗うつ剤・情動調整剤　117

【先発品等】ノリトレン
【効能・効果】精神科領域におけるうつ
病及びうつ状態（内因性うつ病，反応
性うつ病，退行期うつ病，神経症性う
つ状態，脳器質性精神障害のうつ状態）

$C_{19}H_{21}N$・HCl ：299.84
3-(10,11-dihydro-5H-dibenzo[a, d]
cyclohepten-5-ylidene)-N-methyl-
propylamine monohydrochloride

ノルフロキサシン
norfloxacin (JP, INN)

ニューキノロン系抗菌剤　131,624

【先発品等】ノフロ　バクシダール
【効能・効果】〈適応菌種〉レンサ球菌
属，淋菌，炭疽菌，大腸菌，赤痢菌，サ
ルモネラ属　など 〈適応症〉慢性膿
皮症，急性気管支炎，炭疽，野兎病，
膀胱炎，腎盂腎炎　など

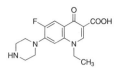

$C_{16}H_{18}FN_3O_3$ ： 319.33
1-ethyl-6-fluoro-4-oxo-7-
（piperazin-1-yl)-1,4-
dihydroquinoline-3-carboxylic acid

バカンピシリン塩酸塩
bacampicillin hydrochloride
（JP）
bacampicillin （INN）

合成ペニシリン，
アンピシリンプロドラッグ　613

【先発品等】ペングッド
【効能・効果】〈適応菌種〉ブドウ球菌
属，レンサ球菌属，肺炎球菌，大腸菌
など 〈適応症〉慢性膿皮症，肺炎，
腎盂腎炎，子宮内感染，眼瞼膿瘍，中
耳炎，猩紅熱　など

$C_{21}H_{27}N_3O_7S \cdot HCl$ ： 501.98

精製白糖・ポビドンヨード
sucrose （JP）・povidone-iodine （JP）

褥瘡・皮膚潰瘍治療剤　269

【先発品等】ソアナース　ユーパスタ
【効能・効果】褥瘡，皮膚潰瘍（熱傷潰
瘍，下腿潰瘍）

white soft sugar

povidone iodine

sucrose
$C_{12}H_{22}O_{11}$ ： 342.30
β-D-fructofuranosyl α-D-glucopyranoside

povidone-iodine
$(C_6H_9NO)n \cdot xI$
poly［(2-oxopyrrolidin-1-yl)ethylene］
iodine

パクリタキセル
paclitaxel （JAN, INN）

抗悪性腫瘍剤　424

【先発品等】アブラキサン　タキソール
【効能・効果】卵巣癌，非小細胞肺癌，
乳癌，胃癌，子宮体癌，治癒切除不能
な膵癌，再発又は遠隔転移を有する頭
頸部癌，再発又は遠隔転移を有する食
道癌，血管肉腫，進行又は再発の子宮
頸癌，再発又は難治性の胚細胞腫瘍
（精巣腫瘍，卵巣腫瘍，性腺外腫瘍）

$C_{47}H_{51}NO_{14}$ ： 853.91

バクロフェン
baclofen （JP, INN）

抗痙縮GABA誘導体　124

【先発品等】ギャバロン
【効能・効果】脳血管障害，脳性（小
児）麻痺，多発性硬化症，外傷後遺症
（脊髄損傷，頭部外傷），術後後遺症
（脳・脊髄腫瘍を含む）などによる痙
性麻痺

$C_{10}H_{12}ClNO_2$ ： 213.66
（3RS)-4-amino-3-(4-chlorophenyl)
butanoic acid

パシレオチドパモ酸塩
pasireotide pamoate （JAN）
pasireotide （INN）

持続性ソマトスタチンアナログ　249

【先発品等】シグニフォーLAR
【効能・効果】先端巨大症・下垂体性巨
人症（外科的処置で効果が不十分又は
施行が困難な場合）における成長ホル
モン，IGF-I（ソマトメジン-C）分泌
過剰状態及び諸症状の改善など

$C_{58}H_{66}N_{10}O_9 \cdot C_{23}H_{16}O_6$ ： 1,435.58
cyclo［-(4R)-4-(2-aminoethylcarba-
moyloxy)-L-prolyl-L-phenylglycyl-D-
tryptophyl-L-lysyl-4-O-benzyl-L-
tyrosyl-L-phenylalanyl-]mono［4,4'-
methylenebis(3-hydroxy-2-naphthoate)］

パズフロキサシンメシル酸塩
pazufloxacin mesilate （JAN）
pazufloxacin （JAN, INN）

ニューキノロン系抗菌剤　624

【先発品等】パシル　パズクロス
【効能・効果】〈適応菌種〉レンサ球菌
属，セラチア属，インフルエンザ菌，
緑膿菌，レジオネラ菌　など 〈適応
症〉肺炎，複雑性膀胱炎，腎盂腎炎，
前立腺炎，腹膜炎，子宮付属器炎　など

$C_{16}H_{15}FN_2O_4 \cdot CH_4O_3S$ ： 414.41
（3S)-10-(1-aminocyclopropyl)-9-
fluoro-3-methyl-7-oxo-2,3-
dihydro-7H-pyrido［1,2,3-de］［1,4］
benzoxazine-6-carboxylic acid
monomethanesulfonate

バゼドキシフェン酢酸塩
bazedoxifene acetate （JAN）
bazedoxifene （INN）

選択的エストロゲン受容体調節剤　399

【先発品等】ビビアント
【効能・効果】閉経後骨粗鬆症

$C_{30}H_{34}N_2O_3 \cdot C_2H_4O_2$ ： 530.65
1-{4-［2-(hexahydro-1H-azepin-1-yl)
ethoxy］benzyl}-2-(4-hydroxyphenyl)-
3-methyl-1H-indol-5-ol monoacetate

パゾパニブ塩酸塩
pazopanib hydrochloride （JAN）
pazopanib （INN）

キナーゼ阻害剤　429

【先発品等】ヴォトリエント
【効能・効果】悪性軟部腫瘍，根治切除
不能又は転移性の腎細胞癌

$C_{21}H_{23}N_7O_2S \cdot HCl$ ： 473.98
5-({4-［(2,3-dimethyl-2H-indazol-6-yl)
(methyl)amino］pyrimidin-2-yl}
amino)-2-methylbenzenesulfonamide
monohydrochloride

バダデュスタット
vadadustat (JAN, INN)

HIF-PH阻害剤・腎性貧血治療剤　399

【先発品等】バフセオ
【効能・効果】腎性貧血

$C_{14}H_{11}ClN_2O_4$ ： 306.70
[5-(3-chlorophenyl)-3-hydroxypyridine-
2-carboxamido]acetic acid

パチシランナトリウム
patisiran sodium (JAN)
patisiran (INN)

トランスサイレチン型
アミロイドーシス治療薬　129

【先発品等】オンパットロ
【効能・効果】トランスサイレチン型家
族性アミロイドポリニューロパチー

(3'-5')G-Um-A-A-Cm-Cm-A-A-G-A-G-Um-A-Um-Um-Cm-Cm-A-Um-dT-dT　40-
(5'-3')dT-dT-C-A-Um-U-G-G-U-U-C-U-C-A-Um-A-A-G-G-U-A　40Na+

$C_{412}H_{480}N_{148}Na_{40}O_{290}P_{40}$ ： 14303.58Da

パニペネム・ベタミプロン
panipenem (JP, INN)・
betamipron (JP, INN)

カルバペネム系抗生物質　613

【先発品等】カルベニン
【効能・効果】〈適応菌種〉レンサ球菌
属，肺炎球菌，インフルエンザ菌，緑
膿菌　など　〈適応症〉敗血症，感染
性心内膜炎，リンパ管・リンパ節炎，
肺炎，子宮内感染，眼感染，中耳炎，
化膿性唾液腺炎　など

panipenem

betamipron

panipenem
$C_{15}H_{21}N_3O_4S$ ： 339.41
(5R,6S)-6-[(1R)-1-hydroxyethyl]-
3-[(3S)-1-(1-iminoethyl)pyrrolidin-
3-ylsulfanyl]-7-oxo-1-azabicyclo
[3.2.0]hept-2-ene-2-carboxylic acid

betamipron
$C_{10}H_{11}NO_3$ ： 193.20
3-benzoylaminopropanoic acid

パノビノスタット乳酸塩
panobinostat lactate (JAN)
panobinostat (INN)

抗悪性腫瘍剤，ヒストン脱アセチル化
酵素（HDAC）阻害剤　429

【先発品等】ファリーダック
【効能・効果】再発又は難治性の多発性
骨髄腫

$C_{21}H_{23}N_3O_2・C_3H_6O_3$ ： 439.50
(2E)-N-hydroxy-3-[4-({[2-(2-
methyl-1H-indol-3-yl)ethyl]amino}
methyl)phenyl]prop-2-enamide mono
[(2RS)-2-hydroxypropanoate]

パパベリン塩酸塩
papaverine hydrochloride (JP)

血管拡張・鎮痙剤　124

【効能・効果】(1)胃炎，胆道（胆管・胆
嚢）系疾患に伴う内臓平滑筋の痙攣症
状　(2)急性動脈塞栓，末梢循環障害，冠
循環障害における血管拡張と症状の改
善　など

$C_{20}H_{21}NO_4・HCl$ ： 375.85
6,7-dimethoxy-1-(3,4-dimethoxybenzyl)
isoquinoline monohydrochloride

パミドロン酸二ナトリウム水和物
pamidronate disodium hydrate
(JAN)
pamidronic acid (INN)

ビスホスホネート系骨吸収抑制剤　399

【効能・効果】(1)悪性腫瘍による高カル
シウム血症　(2)乳癌の溶骨性骨転移
（化学療法，内分泌療法，あるいは放
射線療法と併用する）(3)骨形成不全症

$C_3H_9NO_7P_2Na_2・5H_2O$ ： 369.11
disodium 3-amino-1-hydroxypropylidene-
1,1-bisphosphonate pentahydrate

パラアミノサリチル酸
カルシウム水和物
calcium paraaminosalicylate
hydrate (JP)

抗結核化学療法剤　622

【先発品等】ニッパスカルシウム
【効能・効果】〈適応菌種〉結核菌　〈適
応症〉肺結核及びその他の結核症

$C_7H_5CaNO_3・3½H_2O$ ： 254.25
monocalcium 4-amino-2-
oxidobenzoate hemiheptahydrate

パラアミノ馬尿酸ナトリウム
sodium p-aminohippurate (JAN)

腎機能検査用薬　722

【先発品等】パラアミノ馬尿酸ソーダ
【効能・効果】腎機能検査：両腎・分腎
の有効腎血流量

$C_9H_9N_2NaO_3$ ： 216.17
sodium;2-[(4-aminobenzoyl)
amino]acetate

バラシクロビル塩酸塩
valaciclovir hydrochloride (JP)
valaciclovir (INN)

抗ウイルス剤，
アシクロビルプロドラッグ　625

【先発品等】バルトレックス
【効能・効果】単純疱疹，造血幹細胞移
植における単純ヘルペスウイルス感染
症（単純疱疹）の発症抑制，帯状疱
疹，性器ヘルペスの再発抑制，水痘

$C_{13}H_{20}N_6O_4・HCl$ ： 360.80
2-[(2-amino-1,6-dihydro-6-oxo-9H-
purin-9-yl)methoxy]ethyl L-valinate
monohydrochloride

パラブチルアミノ安息香酸ジエチルアミノエチル塩酸塩
diethylaminoethyl p-butylaminobenzoate hydrochloride (JAN)

エステル型局所麻酔剤　121

【先発品等】テーカイン
【効能・効果】伝達麻酔，浸潤麻酔，表面麻酔，歯科領域における伝達麻酔・浸潤麻酔

$C_{17}H_{28}N_2O_2 \cdot HCl$ ： 328.88
2-(diethylamino)ethyl p-(butylamino)benzoate hydrochloride

バリシチニブ
baricitinib (JAN, INN)

ヤヌスキナーゼ（JAK）阻害剤　399

【先発品等】オルミエント
【効能・効果】(1)既存治療で効果不十分な関節リウマチ（関節の構造的損傷の防止を含む），アトピー性皮膚炎 (2)SARS-CoV-2による肺炎 (3)円形脱毛症

$C_{16}H_{17}N_7O_2S$ ： 371.42
{1-(ethylsulfonyl)-3-[4-(7H-pyrrolo[2,3-d]pyrimidin-4-yl)-1H-pyrazol-1-yl]azetidin-3-yl}acetonitrile

パリペリドン
paliperidone (JAN, INN)
パリペリドンパルミチン酸エステル (JAN)
paliperidone palmitate (JAN)

抗精神病剤，セロトニン・ドパミンアンタゴニスト（SDA）　117

【先発品等】インヴェガ　ゼプリオン，-TRI
【効能・効果】統合失調症

paliperidone
$C_{23}H_{27}FN_4O_3$ ： 426.48
(9RS)-3-{2-[4-(6-fluoro-1,2-benzoisoxazol-3-yl)piperidin-1-yl]ethyl}-9-hydroxy-2-methyl-6,7,8,9-tetrahydro-4H-pyrido[1,2-a]pyrimidin-4-one

paliperidone palmitate
$C_{39}H_{57}FN_4O_4$ ： 664.89
(9RS)-3-{2-[4-(6-fluoro-1,2-benzo-isoxazol-3-yl)piperidin-1-yl]ethyl}-2-methyl-4-oxo-6,7,8,9-tetrahydro-4H-pyrido[1,2-a]pyrimidin-9-yl palmitate

バルガンシクロビル塩酸塩
valganciclovir hydrochloride (JAN)
valganciclovir (INN)

抗サイトメガロウイルス化学療法剤　625

【先発品等】バリキサ
【効能・効果】(1)次におけるサイトメガロウイルス感染症：後天性免疫不全症候群，臓器移植（造血幹細胞移植も含む），悪性腫瘍 (2)臓器移植（造血幹細胞移植を除く）におけるサイトメガロウイルス感染症の発症抑制 (3)症候性先天性サイトメガロウイルス感染症

$C_{14}H_{22}N_6O_5 \cdot HCl$ ： 390.82
(2RS)-2-[(2-amino-6-oxo-1,6-dihydro-9H-purin-9-yl)methoxy]-3-hydroxypropyl(2S)-2-amino-3-methylbutanoate monohydrochloride

バルサルタン
valsartan (JP, INN)

アンギオテンシン-Ⅱ受容体拮抗剤　214

【先発品等】ディオバン，-OD
【効能・効果】高血圧症

$C_{24}H_{29}N_5O_3$ ： 435.52
(2S)-3-methyl-2-(N-{[2'-(1H-tetrazol-5-yl)biphenyl-4-yl]methyl}pentanamido)butanoic acid

バルサルタン・アムロジピンベシル酸塩
valsartan (JP, INN) ・ **amlodipine besilate** (JP) [amlodipine (INN)]

アンギオテンシン-Ⅱ受容体拮抗剤/ジヒドロピリジン系カルシウム拮抗剤合剤　214

【先発品等】アムバロ，-OD　エックスフォージ，-OD
【効能・効果】高血圧症

valsartan
$C_{24}H_{29}N_5O_3$ ： 435.52
(2S)-3-methyl-2-(N-{[2'-(1H-tetrazol-5-yl)biphenyl-4-yl]methyl}pentanamido)butanoic acid

amlodipine besilate
$C_{20}H_{25}ClN_2O_5 \cdot C_6H_6O_3S$ ： 567.05
3-ethyl 5-methyl (4RS)-2-[(2-aminoethoxy)methyl]-4-(2-chlorophenyl)-6-methyl-1,4-dihydropyridine-3,5-dicarboxylate monobenzenesulfonate

バルサルタン・ヒドロクロロチアジド
valsartan (JP, INN) ・ **hydrochlorothiazide** (JP, INN)

アンギオテンシン-Ⅱ受容体拮抗剤/利尿剤配合剤　214

【先発品等】コディオ-EX，-MD
【効能・効果】高血圧症

valsartan

valsartan
$C_{24}H_{29}N_5O_3$ ： 435.52
(2S)-3-methyl-2-(N-{[2'-(1H-tetrazol-5-yl)biphenyl-4-yl]methyl}pentanamido)butanoic acid

hydrochlorothiazide
$C_7H_8ClN_3O_4S_2$ ： 297.74
6-chloro-3,4-dihydro-2H-1,2,4-benzothiadiazine-7-sulfonamide 1,1-dioxide

---

バルデナフィル塩酸塩水和物
vardenafil hydrochloride hydrate （JAN）
vardenafil （INN）

選択的ホスホジエステラーゼ5阻害剤　259

【効能・効果】勃起不全（満足な性行為を行うに十分な勃起とその維持が出来ない患者）

$C_{23}H_{32}N_6O_4S\cdot HCl\cdot3H_2O$ ： 579.11
1-{[3-(3,4-dihydro-5-methyl-4-oxo-7-propylimidazo[5,1-f]\[1,2,4]triazin-2-yl)-4-ethoxyphenyl]sulfonyl}-4-ethylpiperazine monohydrochloride trihydrate

---

パルナパリンナトリウム
parnaparin sodium （JP, INN）

血液凝固阻止剤　333

【先発品等】ローヘパ
【効能・効果】血液体外循環時の灌流血液の凝固防止（血液透析・血液透析ろ過・血液ろ過）

R^1=SO$_3$Na or H; R^2=SO$_3$Na or COCH$_3$;
(R^3=H,R^4=COONa)or(R^3=COONa,R^4=H)
n=3-20

平均分子量：4,500～6,500

バルニジピン塩酸塩
barnidipine hydrochloride （JAN）
barnidipine （INN）

ジヒドロピリジン系カルシウム拮抗剤　214

【先発品等】ヒポカ
【効能・効果】高血圧症，腎実質性高血圧症，腎血管性高血圧症

$C_{27}H_{29}N_3O_6\cdot HCl$ ： 528.00
(＋)-(3'S,4S)-1-benzyl-3-pyrrolidinyl methyl 1,4-dihydro-2,6-dimethyl-4-(3-nitrophenyl)-3,5-pyridinedicarboxylate hydrochloride

---

バルプロ酸ナトリウム
sodium valproate （JP）
valproic acid （INN）

抗てんかん，躁病・躁状態，片頭痛治療剤　113, 117

【先発品等】セレニカR　デパケン,-R
【効能・効果】(1)各種てんかん（小発作・焦点発作・精神運動発作並びに混合発作）及びてんかんに伴う性格行動障害（不機嫌・易怒性等）の治療　(2)躁病及び躁うつ病の躁状態の治療　など

$C_8H_{15}NaO_2$ ： 166.19
monosodium 2-propylpentanoate

バルベナジントシル酸塩
valbenazine tosilate （JAN）
valbenazine （INN）

VMAT2阻害剤・遅発性ジスキネジア治療剤　119

【先発品等】ジスバル
【効能・効果】遅発性ジスキネジア

$C_{24}H_{38}N_2O_4\cdot2C_7H_8O_3S$ ： 762.97
(2R,3R,11bR)-9,10-dimethoxy-3-(2-methylpropyl)-1,3,4,6,7,11b-hexahydro-2H-pyrido[2,1-a]isoquinolin-2-yl L-valinate bis(4-methylbenzenesulfonate)

パルボシクリブ
palbociclib （JAN, INN）

抗悪性腫瘍剤（CDK4/6阻害剤）　429

【先発品等】イブランス
【効能・効果】手術不能又は再発乳癌

$C_{24}H_{29}N_7O_2$ ： 447.53
6-acetyl-8-cyclopentyl-5-methyl-2-{[5-(piperazin-1-yl)pyridin-2-yl]amino}pyrido[2,3-d]pyrimidin-7(8H)-one

---

バレニクリン酒石酸塩
varenicline tartrate （JAN）
varenicline （INN）

禁煙補助剤　799

【先発品等】チャンピックス
【効能・効果】ニコチン依存症の喫煙者に対する禁煙の補助

$C_{13}H_{13}N_3\cdot C_4H_6O_6$ ： 361.35
7,8,9,10-tetrahydro-6H-6,10-methanoazepino[4,5-g]quinoxaline mono[(2R,3R)-tartrate]

バレメトスタットトシル酸塩
valemetostat tosilate （JAN）
valemetostat （INN）

抗悪性腫瘍剤・EZH1/2阻害剤　429

【先発品等】エザルミア
【効能・効果】再発又は難治性の成人T細胞白血病リンパ腫

$C_{26}H_{34}ClN_3O_4\cdot C_7H_8O_3S$ ： 660.22
(2R)-7-chloro-2-[$trans$-4-(dimethylamino)cyclohexyl]-N-[(4,6-dimethyl-2-oxo-1,2-dihydropyridin-3-yl)methyl]-2,4-dimethyl-1,3-benzodioxole-5-carboxamide mono(4-methylbenzenesulfonate)

ハロキサゾラム
haloxazolam （JP, INN）

ベンゾジアゼピン系睡眠導入剤　112

【先発品等】ソメリン
【効能・効果】不眠症

C$_{17}$H$_{14}$BrFN$_2$O$_2$ ： 377.21
(11b*RS*)-10-bromo-11b-
(2-fluorophenyl)-2,3,7,11b-
tetrahydro[1,3]oxazolo[3,2-*d*]
[1,4]benzodiazepin-6(5*H*)-one

バロキサビル マルボキシル
baloxavir marboxil （JAN, INN）

抗インフルエンザウイルス剤 625

【先発品等】 ゾフルーザ
【効能・効果】 A型又はB型インフル
エンザウイルス感染症の治療及びその予防

C$_{27}$H$_{23}$F$_2$N$_3$O$_7$S ： 571.55

パロキセチン塩酸塩水和物
paroxetine hydrochloride
hydrate （JP）
paroxetine （INN）

選択的セロトニン
再取り込み阻害剤（SSRI） 117

【先発品等】 パキシル,-CR
【効能・効果】 うつ病・うつ状態, パニッ
ク障害, 強迫性障害, 社会不安障害, 外
傷後ストレス障害

C$_{19}$H$_{20}$FNO$_3$・HCl・½ H$_2$O ： 374.83
(3*S*,4*R*)-3-[(1,3-benzodioxol-5-yloxy)
methyl]-4-(4-fluorophenyl)piperidine
monohydrochloride hemihydrate

パロノセトロン塩酸塩
palonosetron hydrochloride （JAN）
palonosetron （INN）

5-HT$_3$受容体拮抗型制吐剤 239

【先発品等】 アロキシ
【効能・効果】 抗悪性腫瘍剤（シスプラ
チン等）投与に伴う消化器症状（悪
心, 嘔吐）（遅発期も含む）

C$_{19}$H$_{24}$N$_2$O・HCl ： 332.87
(3a*S*)-2-[(3*S*)-quinuclidin-3-yl]-
2,3,3a,4,5,6-hexahydro-1*H*-benzo[*de*]-
isoquinolin-1-one monohydrochloride

ハロペリドール
haloperidol （JP, INN）

ブチロフェノン系抗精神病剤 117

【先発品等】 セレネース
【効能・効果】 統合失調症, 躁病

C$_{21}$H$_{23}$ClFNO$_2$ ： 375.86
4-[4-(4-chlorophenyl)-4-
hydroxypiperidin-1-yl]-1-
(4-fluorophenyl)butan-1-one

ハロペリドール
デカン酸エステル
haloperidol decanoate （JAN）
haloperidol （JP, INN）

ブチロフェノン系抗精神病剤,
プロドラッグ 117

【先発品等】 ハロマンス
【効能・効果】 統合失調症

C$_{31}$H$_{41}$ClFNO$_3$ ： 530.11
4-(*p*-chlorophenyl)-1-[4-(*p*-
fluorophenyl)-4-oxobutyl]-4-
piperidinyl decanoate

パロモマイシン硫酸塩
paromomycin sulfate （JAN）
paromomycin （INN）

腸管アメーバ症治療剤 641

【先発品等】 アメパロモ
【効能・効果】 腸管アメーバ症

パロモマイシンA硫酸塩：R$_1$＝H, R$_2$＝CH$_2$NH$_2$
パロモマイシンB硫酸塩：R$_1$＝CH$_2$NH$_2$, R$_2$＝H

C$_{23}$H$_{45}$N$_5$O$_{14}$・xH$_2$SO$_4$ ： 615.63（遊離
塩基として）
パロモマイシンA硫酸塩
2-amino-2-deoxy-α-D-glucopyranosyl-
(1→4)-[2,6-diamino-2,6-dideoxy-

β-L-idopyranosyl-(1→3)-β-D-
ribofuranosyl-(1→5)]-2-deoxy-
D-streptamine sulfate

パロモマイシンB硫酸塩
2-amino-2-deoxy-α-D-glucopyranosyl-
(1→4)-[2,6-diamino-2,6-dideoxy-
α-D-glucopyranosyl-(1→3)-β-D-
ribofuranosyl-(1→5)]-2-deoxy-
D-streptamine sulfate

バンコマイシン塩酸塩
vancomycin hydrochloride （JP）
vancomycin （INN）

グリコペプチド系抗生物質 611

【効能・効果】 (1)〈適応菌種〉メチシリ
ン耐性黄色ブドウ球菌（MRSA）, メ
チシリン耐性コアグラーゼ陰性ブドウ
球菌（MRCNS）, ペニシリン耐性肺炎
球菌（PRSP） など〈適応症〉感染性
腸炎（偽膜性大腸炎を含む）, 敗血症,
肺炎, 化膿性髄膜炎 など (2)骨髄移
植時の消化管内殺菌 (3)MRSA又は
MRCNS感染が疑われる発熱性好中球
減少症

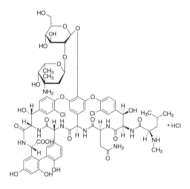

C$_{66}$H$_{75}$Cl$_2$N$_9$O$_{24}$・HCl ： 1,485.71

バンデタニブ
vandetanib （JAN, INN）

抗悪性腫瘍・チロシンキナーゼ阻害剤
429

【先発品等】 カプレルサ
【効能・効果】 根治切除不能な甲状腺髄
様癌

C$_{22}$H$_{24}$BrFN$_4$O$_2$ ： 475.35
N-(4-bromo-2-fluorophenyl)-6-
methoxy-7-[(1-methylpiperidin-4-
yl)methoxy]quinazolin-4-amine

パンテチン pantethine （JP）

パントテン酸 313

【先発品等】 パントシン
【効能・効果】 (1)パントテン酸欠乏症の予防及び治療 (2)高脂血症, 弛緩性便秘, 術後腸管麻痺, 急・慢性湿疹などのうち, パントテン酸の欠乏又は代謝障害が関与すると推定される場合 など

$C_{22}H_{42}N_4O_8S_2$: 554.72
bis(2-{3-[(2R)-2,4-dihydroxy-3,3-dimethylbutanoylamino]propanoylamino}ethyl) disulfide

---

パントノール
panthenol (JAN, INN)
dexpanthenol (INN)

パントテン酸 313

【先発品等】 パントール
【効能・効果】 (1)パントテン酸欠乏症の予防及び治療 (2)高脂血症, 弛緩性便秘, 術後腸管麻痺, 急・慢性湿疹などのうち, パントテン酸の欠乏又は代謝障害が関与すると推定される場合 など

$C_9H_{19}NO_4$: 205.25
D-(+)-2,4-dihydroxy-N-(3-hydroxypropyl)-3,3-dimethylbutyramide

---

ビアペネム
biapenem (JAN, INN)
カルバペネム系抗生物質 613

【先発品等】 オメガシン
【効能・効果】 〈適応菌種〉ブドウ球菌属, レンサ球菌属, 肺炎球菌, インフルエンザ菌, 緑膿菌 など 〈適応症〉敗血症, 肺炎, 肺膿瘍, 複雑性膀胱炎, 腎盂腎炎, 腹膜炎 など

$C_{15}H_{18}N_4O_4S$: 350.40

精製ヒアルロン酸ナトリウム
purified sodium hyaluronate (JP)

眼科手術補助・関節機能改善剤 131, 399

【先発品等】 アルツ スベニール オペガン ヒーロン,-V ヒアレイン,-ミニ
【効能・効果】 注射：変形性膝関節症, 肩関節周囲炎, 関節リウマチにおける膝関節痛など 注入液：白内障手術などにおける手術補助 点眼液：シェーグレン症候群, スティーブンス・ジョ

ンソン症候群等の内因性疾患, 外因性疾患に伴う角結膜上皮障害 など

$(C_{14}H_{20}NNaO_{11})_n$: 平均分子量
50万〜120万又は150万〜390万
[→3)-2-acetamido-2-deoxy-β-
D-glucopyranosyl-(1→4)-β-
D-glucopyranosyluronicacid-(1→]_n

ピオグリタゾン塩酸塩
pioglitazone hydrochloride (JP)
pioglitazone (INN)

インスリン抵抗性改善血糖降下剤 396

【先発品等】 アクトス,-OD
【効能・効果】 2型糖尿病

$C_{19}H_{20}N_2O_3S \cdot HCl$: 392.90
(5RS)-5-{4-[2-(5-ethylpyridin-2-yl)ethoxy]benzyl}thiazolidine-2,4-dione monohydrochloride

---

ピオグリタゾン塩酸塩・グリメピリド
pioglitazone hydrochloride (JP)
〔pioglitazone (INN)〕・
glimepiride (JP, INN)

チアゾリジン系薬剤/スルホニル尿素系薬配合2型糖尿病治療剤 396

【先発品等】 ソニアス-LD,-HD
【効能・効果】 2型糖尿病。ただし, ピオグリタゾン塩酸塩及びグリメピリドの併用による治療が適切と判断される場合に限る

pioglitazone hydrochloride
$C_{19}H_{20}N_2O_3S \cdot HCl$: 392.90
(5RS)-5-{4-[2-(5-ethylpyridin-2-yl)ethoxy]benzyl}thiazolidine-2,4-dione monohydrochloride

glimepiride
$C_{24}H_{34}N_4O_5S$: 490.62
1-(4-{2-[(3-ethyl-4-methyl-2-oxo-3-pyrroline-1-carbonyl)amino]ethyl}phenylsulfonyl)-3-(trans-4-methylcyclohexyl)urea

---

ピオグリタゾン塩酸塩・メトホルミン塩酸塩
pioglitazone hydrochloride (JP)
〔pioglitazone (INN)〕・
metformin hydrochloride (JP)
〔metformin (INN)〕

チアゾリジン系薬/ビグアナイド系薬配合2型糖尿病治療剤 396

【先発品等】 メタクト-LD,-HD
【効能・効果】 2型糖尿病。ただし, ピオグリタゾン塩酸塩及びメトホルミン塩酸塩の併用による治療が適切と判断される場合に限る

pioglitazone hydrochloride
$C_{19}H_{20}N_2O_3S \cdot HCl$: 392.90
(5RS)-5-{4-[2-(5-ethylpyridin-2-yl)ethoxy]benzyl}thiazolidine-2,4-dione monohydrochloride

metformin hydrochloride
$C_4H_{11}N_5 \cdot HCl$: 165.62
1,1-dimethylbiguanide monohydrochloride

ビオチン
biotin (JP, INN)
ビタミンH 319

【効能・効果】 急・慢性湿疹, 小児湿疹, 接触皮膚炎, 脂漏性湿疹, 尋常性痤瘡

$C_{10}H_{16}N_2O_3S$: 244.31
5-[(3aS,4S,6aR)-2-oxohexahydro-1H-thieno[3,4-d]imidazol-4-yl]pentanoic acid

---

ビガバトリン
vigabatrin (JAN, INN)
抗てんかん剤 113

【先発品等】 サブリル
【効能・効果】 点頭てんかん

$C_6H_{11}NO_2$: 129.16
(±)-4-amino-5-hexenoic acid

ビカルタミド
bicalutamide (JP, INN)

抗アンドロゲン剤　429

【先発品等】カソデックス，-OD
【効能・効果】前立腺癌

$C_{18}H_{14}F_4N_2O_4S$ ： 430.37
(2RS)-N-［4-cyano-3-(trifluoromethyl)
phenyl］-3-［(4-fluorophenyl)sulfonyl］-
2-hydroxy-2-methylpropanamide

ビクテグラビルナトリウム・エムトリシタビン・テノホビル アラフェナミド
フマル酸塩
bictegravir sodium (JAN)
〔bictegravir (INN)〕
emtricitabine (JAN, INN) ・
tenofovir alafenamide
fumarate (JAN)
〔tenofovir alafenamide (INN)〕

抗ウイルス化学療法剤　625

【先発品等】ビクタルビ
【効能・効果】HIV-1感染症

bictegravir sodium

emtricitabine

tenofovir alafenamide fumarate

bictegravir sodium
$C_{21}H_{17}F_3N_3NaO_5$ ： 471.36

emtricitabine
$C_8H_{10}FN_3O_3S$ ： 247.25
4-amino-5-fluoro-1-［(2R,5S)-2-
(hydroxymethyl)-1,3-oxathiolan-5-yl］
pyrimidin-2(1H)-one

tenofovir alafenamide fumarate
$(C_{21}H_{29}N_6O_5P)_2・C_4H_4O_4$ ： 1,069.00

ピコスルファート
ナトリウム水和物
sodium picosulfate hydrate (JP)
sodium picosulfate (INN)

緩下剤　235

【先発品等】ラキソベロン
【効能・効果】(1)各種便秘症 (2)術後排便補助 (3)造影剤（硫酸バリウム）投与後の排便促進　など

$C_{18}H_{13}NNa_2O_8S_2・H_2O$ ： 499.42
disodium 4,4'-(pyridin-2-ylmethylene)
bis(phenyl sulfate)monohydrate

ビサコジル
bisacodyl (JP, INN)

排便機能促進剤　235

【効能・効果】便秘症，消化管検査時又は手術前後における腸管内容物の排除

$C_{22}H_{19}NO_4$ ： 361.39
4,4'-(pyridin-2-ylmethylene)
bis(phenyl acetate)

ヒスタミン二塩酸塩
histamine dihydrochloride

アレルゲン検査陽性対照薬　729

【先発品等】アレルゲンスクラッチエキス陽性対照液
【効能・効果】診断：アレルゲンによる皮膚反応の陽性対照

$C_5H_{11}Cl_2N_3$ ： 184.07
2-(1H-imidazol-4-yl)ethanamine
dihydrochloride

ビスベンチアミン
bisbentiamine (JAN, INN)

ビタミンB₁誘導体　312

【先発品等】ベストン
【効能・効果】(1)ビタミンB₁欠乏症の予防及び治療 (2)ウェルニッケ脳炎，脚気衝心　など

$C_{38}H_{42}N_8O_6S_2$ ： 770.93
N,N'-［dithiobis［2-［2-(benzoyloxy)-
ethyl］-1-methyl-2,1-ethenediyl］］
bis［N-［(4-amino-2-methyl-5-
pyrimidinyl)methyl］formamide］

ビソプロロールフマル酸塩
bisoprolol fumarate (JP)
ビソプロロール　bisoprolol (JAN, INN)

選択的β₁-アンタゴニスト　212, 214

【先発品等】ビソノ　メインテート
【効能・効果】本態性高血圧症（軽症～中等症），狭心症，心室性期外収縮など

bisoprolol fumarate

bisoprolol

bisoprolol fumarate
$(C_{18}H_{31}NO_4)_2・C_4H_4O_4$ ： 766.96
(2RS)-1-(4-{［2-(1-methylethoxy)
ethyl］methyl}phenoxy)-3-［(1-methyl-
ethyl)amino］propan-2-ol hemifumarate

bisoprolol
$C_{18}H_{31}NO_4$ ： 325.44
(2RS)-1-(4-{［2-(1-methylethoxy)
ethyl］ methyl} phenoxy)-3-［(1-
methylethyl)amino］ propan-2-ol

ピタバスタチン
カルシウム水和物
pitavastatin calcium hydrate (JP)
pitavastatin (INN)

HMG-CoA還元酵素阻害剤　218

【先発品等】リバロ，-OD
【効能・効果】高コレステロール血症，家族性高コレステロール血症

$C_{50}H_{46}CaF_2N_2O_8$ ： 880.98
(+)-monocalcium bis{(3R,5S,6E)-
7-［2-cyclopropyl-4-(4-
fluorophenyl)-3-quinolyl］-3,5-
dihydroxy-6-heptenoate}

ビダラビン
vidarabine (JAN, INN)

抗ウイルス剤　625

【先発品等】アラセナ-A
【効能・効果】注射：単純ヘルペス脳炎，免疫抑制患者における帯状疱疹
外皮用：帯状疱疹，単純疱疹

$C_{10}H_{13}N_5O_4$ ： 267.24
9-β-D-arabinofuranosyladenine

ヒドララジン塩酸塩
hydralazine hydrochloride (JP)
hydralazine (INN)

血管拡張降圧剤　214

【先発品等】アプレゾリン
【効能・効果】本態性高血圧症，妊娠高血圧症候群による高血圧　など

$C_8H_8N_4 \cdot HCl$ ： 196.64
phthalazin-1-ylhydrazine
monohydrochloride

ヒドロキシカルバミド
hydroxycarbamide (JAN, INN)

代謝拮抗剤　422

【先発品等】ハイドレア
【効能・効果】慢性骨髄性白血病

$CH_4N_2O_2$ ： 76.05
hydroxyurea

ヒドロキシクロロキン硫酸塩
hydroxychloroquine sulfate (JAN)

免疫調整剤　399

【先発品等】プラケニル
【効能・効果】皮膚エリテマトーデス，全身性エリテマトーデス

$C_{18}H_{26}ClN_3O \cdot H_2SO_4$ ： 433.95

2-[{(4RS)-4-[(7-chloroquinolin-4-yl)amino]pentyl} (ethyl)amino]
ethanol monosulfate

ヒドロキシジン塩酸塩
hydroxyzine hydrochloride (JP)
hydroxyzine (INN)

抗アレルギー性精神安定剤　117

【先発品等】アタラックス，-P
【効能・効果】(1)蕁麻疹，皮膚疾患に伴う瘙痒　(2)神経症における不安・緊張・抑うつ　など

$C_{21}H_{27}ClN_2O_2 \cdot 2HCl$ ： 447.83
2-(2-{4-[(RS)-(4-chlorophenyl)
(phenyl)methyl]piperazin-1-yl}
ethoxy)ethanol dihydrochloride

ヒドロキシジンパモ酸塩
hydroxyzine pamoate (JP)
hydroxyzine (INN)

抗アレルギー性精神安定剤　117

【先発品等】アタラックス-P
【効能・効果】蕁麻疹，皮膚疾患に伴う瘙痒（湿疹・皮膚炎，皮膚瘙痒症），神経症における不安・緊張・抑うつ

$C_{21}H_{27}ClN_2O_2 \cdot C_{23}H_{16}O_6$ ： 763.27
2-(2-{4-[(RS)-(4-chlorophenyl)
(phenyl)methyl]piperazin-1-yl}ethoxy)
ethanol mono[4,4'-methylenebis
(3-hydroxy-2-naphthoate)] (1/1)

ヒドロキシプロゲステロン
カプロン酸エステル
hydroxyprogesterone
caproate (JAN, INN)

黄体ホルモン　247

【先発品等】プロゲ
【効能・効果】無月経，機能性子宮出血，黄体機能不全による不妊症，切迫流早産，習慣性流早産

$C_{27}H_{40}O_4$ ： 428.60
17-hydroxy-4-pregnene-3,20-dione
hexanoate

ヒドロキソコバラミン
hydroxocobalamin (JAN, INN)

急性シアン化合物解毒剤（点滴専用）　392

【先発品等】シアノキット
【効能・効果】シアン及びシアン化合物による中毒

$C_{62}H_{89}CoN_{13}O_{15}P$ ： 1,346.36
Coα-[α-(5,6-dimethylbenz-1H-
imidazol-1-yl)]-Coβ-hydroxocobamide

ヒドロキソコバラミン
酢酸塩
hydroxocobalamin acetate (JP)
hydroxocobalamin (JAN, INN)

ビタミンB_{12}　313

【先発品等】フレスミンS　マスブロン
【効能・効果】(1)ビタミンB_{12}欠乏症の予防及び治療　(2)悪性貧血に伴う神経障害　など

$C_{62}H_{89}CoN_{13}O_{15}P \cdot C_2H_4O_2$ ： 1,406.41
Coα-[α-(5,6-dimethyl-1H-
benzoimidazol-1-yl)]-Coβ-
hydroxocobamide monoacetate

ヒドロクロロチアジド
hydrochlorothiazide (JP, INN)

チアジド系降圧利尿剤　213, 214

【効能・効果】高血圧症（本態性，腎性等），悪性高血圧，心性浮腫（うっ血性心不全），腎性浮腫，肝性浮腫，月経前緊張症，薬剤（副腎皮質ホルモン，

フェニルブタゾン等）による浮腫

$C_7H_8ClN_3O_4S_2$ ： 297.74
6-chloro-3,4-dihydro-2H-1,2,4-benzo-
thiadiazine-7-sulfonamide 1,1-dioxide

ヒドロコルチゾン
hydrocortisone (JP, INN)
副腎皮質ホルモン　245

【先発品等】コートリル
【効能・効果】慢性副腎皮質機能不全,
急性副腎皮質機能不全, 関節リウマ
チ, リウマチ熱, エリテマトーデス,
ネフローゼ及びネフローゼ症候群, 気
管支喘息, 限局性腸炎, 潰瘍性大腸
炎, 慢性肝炎, サルコイドーシス, 脳
脊髄炎, 末梢神経炎, 多発性硬化症,
悪性リンパ腫, 特発性低血糖症, 湿
疹・皮膚炎群, 内眼・視神経・眼窩・
眼筋の炎症性疾患の対症療法, 急性・
慢性中耳炎　など

$C_{21}H_{30}O_5$ ： 362.46
11β,17,21-trihydroxypregn-4-ene-
3,20-dione

ヒドロコルチゾン
コハク酸エステルナトリウム
hydrocortisone sodium
succinate (JP)
hydrocortisone (JP, INN)
副腎皮質ホルモン　245

【先発品等】ソル・コーテフ
【効能・効果】急性副腎皮質機能不全,
甲状腺中毒症, リウマチ熱, エリテマ
トーデス, 気管支喘息, 脳脊髄炎, 重
症筋無力症, びまん性間質性肺炎, 重
症感染症, 特発性低血糖症, 悪性リン
パ腫　など

$C_{25}H_{33}NaO_8$ ： 484.51
monosodium 11β,17,21-trihydroxypregn-
4-ene-3,20-dione 21-succinate

ヒドロコルチゾン
酪酸エステル
hydrocortisone butyrate (JP)
hydrocortisone (JP, INN)
副腎皮質ホルモン　264

【先発品等】ロコイド
【効能・効果】湿疹・皮膚炎群, 痒疹
群, 乾癬, 掌蹠膿疱症

$C_{25}H_{36}O_6$ ： 432.55
11β,17,21-trihydroxypregn-4-ene-
3,20-dione 17-butanoate

酪酸プロピオン酸
ヒドロコルチゾン
hydrocortisone butyrate
propionate (JAN)
hydrocortisone (JP, INN)
副腎皮質ホルモン　264

【先発品等】パンデル
【効能・効果】湿疹・皮膚炎群, 乾癬,
掌蹠膿疱症, 痒疹群, 虫さされ, 扁平
紅色苔癬, 慢性円板状エリテマトーデス

$C_{28}H_{40}O_7$ ： 488.62
17-butyryloxy-11β-hydroxy-21-
propionyloxy-4-pregnene-3,20-dione

ヒドロコルチゾン
リン酸エステルナトリウム
hydrocortisone sodium
phosphate (JP)
hydrocortisone (JP, INN)
副腎皮質ホルモン　245

【先発品等】水溶性ハイドロコートン
【効能・効果】外科的ショック及びショッ
ク様状態における救急, 又は術中・術後の
ショック

$C_{21}H_{29}Na_2O_8P$ ： 486.40
11β,17,21-trihydroxypregn-4-ene-
3,20-dione 21-(disodium phosphate)

ヒドロモルフォン塩酸塩
hydromorphone hydrochloride
(JAN)
hydromorphone (INN)
癌疼痛治療剤　811

【先発品等】ナルサス　ナルラピド
ナルベイン
【効能・効果】中等度から高度の疼痛を
伴う各種癌における鎮痛

$C_{17}H_{19}NO_3$・HCl ： 321.80
(5R)-4,5-epoxy-3-hydroxy-17-methyl-
morphinan-6-one monohydrochloride

ビニメチニブ
binimetinib (JAN, INN)
抗悪性腫瘍剤・MEK阻害剤　429

【先発品等】メクトビ
【効能・効果】(1)$BRAF$遺伝子変異を有
する根治切除不能な悪性黒色腫 (2)が
ん化学療法後に増悪した$BRAF$遺伝子
変異を有する治癒切除不能な進行・再
発の結腸・直腸癌

$C_{17}H_{15}BrF_2N_4O_3$ ： 441.23
5-[(4-bromo-2-fluorophenyl)
amino]-4-fluoro-N-
(2-hydroxyethoxy)-1-methyl-1H-
benzimidazole-6-carboxamide

ビノレルビン酒石酸塩
vinorelbine ditartrate (JAN)
vinorelbine (INN)
ビンカアルカロイド系抗悪性腫瘍剤　424

【先発品等】ナベルビン
【効能・効果】非小細胞肺癌, 手術不能
又は再発乳癌

$C_{45}H_{54}N_4O_8$・2$C_4H_6O_6$ ： 1,079.11

ピパンペロン塩酸塩
pipamperone hydrochloride (JAN)
pipamperone (INN)

ブチロフェノン系抗精神病剤　117

【先発品等】プロピタン
【効能・効果】統合失調症

$C_{21}H_{30}FN_3O_2 \cdot 2HCl$ ： 448.40
1'-[3-(p-fluorobenzoyl)propyl]-
[1,4'-bipiperidine]-4'-carboxamide
dihydrochloride

ビベグロン
vibegron (JAN, INN)

選択的β_3-アドレナリン受容体作動性
過活動膀胱治療剤　259

【先発品等】ベオーバ
【効能・効果】過活動膀胱における尿意
切迫感，頻尿及び切迫性尿失禁

$C_{26}H_{28}N_4O_3$ ： 444.53
(6S)-N-[4-({(2S,5R)-5-[(R)-
hydroxy(phenyl)methyl]pyrrolidin-
2-yl}methyl)phenyl]-4-oxo-
4,6,7,8-tetrahydropyrrolo[1,2-a]
pyrimidine-6-carboxamide

ピペラシリンナトリウム
piperacillin sodium (JP)
piperacillin (INN)

合成ペニシリン　613

【先発品等】ペントシリン
【効能・効果】〈適応菌種〉ブドウ球菌
属，レンサ球菌属，肺炎球菌，大腸菌，
インフルエンザ菌，緑膿菌　など
〈適応症〉敗血症，肺炎，腎盂腎炎，胆
嚢炎，子宮内感染　など

$C_{23}H_{26}N_5NaO_7S$ ： 539.54

ピペリジノアセチルアミノ
安息香酸エチル
ethyl piperidinoacetylamino-
benzoate (JAN)

エステル型胃粘膜局麻剤　121

【先発品等】スルカイン
【効能・効果】胃炎に伴う胃痛・嘔気・
胃部不快感

$C_{16}H_{22}N_2O_3$ ： 290.36
ethyl p-piperidinoacetylaminobenzoate

ビペリデン
biperiden (JAN, INN)

抗コリン剤　116

【先発品等】アキネトン
【効能・効果】特発性パーキンソニズ
ム，その他のパーキンソニズム（脳炎
後，動脈硬化性，中毒性），向精神薬投
与によるパーキンソニズム・ジスキネ
ジア（遅発性を除く）・アカシジア

$C_{21}H_{29}NO$ ： 311.46
1-(bicyclo[2.2.1]hept-5-en-2-yl)-1-
phenyl-3-(piperidin-1-yl)propan-1-ol

ピペリドレート塩酸塩
piperidolate hydrochloride (JAN)
piperidolate (INN)

抗コリン性鎮痙剤，流早産防止剤　124

【先発品等】ダクチル
【効能・効果】(1)胃・十二指腸潰瘍，胃
炎，腸炎，胆石症，胆嚢炎，胆道ジス
キネジーにおける痙攣性疼痛 (2)切迫
流・早産における諸症状の改善

$C_{21}H_{25}NO_2 \cdot HCl$ ： 359.89
N-ethyl-3-piperidyl-diphenylacetate
hydrochloride

ビホナゾール
bifonazole (JP, INN)

トリアゾール系抗真菌剤　265

【先発品等】マイコスポール
【効能・効果】次の皮膚真菌症の治療
(1)白癬：足部白癬，体部白癬，股部白
癬 (2)カンジダ症：指間びらん症，間
擦疹，皮膚カンジダ症 (3)癜風

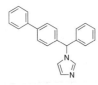

$C_{22}H_{18}N_2$ ： 310.39
1-[(RS)-(biphenyl-4-yl)(phenyl)
methyl]-1H-imidazole

ビマトプロスト
bimatoprost (JAN, INN)

プロスタマイド誘導体，
緑内障・高眼圧症治療剤　131, 267

【先発品等】グラッシュビスタ　ルミガン
【効能・効果】緑内障，高眼圧症，睫毛
貧毛症

$C_{25}H_{37}NO_4$ ： 415.57
(5Z)-7-{(1R,2R,3R,5S)-3,5-
dihydroxy-2-[(1E,3S)-3-hydroxy-5-
phenylpent-1-en-1-yl]cyclopentyl}-
N-ethylhept-5-enamide

ピマリシン　pimaricin (JP)
ナタマイシン　natamycin (INN)

抗真菌性抗生物質　131

【効能・効果】角膜真菌症

$C_{33}H_{47}NO_{13}$ ： 665.73

ピミテスピブ
pimitespib (JAN, INN)

抗悪性腫瘍剤・HSP90阻害剤　429

【先発品等】ジェセリ
【効能・効果】がん化学療法後に増悪し
た消化管間質腫瘍

$C_{25}H_{26}N_8O$ ： 454.53
3-ethyl-4-{4-[4-(1-methyl-1H-
pyrazol-4-yl)-1H-imidazol-1-yl]-3-
(propan-2-yl)-1H-pyrazolo[3,4-b]

pyridin-1-yl}benzamide

ピモベンダン
pimobendan (JAN, INN)

Ca++感受性増強・心不全治療薬　211

【効能・効果】(1)急性心不全で，利尿剤等を投与しても十分な心機能改善が得られない場合 (2)慢性心不全（軽症～中等症）で，ジギタリス製剤，利尿剤等の基礎治療剤を投与しても十分な効果が得られない場合

$C_{19}H_{18}N_4O_2$：334.38
（±）-4,5-dihydro-6-[2-（p-methoxyphenyl)-5-benzimidazolyl]-5-methyl-3(2H)-pyridazinone

ピラジナミド
pyrazinamide (JP, INN)

結核化学療法剤　622

【効能・効果】〈適応菌種〉結核菌　〈適応症〉肺結核及びその他の結核症

$C_5H_5N_3O$：123.11
pyrazine-2-carboxamide

ビラスチン
bilastine (JAN, INN)

アレルギー性疾患治療剤　449

【先発品等】ビラノア，-OD
【効能・効果】アレルギー性鼻炎，蕁麻疹，皮膚疾患（湿疹・皮膚炎，皮膚瘙痒症）に伴う瘙痒

$C_{28}H_{37}N_3O_3$：463.61
2-[4-(2-{4-[1-(2-ethoxyethyl)-1H-benzimidazol-2-yl]piperidin-1-yl}ethyl)phenyl]-2-methylpropanoic acid

ピラセタム
piracetam (JAN, INN)

ミオクローヌス治療薬　119

【先発品等】ミオカーム
【効能・効果】皮質性ミオクローヌスに対する抗てんかん剤 などとの併用療法

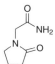

$C_6H_{10}N_2O_2$：142.16
2-oxo-1-pyrrolidineacetamide

ピラルビシン塩酸塩
pirarubicin hydrochloride
pirarubicin (JP, INN)

アントラサイクリン系抗腫瘍性
抗生物質　423

【先発品等】テラルビシン　ピノルビン
【効能・効果】頭頸部癌，乳癌，胃癌，尿路上皮癌，卵巣癌，子宮癌，急性白血病，悪性リンパ腫の自覚的・他覚的症状の寛解並びに改善

$C_{32}H_{37}NO_{12}$(pirarubicin)：627.64

ピランテルパモ酸塩
pyrantel pamoate (JP)
pyrantel (INN)

広域駆虫剤　642

【先発品等】コンバントリン
【効能・効果】回虫，鉤虫，ぎょう虫，東洋毛様線虫の駆除

$C_{11}H_{14}N_2S \cdot C_{23}H_{16}O_6$：594.68
1-methyl-2-[(1E)-2-(thien-2-yl)vinyl]-1,4,5,6-tetrahydro-pyrimidine mono[4,4'-methylenebis(3-hydroxy-2-naphthoate)] (1/1)

ビランテロール
トリフェニル酢酸塩・
フルチカゾン
フランカルボン酸エステル
vilanterol trifenatate (JAN)
〔vilanterol (INN)〕・
fluticasone furoate (JAN)
〔fluticasone (INN)〕

喘息・COPD治療配合剤　229

【先発品等】レルベア
【効能・効果】気管支喘息，慢性閉塞性

肺疾患（慢性気管支炎・肺気腫）の諸症状の緩解（吸入ステロイド剤及び長時間作動型吸入β_2刺激剤の併用が必要な場合）

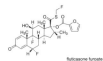
vilanterol trifenatate

fluticasone furoate

vilanterol trifenatate
$C_{24}H_{33}Cl_2NO_5 \cdot C_{20}H_{16}O_2$：774.77
4-{(1R)-2-[(6-{2-[(2,6-dichloro-benzyl)oxy]ethoxy}hexyl)amino]-1-hydroxyethyl}-2-(hydroxymethyl)phenol mono(2,2,2-triphenylacetate)

fluticasone furoate
$C_{27}H_{29}F_3O_6S$：538.58
6α,9-difluoro-17β-[(fluoromethyl-sulfanyl)carbonyl]-11β-hydroxy-16α-methyl-3-oxoandrosta-1,4-dien-17α-yl furan-2-carboxylate

ピリドキサール
リン酸エステル水和物
pyridoxal phosphate hydrate
(JAN)

補酵素型ビタミンB_6　313

【先発品等】ピドキサール
【効能・効果】(1)ビタミンB_6欠乏症の予防及び治療 (2)口角炎，急・慢性湿疹，末梢神経炎などのうち，ビタミンB_6の欠乏又は代謝障害が関与すると推定される場合　など

$C_8H_{10}NO_6P \cdot H_2O$：265.16
(4-formyl-5-hydroxy-6-methylpyridin-3-yl)methyl dihydrogenphosphate monohydrate

ピリドキシン塩酸塩
pyridoxine hydrochloride (JP)
pyridoxine (INN)

ビタミンB_6　313

【効能・効果】(1)ビタミンB_6欠乏症の予防及び治療 (2)口角炎，急・慢性湿疹，末梢神経炎などのうち，ビタミンB_6の欠乏又は代謝障害が関与すると推定される場合　など

$C_8H_{11}NO_3 \cdot HCl$ ： 205.64
4,5-bis(hydroxymethyl)-2-
methylpyridin-3-ol monohydrochloride

ピリドスチグミン臭化物
pyridostigmine bromide
(JP, INN)

抗コリンエステラーゼ剤　123

【先発品等】メスチノン
【効能・効果】重症筋無力症

$C_9H_{13}BrN_2O_2$ ： 261.12
3-dimethylcarbamoyloxy-1-
methylpyridinium bromide

ピルシカイニド塩酸塩水和物
pilsicainide hydrochloride
hydrate (JP)
pilsicainide (INN)

ナトリウムチャネル遮断剤　212

【先発品等】サンリズム
【効能・効果】頻脈性不整脈で他の抗不
整脈薬が使用できないか，又は無効の
場合　など

$C_{17}H_{24}N_2O \cdot HCl \cdot \frac{1}{2} H_2O$ ： 317.85
N-(2,6-dimethylphenyl)tetrahydro-
1H-pyrrolizin-7a(5H)-ylacetamide
monohydrochloride hemihydrate

ビルダグリプチン
vildagliptin (INN, JAN)

選択的DPP-4阻害剤・
2型糖尿病治療剤　396

【先発品等】エクア
【効能・効果】2型糖尿病

$C_{17}H_{25}N_3O_2$ ： 303.40
(2S)-1-{[(3-hydroxytricyclo
$[3.3.1.1^{3,7}]$dec-1-yl)amino]acetyl}-
pyrrolidine-2-carbonitrile

ピルフェニドン
pirfenidone (JAN, INN)

抗線維化剤　399

【先発品等】ピレスパ

【効能・効果】特発性肺線維症

$C_{12}H_{11}NO$ ： 185.22
5-methyl-1-phenyl-1H-pyridin-2-one

ピルメノール塩酸塩水和物
pirmenol hydrochloride
hydrate (JAN)
pirmenol (INN)

ナトリウムチャネル遮断剤　212

【先発品等】ピメノール
【効能・効果】頻脈性不整脈（心室性）
で他の抗不整脈薬が使用できないか，
又は無効の場合

$C_{22}H_{30}N_2O \cdot HCl \cdot H_2O$ ： 392.97
(±)-4-(cis-2,6-dimethylpiperidino)-
1-phenyl-1-(2-pyridyl)butanol
monohydrochloride monohydrate

ピレノキシン
pirenoxine (JP, INN)

白内障治療剤　131

【先発品等】カタリン，-K
【効能・効果】初期老人性白内障

$C_{16}H_8N_2O_5$ ： 308.25
1-hydroxy-5-oxo-5H-pyrido[3,2-a]
phenoxazine-3-carboxylic acid

ピレンゼピン塩酸塩水和物
pirenzepine hydrochloride
hydrate (JP)
pirenzepine (INN)

ムスカリン受容体拮抗剤　232

【効能・効果】(1)急性胃炎，慢性胃炎の
急性増悪期の胃粘膜病変（びらん，出
血，発赤，付着粘液）並びに消化器症
状の改善 (2)胃潰瘍，十二指腸潰瘍 など

$C_{19}H_{21}N_5O_2 \cdot 2HCl \cdot H_2O$ ： 442.34
11-[(4-methylpiperazin-1-yl)acetyl]-
5,11-dihydro-6H-pyrido[2,3-b]
[1,4]benzodiazepin-6-one
dihydrochloride monohydrate

ピロカルピン塩酸塩
pilocarpine hydrochloride (JP)

副交感神経刺激・縮瞳・
口腔乾燥症状改善剤　131, 239

【先発品等】サラジェン　サンピロ
【効能・効果】錠剤：頭頸部の放射線治
療に伴う口腔乾燥症状の改善，シェー
グレン症候群患者の口腔乾燥症状の改
善　眼科用：緑内障，診断又は治療を
目的とする縮瞳

$C_{11}H_{16}N_2O_2 \cdot HCl$ ： 244.72
(3S,4R)-3-ethyl-4-(1-methyl-1H-
imidazol-5-ylmethyl)-4,5-dihydrofuran-
2(3H)-one monohydrochloride

ピロキシカム
piroxicam (JP, INN)

オキシカム系消炎鎮痛剤　114, 264

【先発品等】バキソ　フェルデン
【効能・効果】関節リウマチ，変形性関
節症，腰痛症，肩関節周囲炎，頸肩腕
症候群の消炎，鎮痛　など

$C_{15}H_{13}N_3O_4S$ ： 331.35
4-hydroxy-2-methyl-N-(pyridin-2-
yl)-2H-1,2-benzothiazine-3-
carboxamide 1,1-dioxide

ピロヘプチン塩酸塩
piroheptine hydrochloride (JAN)
piroheptine (INN)

抗コリン剤　116

【先発品等】トリモール
【効能・効果】パーキンソン症候群

$C_{22}H_{25}N \cdot HCl$ ： 339.90
3-(10,11-dihydro-5H-dibenzo[a,d]
cyclohepten-5-ylidene)-1-ethyl-2-
methylpyrrolidine hydrochloride

ビンクリスチン硫酸塩
vincristine sulfate (JP)
vincristine (INN)

ビンカアルカロイド系抗悪性腫瘍剤　424

【先発品等】オンコビン
【効能・効果】(1)白血病, 悪性リンパ腫, 小児腫瘍腫 (2)多発性骨髄腫, 悪性星細胞腫, 乏突起膠腫成分を有する神経膠腫に対する他の抗悪性腫瘍剤との併用療法

$C_{46}H_{56}N_4O_{10} \cdot H_2SO_4$ ： 923.04

ビンデシン硫酸塩
vindesine sulfate (JAN)
vindesine (INN)

半合成ビンカアルカロイド系
抗悪性腫瘍剤　424

【先発品等】フィルデシン
【効能・効果】急性白血病, 悪性リンパ腫, 肺癌, 食道癌の自覚的並びに他覚的症状の寛解

$C_{43}H_{55}N_5O_7 \cdot H_2SO_4$ ： 852.00
3-carbamoyl-4-deacetyl-3-de(methoxy-carbonyl)vincaleukoblastine sulfate

ピンドロール
pindolol (JP, INN)

β-遮断剤　212, 214

【先発品等】カルビスケン
【効能・効果】(1)本態性高血圧症 (軽症〜中等症) (2)狭心症 (3)洞性頻脈

$C_{14}H_{20}N_2O_2$ ： 248.32
(2RS)-1-(1H-indol-4-yloxy)-3-(1-methylethyl)aminopropan-2-ol

ビンブラスチン硫酸塩
vinblastine sulfate (JP)
vinblastine (INN)

ビンカアルカロイド系抗悪性腫瘍剤　424

【先発品等】エクザール
【効能・効果】(1)悪性リンパ腫, 絨毛性疾患, 再発又は難治性の胚細胞腫瘍, ランゲルハンス細胞組織球症の自覚的並びに他覚的症状の緩解 (2)尿路上皮癌

$C_{46}H_{58}N_4O_9 \cdot H_2SO_4$ ： 909.05

ファスジル塩酸塩水和物
fasudil hydrochloride hydrate
(JAN)
fasudil (INN)

蛋白リン酸化酵素阻害剤　219

【先発品等】エリル
【効能・効果】くも膜下出血術後の脳血管攣縮及びこれに伴う脳虚血症状の改善

$C_{14}H_{17}N_3O_2S \cdot HCl \cdot \frac{1}{2} H_2O$ ： 336.84
hexahydro-1-(5-isoquinolinesulfonyl)-1H-1,4-diazepine monohydrochloride hemihydrate

ファビピラビル
favipiravir (JAN, INN)

抗インフルエンザウイルス剤　625

【先発品等】アビガン
【効能・効果】新型又は再興型インフルエンザウイルス感染症

$C_5H_4FN_3O_2$ ： 157.10
6-fluoro-3-hydroxypyrazine-2-carboxamide

ファムシクロビル
famciclovir (JAN, INN)

抗ヘルペスウイルス剤, プロドラッグ　625

【先発品等】ファムビル
【効能・効果】単純疱疹, 帯状疱疹

$C_{14}H_{19}N_5O_4$ ： 321.33

[2-(acetyloxymethyl)-4-(2-aminopurine-9-yl)-butyl]acetate

ファモチジン
famotidine (JP, INN)

H_2-受容体拮抗剤　232

【先発品等】ガスター, -D
【効能・効果】(1)胃潰瘍, 十二指腸潰瘍, 吻合部潰瘍, 上部消化管出血, 逆流性食道炎, Zollinger-Ellison症候群 (2)急性胃炎, 慢性胃炎の急性増悪期の胃粘膜病変 (びらん, 出血, 発赤, 浮腫) の改善　など

$C_8H_{15}N_7O_2S_3$ ： 337.45
N-aminosulfonyl-3-{[2-(diamino-methyleneamino)-1,3-thiazol-4-yl]methylsulfanyl}propanimidamide

ファレカルシトリオール
falecalcitriol (JAN, INN)

活性型ビタミンD_3　311

【先発品等】フルスタン　ホーネル
【効能・効果】(1)維持透析下の二次性副甲状腺機能亢進症 (2)副甲状腺機能低下症における低カルシウム血症とそれに伴う諸症状の改善 (3)クル病・骨軟化症に伴う諸症状の改善

$C_{27}H_{38}F_6O_3$ ： 524.58
(+)-(5Z,7E)-26,26,26,27,27,27-hexafluoro-9,10-secocholesta-5,7,10(19)-triene-1α,3β,25-triol

ファロペネムナトリウム水和物
faropenem sodium hydrate (JP)
faropenem (INN)

ペネム系抗生物質　613

【先発品等】ファロム
【効能・効果】〈適応菌種〉レンサ球菌属, 肺炎球菌, 腸球菌属, インフルエンザ菌, 百日咳菌　など 〈適応症〉リンパ管・リンパ節炎, 肺炎, 子宮内感染, 角膜炎, 副鼻腔炎, 歯周組織炎, 猩紅熱, 百日咳　など

$C_{12}H_{14}NNaO_5S \cdot 2\frac{1}{2} H_2O$ ： 352.34

monosodium(5R,6S)-6-[(1R)-1-hydroxyethyl]-7-oxo-3-[(2R)-tetrahydrofuran-2-yl]-4-thia-1-azabicyclo[3.2.0]hept-2-ene-2-carboxylate hemipentahydrate

フィダキソマイシン
fidaxomicin (JAN)
fidaxomicin (INN)

クロストリジウム・ディフィシル感染症治療剤　611

【先発品等】ダフクリア
【効能・効果】〈適応菌種〉本剤に感性のクロストリジウム・ディフィシル〈適応症〉感染性腸炎（偽膜性大腸炎を含む）

$C_{52}H_{74}Cl_2O_{18}$ ： 1,058.04

フィトナジオン
phytonadione (JP)
フィトメナジオン　phytomenadione(INN)

ビタミンK$_1$　316

【先発品等】カチーフN　ケーワン
【効能・効果】(1)ビタミンK欠乏症の予防及び治療（新生児低プロトロンビン血症 など）(2)ビタミンK欠乏が推定される出血

$C_{31}H_{46}O_2$ ： 450.70
2-methyl-3-[(2E,7R,11R)-3,7,11,15-tetramethylhexadec-2-en-1-yl]-1,4-naphthoquinone

フィナステリド
finasteride (JAN, INN)

5α-還元酵素II型阻害薬　249

【先発品等】プロペシア
【効能・効果】男性における男性型脱毛症の進行遅延

$C_{23}H_{36}N_2O_2$ ： 372.55

(−)-N-$tert$-butyl-3-oxo-4-aza-5α-androst-1-ene-17β-carboxamide

フィネレノン
finerenone (JAN, INN)

非ステロイド型選択的ミネラルコルチコイド受容体拮抗薬　219

【先発品等】ケレンディア
【効能・効果】2型糖尿病を合併する慢性腎臓病。ただし、末期腎不全又は透析施行中の患者を除く

$C_{21}H_{22}N_4O_3$ ： 378.42
(4S)-4-(4-cyano-2-methoxyphenyl)-5-ethoxy-2,8-dimethyl-1,4-dihydro-1,6-naphthyridine-3-carboxamide

フィルゴチニブ マレイン酸塩
filgotinib maleate (JAN)
filgotinib (INN)

ヤヌスキナーゼ（JAK）阻害剤　399

【先発品等】ジセレカ
【効能・効果】(1)既存治療で効果不十分な関節リウマチ（関節の構造的損傷の防止を含む）(2)中等症から重症の潰瘍性大腸炎の治療及び維持療法（既存治療で効果不十分な場合に限る）

$C_{21}H_{23}N_5O_3S \cdot C_4H_4O_4$ ： 541.58
N-(5-{4-[(1,1-dioxo-λ^6-thiomorpholin-4-yl)methyl]phenyl}[1,2,4]triazolo[1,5-a]pyridin-2-yl)cyclopropanecarboxamide monomaleate

フィンゴリモド 塩酸塩
fingolimod hydrochloride (JAN)
fingolimod (INN)

スフィンゴシン1-リン酸（S1P）受容体1機能的アンタゴニスト　399

【先発品等】イムセラ　ジレニア
【効能・効果】多発性硬化症の再発予防及び身体的障害の進行抑制

$C_{19}H_{33}NO_2 \cdot HCl$ ： 343.93
2-amino-2-[2-(4-octylphenyl)ethyl]propane-1,3-diol monohydrochloride

フェキソフェナジン 塩酸塩
fexofenadine hydrochloride (JP)
fexofenadine (INN)

アレルギー性疾患治療剤　449

【先発品等】アレグラ
【効能・効果】アレルギー性鼻炎，蕁麻疹，皮膚疾患に伴う瘙痒

$C_{32}H_{39}NO_4 \cdot HCl$ ： 538.12
2-(4-{(1RS)-1-hydroxy-4-[4-(hydroxydiphenylmethyl)piperidin-1-yl]butyl}phenyl)-2-methylpropanoic acid monohydrochloride

フェキソフェナジン 塩酸塩・塩酸 プソイドエフェドリン
fexofenadine hydrochloride (JAN)・pseudoephedrine hydrochloride

アレルギー性疾患治療剤　449

【先発品等】ディレグラ
【効能・効果】アレルギー性鼻炎

fexofenadine hydrochloride
pseudoephedrine hydrochloride

fexofenadine hydrochloride
$C_{32}H_{39}NO_4 \cdot HCl$ ： 538.12
2-(4-{(1RS)-1-hydroxy-4-[4-(hydroxydiphenyl-methyl)piperidin-1-yl]butyl}phenyl)-2-methylpropanoic acid monohydrochloride

pseudoephedrine hydrochloride
$C_{10}H_{15}NO \cdot HCl$ ： 201.69
(1S,2S)-2-methylamino-1-phenylpropan-1-ol monohydrochloride

フェソテロジン フマル酸塩
fesoterodine fumarate (JAN)
fesoterodine (INN)

過活動膀胱治療剤　259

【先発品等】トビエース
【効能・効果】(1)過活動膀胱における尿意切迫感，頻尿及び切迫性尿失禁 (2)神経因性膀胱における排尿管理

C$_{26}$H$_{37}$NO$_3$・C$_4$H$_4$O$_4$ ： 527.65
2-{(1R)-3-[bis(1-methylethyl)amino]-1-phenylpropyl}-4-(hydroxymethyl)phenyl 2-methylpropanoate monofumarate

フェニトイン
phenytoin (JP, INN)
フェニトインナトリウム　phenytoin sodium
ヒダントイン系抗てんかん剤 113
【先発品等】アレビアチン　ヒダントール
【効能・効果】(1)てんかんの痙攣発作：強直間代発作，焦点発作 (2)自律神経発作 (3)精神運動発作

phenytoin

phenytoin sodium

phenytoin
C$_{15}$H$_{12}$N$_2$O$_2$ ： 252.27
5,5-diphenylimidazolidine-2,4-dione

phenytoin sodium
C$_{15}$H$_{11}$N$_2$NaO$_2$ ： 274.25
monosodium 5,5-diphenyl-4-oxoimidazolidin-2-olate

フェニル酪酸ナトリウム
sodium phenylbutyrate (JAN)
尿素サイクル異常症薬・フェニル酢酸プロドラッグ 399
【先発品等】ブフェニール
【効能・効果】尿素サイクル異常症

C$_{10}$H$_{11}$O$_2$Na ： 186.18
sodium 4-phenylbutanoate

フェニレフリン塩酸塩
phenylephrine hydrochloride (JP)
phenylephrine (INN)
血管収縮・散瞳剤 131,216
【先発品等】ネオシネジン
【効能・効果】注射：(1)各種疾患若しくは状態に伴う急性低血圧又はショック時の補助治療 (2)発作性上室頻拍 (3)局

所麻酔時の作用延長　眼科用：診断又は治療を目的とする散瞳

C$_9$H$_{13}$NO$_2$・HCl ： 203.67
(1R)-1-(3-hydroxyphenyl)-2-methylaminoethanol monohydrochloride

フェノテロール臭化水素酸塩
fenoterol hydrobromide (JAN)
fenoterol (INN)
気管支拡張β$_2$-刺激剤 225
【先発品等】ベロテック
【効能・効果】気管支喘息，慢性気管支炎，肺気腫，塵肺症の気道閉塞性障害に基づく呼吸困難　など諸症状の緩和 など

C$_{17}$H$_{21}$NO$_4$・HBr ： 384.26
(R^*,R^*)-1-(3,5-dihydroxyphenyl)-2-[1-(4-hydroxybenzyl)ethylamino]ethanol hydrobromide

フェノトリン
phenothrin (JAN, INN)
駆虫剤 642
【先発品等】スミスリン
【効能・効果】疥癬

C$_{23}$H$_{26}$O$_3$ ： 350.45
3-phenoxybenzyl(1RS,3RS；1RS,3SR)-2,2-dimethyl-3-(2-methylprop-1-enyl)cyclopropanecarboxylate

フェノバルビタール
phenobarbital (JP, INN)
バルビツール酸系催眠・鎮静，抗てんかん剤 112,113
【先発品等】ノーベルバール　フェノバール　ルピアール　ワコビタール
【効能・効果】(1)不眠症 (2)不安緊張状態の鎮静 (3)てんかんの痙攣発作：強直間代発作，焦点発作 (4)自律神経発作，精神運動発作　など

C$_{12}$H$_{12}$N$_2$O$_3$ ： 232.24
5-ethyl-5-phenylpyrimidine-2,4,6(1H,3H,5H)-trione

フェノフィブラート
fenofibrate (JP, INN)
高脂血症治療剤 218
【先発品等】トライコア　リピディル
【効能・効果】高脂血症（家族性を含む）

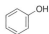

C$_{20}$H$_{21}$ClO$_4$ ： 360.83
1-methylethyl 2-[4-(4-chlorobenzoyl)phenoxy]-2-methylpropanoate

フェノール
phenol (JP)
殺菌消毒剤 255,261,273,732
【先発品等】カルボール　パオスクレー
【効能・効果】注射：内痔核　外用：(1)皮膚，医療機器，排泄物，手術室・病室などの消毒 (2)痒疹，蕁麻疹などの鎮痒　歯科用：う窩及び根管の消毒，歯髄炎の鎮痛，鎮静

C$_6$H$_6$O ： 94.11

フェノールスルホンフタレイン
phenolsulfonphthalein (JP)
腎機能検査用薬 722
【効能・効果】腎機能検査

C$_{19}$H$_{14}$O$_5$S ： 354.38
2-[bis(4-hydroxyphenyl)methyliumyl]benzenesulfonate

フェブキソスタット
febuxostat (JAN, INN)
非プリン型選択的キサンチンオキシダーゼ阻害剤・高尿酸血症治療剤 394
【先発品等】フェブリク
【効能・効果】痛風，高尿酸血症，がん化学療法に伴う高尿酸血症

C$_{16}$H$_{16}$N$_2$O$_3$S ： 316.37

2-[3-cyano-4-(2-methylpropoxy) phenyl]-4-methylthiazole-5-carboxylic acid

フェルビナク
felbinac (JP, INN)

鎮痛消炎フェンブフェン活性体　264

【先発品等】セルタッチ　ナパゲルン
【効能・効果】変形性関節症，筋・筋膜性腰痛症，肩関節周囲炎，腱・腱鞘炎，腱周囲炎，上腕骨上顆炎，筋肉痛，外傷後の腫脹・疼痛の症状の鎮痛・消炎

$C_{14}H_{12}O_2$: 212.24
biphenyl-4-ylacetic acid

フェロジピン
felodipine (JP, INN)

ジヒドロピリジン系カルシウム拮抗剤　214

【先発品等】スプレンジール
【効能・効果】高血圧症

$C_{18}H_{19}Cl_2NO_4$: 384.25
ethyl methyl(4RS)-4-(2,3-dichlorophenyl)-2,6-dimethyl-1,4-dihydropyridine-3,5-dicarboxylate

フェンタニル
fentanyl (JAN, INN)

経皮吸収型ピペリジン系持続性癌疼痛治療剤　821

【先発品等】デュロテップMT　ラフェンタ　ワンデュロ
【効能・効果】非オピオイド鎮痛剤及び弱オピオイド鎮痛剤で治療困難な次の疾患における鎮痛（ただし，他のオピオイド鎮痛剤から切り替えて使用する場合に限る）(1)中等度から高度の疼痛を伴う各種癌における鎮痛 (2)中等度から高度の慢性疼痛における鎮痛

$C_{22}H_{28}N_2O$: 336.47
N-(1-phenethylpiperidin-4-yl)-N-phenylpropanamide

フェンタニルクエン酸塩
fentanyl citrate (JP)
fentanyl (JAN, INN)

麻酔用ピペリジン系鎮痛剤　821

【先発品等】アブストラル　イーフェンフェントス
【効能・効果】(1)全身麻酔，全身麻酔における鎮痛 (2)局所麻酔における鎮痛の補助 (3)激しい疼痛（術後疼痛，癌性疼痛 など）に対する鎮痛　など

$C_{22}H_{28}N_2O \cdot C_6H_8O_7$: 528.59
N-(1-phenethylpiperidin-4-yl)-N-phenylpropanamide monocitrate

フェントラミンメシル酸塩
phentolamine mesilate (JAN)
phentolamine (INN)

α-遮断剤　219, 729

【先発品等】レギチーン
【効能・効果】(1)褐色細胞腫の手術前・手術中の血圧調整 (2)褐色細胞腫の診断

$C_{17}H_{19}N_3O \cdot CH_4O_3S$: 377.46
m-[N-(2-imidazolin-2-ylmethyl)-p-toluidino]-phenol methanesulfonate

フェンフルラミン塩酸塩
fenfluramine hydrochloride (JAN)
fenfluramine (INN)

抗てんかん剤　113

【先発品等】フィンテプラ
【効能・効果】他の抗てんかん薬で十分な効果が認められないDravet症候群患者におけるてんかん発作に対する抗てんかん薬との併用療法

$C_{12}H_{16}F_3N \cdot HCl$: 267.72
(2RS)-N-ethyl-1-[3-(trifluoromethyl)phenyl]propan-2-amine monohydrochloride

フォロデシン塩酸塩
forodesine hydrochloride (JAN)
forodesine (INN)

抗悪性腫瘍剤・PNP(Purine Nucleoside Phosphorylase) 阻害剤　429

【先発品等】ムンデシン
【効能・効果】再発又は難治性の末梢性T細胞リンパ腫

$C_{11}H_{14}N_4O_4 \cdot HCl$: 302.71
7-[(2S,3S,4R,5R)-3,4-dihydroxy-5-(hydroxymethyl)pyrrolidin-2-yl]-1,5-dihydro-4H-pyrrolo[3,2-d]pyrimidin-4-one monohydrochloride

フォンダパリヌクスナトリウム
fondaparinux sodium (JAN, INN)

合成Xa阻害剤　333

【先発品等】アリクストラ
【効能・効果】静脈血栓塞栓症の発現リスクの高い，下肢整形外科手術施行患者，腹部手術施行患者における静脈血栓塞栓症の発症抑制，急性肺血栓塞栓症及び急性深部静脈血栓症の治療

$C_{31}H_{43}N_3Na_{10}O_{49}S_8$: 1,728.08

ブクラデシンナトリウム
bucladesine sodium (JAN)
bucladesine (INN)

サイクリックAMP誘導体　211, 269

【先発品等】アクトシン
【効能・効果】注射：急性循環不全における心収縮力増強，末梢血管抵抗軽減，インスリン分泌促進，血漿遊離脂肪酸及び無機リン低減並びに利尿　外用：褥瘡，皮膚潰瘍（熱傷潰瘍，下腿潰瘍）

$C_{18}H_{23}N_5NaO_8P$: 491.37

sodium N^6,2'-O-dibutyryl adenosine 3',5'-cyclic phosphate

ブコローム
bucolome (JAN, INN)
抗炎症・痛風治療剤　114

【先発品等】パラミヂン
【効能・効果】(1)手術後及び外傷後の炎症及び腫脹の緩解 (2)関節リウマチ，膀胱炎，多形浸出性紅斑，急性中耳炎，子宮付属器炎などの消炎，鎮痛，解熱 (3)痛風の高尿酸血症の是正

$C_{14}H_{22}N_2O_3$ ： 266.34
5-n-butyl-1-cyclohexyl-2,4,6-trioxoperhydropyrimidine

フシジン酸ナトリウム
sodium fusidate (JP)
fusidic acid (INN)
抗生物質　263

【先発品等】フシジンレオ
【効能・効果】〈適応菌種〉ブドウ球菌属　〈適応症〉慢性膿皮症，外傷・熱傷及び手術創等の二次感染，表在性皮膚感染症，深在性皮膚感染症

$C_{31}H_{47}NaO_6$ ： 538.69
monosodium (17Z)-ent-16α-acetoxy-3β,11β-dihydroxy-4β,8β,14α-trimethyl-18-nor-5β,10α-cholesta-17(20),24-dien-21-oate

ブシラミン
bucillamine (JP, INN)
疾患修飾性抗リウマチ薬 (DMARD)　442

【先発品等】リマチル
【効能・効果】関節リウマチ

$C_7H_{13}NO_2S_2$ ： 223.31
(2R)-2-(2-methyl-2-sulfanylpropanoyl-amino)-3-sulfanylpropanoic acid

ブスルファン
busulfan (JP, INN)
メタンスルホン酸系アルキル化剤　421

【先発品等】ブスルフェクス　マブリン
【効能・効果】慢性骨髄性白血病，真性多血症疾患の自覚的並びに他覚的症状の緩解　など

$C_6H_{14}O_6S_2$ ： 246.30
tetramethylenedimethanesulfonate

ブセレリン酢酸塩
buserelin acetate (JAN)
buserelin (INN)
視床下部ホルモンGnRH誘導体　249

【先発品等】スプレキュア
【効能・効果】(1)子宮内膜症 (2)子宮筋腫の縮小及び子宮筋腫に基づく諸症状の改善 (3)中枢性思春期早発症 (4)生殖補助医療における卵胞成熟・早発排卵の防止

H-5-oxo-Pro-His-Trp-Ser-Tyr- D-Ser(t-C$_4$H$_9$)-

Leu-Arg-Pro-NHC$_2$H$_5$　　　　・CH$_3$COOH

$C_{60}H_{86}N_{16}O_{13}$・$C_2H_4O_2$ ： 1,299.48
5-oxo-L-prolyl-L-histidyl-L-tryptophyl-L-seryl-L-tyrosyl-O-$tert$-butyl-D-seryl-L-leucyl-L-arginyl-N-ethyl-L-prolinamide monoacetate

フタラール phtharal (JAN)
殺菌消毒剤　732

【効能・効果】医療器具の化学的殺菌・消毒

$C_8H_6O_2$ ： 134.13
benzene-1,2-dicarbaldehyde

フチバチニブ
futibatinib (JAN, INN)
抗悪性腫瘍剤/FGFR阻害剤　429

【先発品等】リトゴビ
【効能・効果】がん化学療法後に増悪した$FGFR2$融合遺伝子陽性の治癒切除不能な胆道癌

$C_{22}H_{22}N_6O_3$ ： 418.45
1-[(3S)-3-{4-amino-3-[(3,5-

dimethoxyphenyl)ethynyl]-1H-pyrazolo[3,4-d]pyrimidin-1-yl}pyrrolidin-1-yl]prop-2-en-1-one

ブチルスコポラミン臭化物
scopolamine butylbromide (JP)
抗コリン性四級アンモニウム塩　124

【先発品等】ブスコパン
【効能・効果】胃・十二指腸潰瘍，腸疝痛，痙攣性便秘，機能性下痢，胆石症，胆道ジスキネジー，尿路結石症，膀胱炎，月経困難症などにおける痙攣並びに運動機能亢進　など

$C_{21}H_{30}BrNO_4$ ： 440.37
(1S,2S,4R,5R,7s)-9-butyl-7-[(2S)-3-hydroxy-2-phenylpropanoyloxy]-9-methyl-3-oxa-9-azoniatricyclo[3.3.1.0^{2,4}]nonane bromide

ブデソニド
budesonide (JP, INN)
クローン病治療剤・吸入ステロイド喘息治療剤・潰瘍性大腸炎治療剤　229,239

【先発品等】コレチメント　ゼンタコート　パルミコート　レクタブル
【効能・効果】気管支喘息，軽症から中等症の活動期クローン病

$C_{25}H_{34}O_6$ ： 430.53
16α,17-[(1RS)-butylidenebis(oxy)]-11β,21-dihydroxypregna-1,4-diene-3,20-dione

ブデソニド・ホルモテロール
フマル酸塩水和物
budesonide (JP, INN)・
formoterol fumarate hydrate (JP)
〔formoterol (INN)〕
吸入ステロイド・
気管支拡張β_2-刺激喘息治療配合剤　229

【先発品等】シムビコート
【効能・効果】気管支喘息（吸入ステロイド剤及び長時間作動型吸入β_2-刺激剤の併用が必要な場合），慢性閉塞性肺疾患（慢性気管支炎・肺気腫）の諸症状の緩解（吸入ステロイド剤及び長時間作動型吸入β_2-刺激剤の併用が必要な場合）

budesonide

$C_{25}H_{34}O_6$: 430.53
$16\alpha,17$-[(1RS)-butylidenebis(oxy)]-
$11\beta,21$-dihydroxypregna-1,4-diene-
3,20-dione

formoterol fumarate hydrate
$(C_{19}H_{24}N_2O_4)_2 \cdot C_4H_4O_4 \cdot 2H_2O$: 840.91
N-(2-hydroxy-5-{(1RS)-1-hydroxy-
2-[(2RS)-1-(4-methoxyphenyl)
propan-2-ylamino] ethyl} phenyl)
formamide hemifumarate monohydrate

ブテナフィン塩酸塩
butenafine hydrochloride (JP)
butenafine (INN)

ベンジルアミン系抗真菌剤　265

【先発品等】ボレー　メンタックス
【効能・効果】次の皮膚真菌症の治療
(1)白癬：足部白癬, 股部白癬, 体部白
癬 (2)癜風

$C_{23}H_{27}N \cdot HCl$: 353.93
N-[4-(1,1-dimethylethyl)benzyl]-
N-methyl-1-(naphthalen-1-yl)
methylamine monohydrochloride

ブドウ糖　glucose (JP)

栄養補給薬　323

【先発品等】大塚糖液,-TN,-2ポート
光糖液
【効能・効果】内服：経口的栄養補給
など　注射：脱水症特に水欠乏時の水
補給, 薬物・毒物中毒, 肝疾患, 循環
虚脱, 低血糖時の糖質補給, 高カリウ
ム血症, その他非経口的に水・エネル
ギー補給を必要とする場合　など

α-D-グルコピラノース：R^1=H, R^2=OH
β-D-グルコピラノース：R^1=OH, R^2=H

$C_6H_{12}O_6$: 180.16

D-glucopyranose

フドステイン
fudosteine (JP, INN)

気道分泌細胞正常化剤　223

【先発品等】クリアナール　スペリア
【効能・効果】次の慢性呼吸器疾患にお
ける去痰：気管支喘息, 慢性気管支
炎, 気管支拡張症, 肺結核, 塵肺症,
肺気腫, 非定型抗酸菌症, びまん性汎
細気管支炎

$C_6H_{13}NO_3S$: 179.24
(2R)-2-amino-3-(3-hydroxypropyl-
sulfanyl)propanoic acid

ブトロピウム臭化物
butropium bromide (JP, INN)

抗コリン性四級アンモニウム塩　124

【先発品等】コリオパン
【効能・効果】胃炎, 腸炎, 胃潰瘍, 十
二指腸潰瘍, 胆石症, 胆嚢症（胆嚢
炎, 胆嚢・胆道ジスキネジーを含む）
における痙攣性疼痛の緩和　など

$C_{28}H_{38}BrNO_4$: 532.51
(1R,3r,5S)-8-(4-butyloxybenzyl)-3-
[(2S)-hydroxy-2-phenylpropanoyloxy]-
8-methyl-8-azoniabicyclo
[3.2.1]octane bromide

ブナゾシン塩酸塩
bunazosin hydrochloride (JP)
bunazosin (INN)

α$_1$-遮断剤　131, 214

【先発品等】デタントール,-R
【効能・効果】内服：本態性高血圧症,
腎性高血圧症, 褐色細胞腫による高血
圧症　など　眼科用：緑内障, 高眼圧
症において, 他の緑内障治療薬で効果
不十分な場合

$C_{19}H_{27}N_5O_3 \cdot HCl$: 409.91
4-amino-2-(4-butanoyl-1,4-diazepan-
1-yl)-6,7-dimethoxyquinazoline
monohydrochloride

ブピバカイン塩酸塩水和物
bupivacaine hydrochloride
hydrate (JP)
bupivacaine (INN)

アミド型長時間作用性局所麻酔剤　121

【先発品等】マーカイン,-脊麻用
【効能・効果】硬膜外麻酔, 伝達麻酔,
脊椎麻酔（腰椎麻酔）

$C_{18}H_{28}N_2O \cdot HCl \cdot H_2O$: 342.90
(2RS)-1-butyl-N-(2,6-dimethylphenyl)
piperidine-2-carboxamide
monohydrochloride monohydrate

ブフェトロール塩酸塩
bufetolol hydrochloride (JP)
bufetolol (INN)

β-遮断剤　212

【先発品等】アドビオール
【効能・効果】狭心症, 洞性頻脈

$C_{18}H_{29}NO_4 \cdot HCl$: 359.89
1-(1,1-dimethylethyl)amino-3-[2-
(tetrahydrofuran-2-ylmethoxy)
phenoxy]propan-2-ol monohydrochloride

ブプレノルフィン塩酸塩
buprenorphine hydrochloride (JP)
buprenorphine (INN)

中枢性鎮痛剤　114

【先発品等】ノルスパン　レペタン
【効能・効果】(1)術後, 各種癌, 心筋梗
塞症における鎮痛 (2)麻酔補助 (3)非オ
ピオイド鎮痛剤で治療困難な変形性関
節症, 腰痛症に伴う慢性疼痛における
鎮痛

buprenorphine

buprenorphine hydrochloride

$C_{29}H_{41}NO_4 \cdot HCl$: 504.10
(2S)-2-[[(5R,6R,7R,14S)-17-
(cyclopropylmethyl)-4,5-epoxy-3-
hydroxy-6-methoxy-6,14-ethano-

morphinan-7-yl]-3,3-dimethylbutan-
2-ol monohydrochloride

ブホルミン塩酸塩
buformin hydrochloride (JP)
buformin (INN)

ビグアナイド系血糖降下剤　396

【効能・効果】インスリン非依存型糖尿病

$C_6H_{15}N_5 \cdot HCl$: 193.68
1-butylbiguanide hydrochloride

フマル酸ジメチル
dimethyl fumarate (JAN)

多発性硬化症治療剤　119

【先発品等】テクフィデラ
【効能・効果】多発性硬化症の再発予防
及び身体的障害の進行抑制

$C_6H_8O_4$: 144.13
dimethyl fumarate

フマル酸第一鉄
ferrous fumarate (JAN)

鉄欠乏性貧血治療剤　322

【先発品等】フェルム
【効能・効果】鉄欠乏性貧血

$C_4H_2FeO_4$: 169.90

フラジオマイシン硫酸塩
fradiomycin sulfate (JP)
ネオマイシン　neomycin (INN)

アミノグリコシド系抗生物質　263,276

【先発品等】ソフラチュール　デンター
グル
【効能・効果】貼付剤：〈適応菌種〉ブ
ドウ球菌属，レンサ球菌属　〈適応症〉
外傷・熱傷及び手術創等の二次感染，
びらん・潰瘍の二次感染　歯科用：抜
歯創・口腔手術創の二次感染

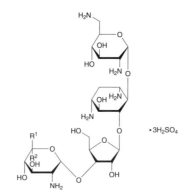

fradiomycin B : R[1]=H　　R[2]=CH_2NH_2
fradiomycin C : R[1]=CH_2NH_2　R[2]=H

fradiomycin sulfate
$C_{23}H_{46}N_6O_{13} \cdot 3H_2SO_4$: 908.88

fradiomycin B sulfate

fradiomycin C sulfate

プラジカンテル
praziquantel (JAN, INN)

吸虫駆除剤　642

【先発品等】ビルトリシド
【効能・効果】肝吸虫症，肺吸虫症，横
川吸虫症

$C_{19}H_{24}N_2O_2$: 312.41
(±)-2-(cyclohexylcarbonyl)-
1,2,3,6,7,11b-hexahydro-4H-
pyrazino[2,1-a]isoquinolin-4-one

プラスグレル塩酸塩
prasugrel hydrochloride (JAN)
prasugrel (INN)

抗血小板剤　339

【先発品等】エフィエント，-OD
【効能・効果】経皮的冠動脈形成術
（PCI）が適用される次の虚血性心疾
患：急性冠症候群（不安定狭心症，非
ST上昇心筋梗塞，ST上昇心筋梗塞），
安定狭心症，陳旧性心筋梗塞など

$C_{20}H_{20}FNO_3S \cdot HCl$: 409.90
5-[(1RS)-2-cyclopropyl-1-(2-
fluorophenyl)-2-oxoethyl]-4,5,6,7-
tetrahydrothieno[3,2-c]pyridin-2-yl
acetate monohydrochloride

プラゾシン塩酸塩
prazosin hydrochloride (JP)
prazosin (INN)

α_1-遮断剤　214

【先発品等】ミニプレス
【効能・効果】(1)本態性高血圧症，腎性
高血圧症 (2)前立腺肥大症に伴う排尿
障害

$C_{19}H_{21}N_5O_4 \cdot HCl$: 419.86
1-(4-amino-6,7-dimethoxy-
quinazolin-2-yl)-4-(2-furoyl)
piperazine monohydrochloride

プラノプロフェン
pranoprofen (JP, INN)

プロピオン酸系解熱消炎鎮痛剤　114,131

【先発品等】ニフラン
【効能・効果】内服：(1)関節リウマチ，
腰痛症，外傷後などの消炎・鎮痛 (2)
急性上気道炎の解熱・鎮痛など　眼科
用：外眼部及び前眼部の炎症性疾患の
対症療法

$C_{15}H_{13}NO_3$: 255.27
(2RS)-2-(10H-9-oxa-1-
azaanthracen-6-yl)propanoic acid

プラバスタチンナトリウム
pravastatin sodium (JP)
pravastatin (INN)

HMG-CoA還元酵素阻害剤　218

【先発品等】メバロチン
【効能・効果】高脂血症，家族性高コレ
ステロール血症

$C_{23}H_{35}NaO_7$: 446.51
monosodium (3R,5R)-3,5-dihydroxy-
7-{(1S,2S,6S,8S,8aR)-6-hydroxy-2-
methyl-8-[(2S)-2-methylbutanoyloxy]-
1,2,6,7,8,8a-hexahydronaphthalen-
1-yl}heptanoate

フラビンアデニンジヌクレオチド ナトリウム
flavin adenine dinucleotide sodium (JP)

補酵素型ビタミンB₂ 313

【先発品等】フラビタン
【効能・効果】ビタミンB₂欠乏症の予防及び治療、ビタミンB₂の需要が増大し、食事からの摂取が不十分な際の補給 など

flavin adenine dinucleotide sodium

$C_{27}H_{31}N_9Na_2O_{15}P_2$ ： 829.51

フラボキサート 塩酸塩
flavoxate hydrochloride (JP)
flavoxate (INN)

フラボン系頻尿治療剤 259

【先発品等】ブラダロン
【効能・効果】神経性頻尿、慢性前立腺炎、慢性膀胱炎疾患に伴う頻尿、残尿感

$C_{24}H_{25}NO_4 \cdot HCl$ ： 427.92
2-(piperidin-1-yl)ethyl 3-methyl-4-oxo-2-phenyl-4H-chromene-8-carboxylate monohydrochloride

プラミペキソール
塩酸塩水和物
pramipexole hydrochloride hydrate (JAN)
pramipexole (INN)

ドパミン受容体刺激剤 116, 119

【先発品等】ビ・シフロール　ミラペックスLA
【効能・効果】パーキンソン病、中等度から高度の特発性レストレスレッグス症候群（下肢静止不能症候群）

$C_{10}H_{17}N_3S \cdot 2HCl \cdot H_2O$ ： 302.26
(S)-2-amino-4,5,6,7-tetrahydro-6-propylaminobenzothiazole dihydrochloride monohydrate

プララトレキサート
pralatrexate (JAN, INN)

抗悪性腫瘍剤 422

【先発品等】ジフォルタ
【効能・効果】再発又は難治性の末梢性T細胞リンパ腫

及びC*位エピマー

$C_{23}H_{23}N_7O_5$ ： 477.47
N-{4-[(2RS)-1-(2,4-diaminopteridin-6-yl)pent-4-yn-2-yl]benzoyl}-L-glutamic acid

プラリドキシム ヨウ化物
pralidoxime iodide (JAN, INN)

有機リン中毒解毒剤 392

【先発品等】パム
【効能・効果】有機リン剤の中毒

$C_7H_9IN_2O$ ： 264.06
2-formyl-1-methylpyridinium iodide oxime

プラルモレリン 塩酸塩
pralmorelin hydrochloride (JAN)
pralmorelin (INN)

成長ホルモン分泌不全症診断剤 722

【先発品等】GHRP
【効能・効果】成長ホルモン分泌不全症の診断

D-Ala-D-³Ala-Ala-Trp-D-Phe-Lys-NH₂ •2HCl

$C_{45}H_{55}N_9O_6 \cdot 2HCl$ ： 890.90
D-alanyl-3-(2-naphthyl)-D-alanyl-L-alanyl-L-tryptophyl-D-phenylalanyl-L-lysinamide dihydrochloride

プランルカスト 水和物
pranlukast hydrate (JP)
pranlukast (INN)

ロイコトリエン受容体拮抗剤 449

【先発品等】オノン
【効能・効果】気管支喘息、アレルギー性鼻炎

$C_{27}H_{23}N_5O_4 \cdot \frac{1}{2}H_2O$ ： 490.51
N-[4-oxo-2-(1H-tetrazol-5-yl)-4H-chromen-8-yl]-4-(4-phenylbutyloxy)benzamide hemihydrate

ブリグチニブ
brigatinib (JAN, INN)

抗悪性腫瘍剤・チロシンキナーゼ阻害剤 429

【先発品等】アルンブリグ
【効能・効果】ALK融合遺伝子陽性の切除不能な進行・再発の非小細胞肺癌

$C_{29}H_{39}ClN_7O_2P$ ： 584.09
{2-[(5-chloro-2-{2-methoxy-4-[4-(4-methylpiperazin-1-yl)piperidin-1-yl]anilino}pyrimidin-4-yl)amino]phenyl}dimethyl-λ⁵-phosphanone

プリジノール メシル酸塩
pridinol mesilate (JAN)
pridinol (INN)

中枢性筋弛緩剤 122

【先発品等】ロキシーン
【効能・効果】運動器疾患に伴う有痛性痙縮：腰背痛症、頸肩腕症候群、肩関節周囲炎、変形性脊椎症 など

$C_{20}H_{25}NO \cdot CH_4O_3S$ ： 391.52
1,1-diphenyl-3-piperidino-1-propanol methanesulfonate

プリマキン リン酸塩
primaquine phosphate (JAN)
primaquine (INN)

抗マラリア剤 641

【効能・効果】三日熱マラリア及び卵形マラリア

$C_{15}H_{21}N_3O \cdot 2H_3PO_4$: 455.34
(4RS)-N^4-(6-methoxyquinolin-8-yl)
pentane-1,4-diamine diphosphate

プリミドン
primidone (JP, INN)

バルビツール酸系抗てんかん剤　113

【効能・効果】(1)てんかんの痙攣発作：強直間代発作（全般痙攣発作，大発作），焦点発作（ジャクソン型発作を含む）(2)精神運動発作 (3)小型（運動）発作〔ミオクロニー発作，失立（無動）発作 など〕

$C_{12}H_{14}N_2O_2$: 218.25
5-ethyl-5-phenyl-2,3-
dihydropyrimidine-4,6(1H,5H)-dione

ブリモニジン酒石酸塩
brimonidine tartrate (JAN)
brimonidine (INN)

アドレナリンα_2受容体作動薬，緑内障・高眼圧症治療剤　131

【先発品等】アイファガン
【効能・効果】緑内障，高眼圧症で，他の緑内障治療薬が効果不十分又は使用できない場合

$C_{11}H_{10}BrN_5 \cdot C_4H_6O_6$: 442.22
5-bromo-N-(4,5-dihydro-1H-
imidazol-2-yl)quinoxalin-6-amine
mono-(2R,3R)-tartrate

ブリンゾラミド
brinzolamide (JAN, INN)

炭酸脱水酵素阻害剤　131

【先発品等】エイゾプト
【効能・効果】緑内障，高眼圧症で，他の緑内障治療薬が効果不十分又は使用できない場合

$C_{12}H_{21}N_3O_5S_3$: 383.51
(R)-4-(ethylamino)-3,4-dihydro-2-
(3-methoxypropyl)-2H-thieno[3,2,e]-
1,2-thiazine-6-sulfonamide 1,1-dioxide

ブリンゾラミド・
チモロールマレイン酸塩
brinzolamide (JAN, INN) ・
timolol maleate (JP)
[timolol (INN)]

炭酸脱水酵素阻害剤，β遮断薬配合
緑内障・高眼圧症治療剤　131

【先発品等】アゾルガ
【効能・効果】緑内障，高眼圧症で，他の緑内障治療薬が効果不十分な場合

brinzolamide

timolol maleate

brinzolamide
$C_{12}H_{21}N_3O_5S_3$: 383.51
(R)-4-(ethylamino)-3,4-dihydro-2-
(3-methoxypropyl)-2H-thieno[3,2,e]-
1,2-thiazine-6-sulfonamide 1,1-dioxide

timolol maleate
$C_{13}H_{24}N_4O_3S \cdot C_4H_4O_4$: 432.49
(2S)-1-[(1,1-dimethylethyl)amino]-
3-(4-morpholin-4-yl-1,2,5-thiadiazol-
3-yloxy)propan-2-ol monomaleate

フルオシノニド
fluocinonide (JP, INN)

副腎皮質ホルモン　264

【先発品等】トプシム，-E
【効能・効果】湿疹・皮膚炎群，痒疹群，乾癬，掌蹠膿疱症，円形脱毛症，尋常性白斑

$C_{26}H_{32}F_2O_7$: 494.52
6α,9-difluoro-11β,21-dihydroxy-16α,17-
(1-methylethylidenedioxy)pregna-
1,4-diene-3,20-dione 21-acetate

フルオシノロンアセトニド
fluocinolone acetonide (JP, INN)

副腎皮質ホルモン　264

【先発品等】フルコート
【効能・効果】湿疹・皮膚炎群，皮膚瘙痒症，痒疹群，虫さされ，乾癬，掌蹠膿疱症，薬疹・中毒疹，苔癬化型湿

疹・皮膚炎，尋常性乾癬，ケロイドなど

$C_{24}H_{30}F_2O_6$: 452.49
6α,9-difluoro-11β,21-dihydroxy-
16α,17-(1-methylethylidenedioxy)
pregna-1,4-diene-3,20-dione

フルオレセインナトリウム
fluorescein sodium (JP)

蛍光剤　729

【効能・効果】注射：ぶどう膜・網膜・視神経等の疾患の診断 試験紙：外眼部・前眼部及び涙器疾患の検査・眼圧測定・ハードコンタクトレンズ装着検査等

$C_{20}H_{10}Na_2O_5$: 376.27
disodium 2-(6-oxido-3-oxo-3H-
xanthen-9-yl)benzoate

フルオロウラシル
fluorouracil (JP, INN)

抗悪性腫瘍代謝拮抗剤　422

【先発品等】5-FU
【効能・効果】(1)消化器癌，乳癌などの諸疾患の自覚的及び他覚的症状の緩解 など (2)頭頸部癌，食道癌に対する他の抗悪性腫瘍剤との併用療法 など (3)皮膚悪性腫瘍

$C_4H_3FN_2O_2$: 130.08
5-fluoro-1H-pyrimidine-2,4-dione

フルオロメトロン
fluorometholone (JP, INN)

副腎皮質ホルモン　131

【先発品等】フルメトロン
【効能・効果】外眼部及び前眼部の炎症性疾患（眼瞼炎，結膜炎，角膜炎，強膜炎，上強膜炎，虹彩炎，虹彩毛様体炎，ブドウ膜炎，術後炎症等）

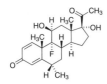

$C_{22}H_{29}FO_4$ ： 376.46
9-fluoro-11β,17-dihydroxy-6α-
methylpregna-1,4-diene-3,20-dione

フルコナゾール
fluconazole （JP, INN）
トリアゾール系抗真菌剤　629

【先発品等】ジフルカン
【効能・効果】カンジダ属及びクリプト
コッカス属による真菌血症, 呼吸器真
菌症, 消化管真菌症, 尿路真菌症, 真
菌髄膜炎, 造血幹細胞移植患者におけ
る深在性真菌症の予防, カンジダ属に
起因する腟炎及び外陰腟炎

$C_{13}H_{12}F_2N_6O$ ： 306.27
2-(2,4-difluorophenyl)-1,3-bis
(1H-1,2,4-triazol-1-yl)propan-2-ol

フルジアゼパム
fludiazepam （JP, INN）
ベンゾジアゼピン系抗不安剤　112

【先発品等】エリスパン
【効能・効果】心身症における身体症候
並びに不安・緊張・抑うつ及び焦燥,
易疲労性, 睡眠障害

$C_{16}H_{12}ClFN_2O$ ： 302.73
7-chloro-5-(2-fluorophenyl)-1-
methyl-1,3-dihydro-2H-1,4-
benzodiazepin-2-one

フルシクロビン （^{18}F）
fluciclovine （^{18}F）（INN）
放射性医薬品・悪性腫瘍診断薬　430

【先発品等】アキュミン
【効能・効果】初発の悪性神経膠腫が疑
われる患者における腫瘍の可視化。た
だし, 磁気共鳴コンピューター断層撮
影検査による腫瘍摘出計画時における
腫瘍摘出範囲の決定の補助に用いる

$C_5H_8{}^{18}FNO_2$ ： 132.12
trans-1-アミノ-3-［^{18}F］フルオロシ
クロブタンカルボン酸

フルシトシン
flucytosine （JP, INN）
フッ化ピリミジン系抗真菌剤　629

【先発品等】アンコチル
【効能・効果】〈有効菌種〉クリプトコッ
クス, カンジダ, アスペルギルス, ヒア
ロホーラ, ホンセカエア 〈適応症〉
真菌血症, 真菌性髄膜炎, 真菌性呼吸
器感染症, 黒色真菌症, 尿路真菌症,
消化管真菌症

$C_4H_4FN_3O$ ： 129.09
5-fluorocytosine

フルスルチアミン
fursultiamine （JAN, INN）
フルスルチアミン塩酸塩
fursultiamine hydrochloride （JP）
活性型ビタミンB$_1$　312

【先発品等】アリナミンF
【効能・効果】(1)ビタミンB$_1$欠乏症の予
防及び治療 (2)ウェルニッケ脳症 (3)脚
気衝心　など

fursultiamine

fursultiamine hydrochloride

fursultiamine
$C_{17}H_{26}N_4O_3S_2$ ： 398.55
N-(4-amino-2-methylpyrimidin-5-
ylmethyl)-N-{(1Z)-4-hydroxy-1-
methyl-2-［(2RS)-tetrahydrofuran-2-
ylmethyldisulfanyl]-but-1-en-1-yl}
formamide

fursultiamine hydrochloride
$C_{17}H_{26}N_4O_3S_2$・HCl ： 435.00
N-(4-amino-2-methylpyrimidin-5-
ylmethyl)-N-{(1Z)-4-hydroxy-1-
methyl-2-［(2RS)-tetrahydrofuran-
2-ylmethyldisulfanyl］but-1-en-1-yl}
formamide monohydrochloride

フルタゾラム
flutazolam （JAN, INN）
ベンゾジアゼピン系抗不安剤　112

【先発品等】コレミナール
【効能・効果】心身症における身体症候
並びに不安・緊張・抑うつ

$C_{19}H_{18}ClFN_2O_3$ ： 376.81
10-chloro-11b-(o-fluorophenyl)-
2,3,7,11b-tetrahydro-7-
(2-hydroxyethyl)-oxazolo[3,2-d]
[1,4]benzodiazepin-6(5H)-one

フルタミド
flutamide （JP, INN）
抗アンドロゲン剤　429

【先発品等】オダイン
【効能・効果】前立腺癌

$C_{11}H_{11}F_3N_2O_3$ ： 276.21
2-methyl-N-［4-nitro-3-
(trifluoromethyl)phenyl]propanamide

フルダラビン リン酸エステル
fludarabine phosphate （JAN）
fludarabine （INN）
プリン系代謝拮抗剤　422

【先発品等】フルダラ
【効能・効果】貧血又は血小板減少症を
伴う慢性リンパ性白血病, 同種造血幹
細胞移植の前治療, 腫瘍特異的なT細胞
輸注療法の前処置　など

$C_{10}H_{13}FN_5O_7P$ ： 365.21
（＋）-2-fluoro-9-(5-O-phosphono-β-
D-arabinofuranosyl)-9H-purin-6-amine

119

フルチカゾン
フランカルボン酸エステル
fluticasone furoate (JAN)
fluticasone (INN)

アレルギー性鼻炎治療剤・
吸入ステロイド喘息治療剤　132, 229

【先発品等】アニュイティ　アラミスト
【効能・効果】吸入用：気管支喘息　点鼻液：アレルギー性鼻炎

$C_{27}H_{29}F_3O_6S$：538.58
6α,9-difluoro-17β-
[(fluoromethylsulfanyl)carbonyl]-11β-
hydroxy-16α-methyl-3-oxoandrosta-
1,4-dien-17α-yl furan-2-carboxylate

フルチカゾン
プロピオン酸エステル
fluticasone propionate (JAN)
fluticasone (INN)

副腎皮質ホルモン　132, 229

【先発品等】フルタイド　フルナーゼ
【効能・効果】吸入用：気管支喘息　点鼻用：アレルギー性鼻炎，血管運動性鼻炎

$C_{25}H_{31}F_3O_5S$：500.57
S-fluoromethyl6,9α-difluoro-
11β-hydroxy-16α-methyl-3-oxo-
17α-propionyloxyandrost-1,4-diene-
17β-carbothioate

フルチカゾン
プロピオン酸エステル・
ホルモテロール
フマル酸塩水和物
fluticasone propionate (JAN)
〔fluticasone (INN)〕・
formoterol fumarate hydrate (JP)
〔formoterol (INN)〕

喘息治療配合剤　229

【先発品等】フルティフォーム
【効能・効果】気管支喘息（吸入ステロイド剤及び長時間作動型吸入β2-刺激剤の併用が必要な場合）

fluticasone propionate

formoterol fumarate hydrate

fluticasone propionate
$C_{25}H_{31}F_3O_5S$：500.57
S-fluoromethyl 6α,9α-difluoro-
11β-hydroxy-16α-methyl-3-oxo-
17α-propionyloxyandrost-1,4-diene-
17β-carbothioate

formoterol fumarate hydrate
$(C_{19}H_{24}N_2O_4)_2 \cdot C_4H_4O_4 \cdot 2H_2O$：840.91
N-(2-hydroxy-5-{(1RS)-1-hydroxy-
2-[(2RS)-1-(4-methoxyphenyl)
propan-2-ylamino] ethyl} phenyl)
formamide hemifumarate monohydrate

フルデオキシグルコース (¹⁸F)
fludeoxyglucose (¹⁸F) (JAN, INN)

放射性診断薬　430

【先発品等】FDGスキャン
【効能・効果】(1)肺癌，乳癌，大腸癌，頭頸部癌，膵癌，悪性リンパ腫などの悪性腫瘍の診断 (2)虚血性心疾患の診断 (3)難治性部分てんかんで外科切除が必要とされる場合の脳グルコース代謝異常領域の診断 (4)大型血管炎などの診断における炎症部位の可視化

$C_6H_{11}{}^{18}FO_5$：181.15
2-deoxy-2-fluoro-¹⁸F-D-glucopyranose

フルテメタモル (¹⁸F)
flutemetamol (¹⁸F) (INN)

放射性医薬品・脳疾患診断薬　430

【先発品等】ビザミル
【効能・効果】アルツハイマー病による軽度認知障害又は認知症が疑われる患者の脳内アミロイドベータプラークの可視化

$C_{14}H_{11}{}^{18}FN_2OS$：273.32

2-[3-[¹⁸F]fluoro-4-(methylamino)
phenyl]-1,3-benzothiazol-6-ol

フルドロキシコルチド
fludroxycortide (JAN, INN)

副腎皮質ホルモン　264

【先発品等】ドレニゾン
【効能・効果】湿疹・皮膚炎群，結節性痒疹，乾癬，アミロイド苔癬，環状肉芽腫，光沢苔癬，慢性円板状エリテマトーデス，ケロイド，尋常性白斑，悪性リンパ腫　など

$C_{24}H_{33}FO_6$：436.51
6α-fluoro-11β,16α,17,21-
tetrahydroxy-4-pregnene-3,20-
dione 16,17-acetonide

フルドロコルチゾン
酢酸エステル
fludrocortisone acetate (JP)
fludrocortisone (INN)

鉱質副腎皮質ホルモン　245

【先発品等】フロリネフ
【効能・効果】塩喪失型先天性副腎皮質過形成症，塩喪失型慢性副腎皮質機能不全（アジソン病）

$C_{23}H_{31}FO_6$：422.49
9-fluoro-11β,17,21-trihydroxypregn-
4-ene-3,20-dione 21-acetate

フルニトラゼパム
flunitrazepam (JP, INN)

ベンゾジアゼピン系睡眠及び
麻酔導入剤　112

【先発品等】サイレース
【効能・効果】不眠症，麻酔前投薬，全身麻酔の導入，局所麻酔時の鎮静

$C_{16}H_{12}FN_3O_3$：313.28
5-(2-fluorophenyl)-1-methyl-7-
nitro-1,3-dihydro-2H-1,4-
benzodiazepin-2-one

フルバスタチンナトリウム
fluvastatin sodium （JAN）
fluvastatin （INN）

HMG-CoA還元酵素阻害剤　218

【先発品等】ローコール
【効能・効果】高コレステロール血症，家族性高コレステロール血症

$C_{24}H_{25}FNNaO_4$ ： 433.45
（±）-（3RS,5SR,6E）-sodium-7-[3-（4-fluorophenyl）-1-（1-methylethyl）-1H-indol-2-yl]-3,5-dihydroxy-6-heptenoate

フルフェナジン
fluphenazine （INN）
フルフェナジンデカン酸エステル
fluphenazine decanoate （JAN）
フルフェナジンマレイン酸塩
fluphenazine maleate （JAN）

フェノチアジン系抗精神病剤　117

【先発品等】フルデカシン　フルメジン
【効能・効果】統合失調症

fluphenazine decanoate

fluphenazine maleate

fluphenazine decanoate
$C_{32}H_{44}F_3N_3O_2S$ ： 591.77
2-[4-[3-[2-（trifluoromethyl）phenothiazin-10-yl]propyl]-1-piperazinyl]ethyl decanoate

fluphenazine maleate
$C_{22}H_{26}F_3N_3OS \cdot 2C_4H_4O_4$ ： 669.68
2-trifluoromethyl-10-{3-[4-（β-hydroxyethyl）-piperazinyl] -propyl} -phenothiazine dimaleate

フルフェナム酸アルミニウム
flufenamate aluminum （JAN）
flufenamic acid （JAN, INN）

フェナム酸系解熱消炎鎮痛剤　114

【先発品等】オパイリン
【効能・効果】(1)関節リウマチ，腰痛症などの消炎，鎮痛，解熱 (2)抜歯後など

の消炎，鎮痛 (3)膀胱炎，帯状疱疹，紅斑症，手術後などの消炎 (4)急性上気道炎の解熱・鎮痛

$(C_{14}H_9F_3NO_2)_3Al$ ： 867.66
aluminium 2-{[3-（trifluoromethyl）phenyl]amino}benzoate

フルベストラント
fulvestrant （JAN, INN）

抗エストロゲン剤　429

【先発品等】フェソロデックス
【効能・効果】乳癌

$C_{32}H_{47}F_5O_3S$ ： 606.77
7α-[9-（4,4,5,5,5-pentafluoropentylsulphinyl）nonyl]estra-1,3,5(10)-triene-3,17β-diol

フルボキサミンマレイン酸塩
fluvoxamine maleate （JP）
fluvoxamine （INN）

選択的セロトニン再取り込み阻害剤（SSRI）　117

【先発品等】デプロメール　ルボックス
【効能・効果】うつ病・うつ状態，強迫性障害，社会不安障害

$C_{15}H_{21}F_3N_2O_2 \cdot C_4H_4O_4$ ： 434.41
5-methoxy-1-[4-（trifluoromethyl）phenyl]pentan-1-one（E）-O-（2-aminoethyl）oxime monomaleate

フルマゼニル
flumazenil （JAN, INN）

ベンゾジアゼピン受容体拮抗剤　221

【先発品等】アネキセート
【効能・効果】ベンゾジアゼピン系薬剤による鎮静の解除及び呼吸抑制の改善

$C_{15}H_{14}FN_3O_3$ ： 303.29
ethyl-8-fluoro-5,6-dihydro-5-methyl-6-oxo-4H-imidazo-[1,5-a][1,4]benzodiazepine-3-carboxylate

フルラゼパム塩酸塩
flurazepam hydrochloride （JP）
flurazepam （INN）

ベンゾジアゼピン系催眠調整剤　112

【先発品等】ダルメート
【効能・効果】不眠症，麻酔前投薬

$C_{21}H_{23}ClFN_3O \cdot HCl$ ： 424.34
7-chloro-1-[2-（diethylamino）ethyl]-5-（2-fluorophenyl）-1,3-dihydro-2H-1,4-benzodiazepin-2-one monohydrochloride

プルリフロキサシン
prulifloxacin （JAN, INN）

ニューキノロン系抗菌剤　624

【先発品等】スオード
【効能・効果】〈適応菌種〉肺炎球菌，赤痢菌，コレラ菌，インフルエンザ菌，緑膿菌　など　〈適応症〉咽頭・喉頭炎，肺炎，膀胱炎，腎盂腎炎，前立腺炎，胆管炎，コレラ，子宮内感染　など

$C_{21}H_{20}FN_3O_6S$ ： 461.46
（±）-6-fluoro-1-methyl-7-[4-（5-methyl-2-oxo-1,3-dioxolen-4-yl）methyl-1-piperazinyl]-4-oxo-4H-[1,3]thiazeto[3,2-a]quinoline-3-carboxylic acid

フルルビプロフェン
flurbiprofen （JP, INN）

プロピオン酸系消炎鎮痛剤　114, 264

【先発品等】アドフィード　ゼポラス　フルルバン　フロベン　ヤクバン
【効能・効果】(1)関節リウマチ，変形性関節症，腰痛症，歯髄炎，歯根膜炎の鎮痛・消炎 (2)抜歯並びに歯科領域における小手術後の鎮痛・消炎　など

$C_{15}H_{13}FO_2$ ： 244.26
（2RS）-2-（2-fluorobiphenyl-4-yl）propanoic acid

フルルビプロフェン アキセチル
flurbiprofen axetil (JAN)
flurbiprofen (JP, INN)

プロピオン酸系消炎鎮痛剤　114

【先発品等】ロピオン
【効能・効果】術後，各種癌における鎮痛

$C_{19}H_{19}FO_4$ ： 330.36
（±）-1-acetoxyethyl-2-(2-fluoro-4-biphenylyl)propionate

ブレオマイシン塩酸塩
bleomycin hydrochloride (JP)
bleomycin (INN)

抗腫瘍性抗生物質　423

【先発品等】ブレオ
【効能・効果】皮膚癌，頭頸部癌，肺癌，食道癌，悪性リンパ腫，子宮頸癌，神経膠腫，甲状腺癌，胚細胞腫瘍

ブレオマイシン酸	：R= −OH
ブレオマイシン A₁	：R= −N
ブレオマイシンデメチル-A₂	：R= −N
ブレオマイシン A₂	：R= −N
ブレオマイシン A₂-a	：R= −N
ブレオマイシン A₂-b	：R= −N
ブレオマイシン A₅	：R= −N
ブレオマイシン Bγ	：R= −NH₂
ブレオマイシン B₂	：R= −N
ブレオマイシン B₄	：R= −N

ブレオマイシン硫酸塩
bleomycin sulfate (JP)
bleomycin (INN)

抗腫瘍性抗生物質　423

【先発品等】ブレオS
【効能・効果】皮膚悪性腫瘍

フレカイニド酢酸塩
flecainide acetate (JP)
flecainide (INN)

ナトリウムチャネル遮断剤　212

【先発品等】タンボコール
【効能・効果】頻脈性不整脈（発作性心房細動・粗動，心室性）で他の抗不整脈薬が使用できないか，又は無効の場合　など

$C_{17}H_{20}F_6N_2O_3 \cdot C_2H_4O_2$ ： 474.39
N-[(2RS)-piperidin-2-ylmethyl]-2,5-bis(2,2,2-trifluoroethoxy)benzamide monoacetate

プレガバリン
pregabalin (JAN, INN)

GABA誘導体　119

【先発品等】リリカ，-OD
【効能・効果】末梢性神経障害性疼痛，線維筋痛症に伴う疼痛

$C_8H_{17}NO_2$ ： 159.23
(3S)-3-(aminomethyl)-5-methylhexanoic acid

ブレクスピプラゾール
brexpiprazole (JAN, INN)

抗精神病薬　117

【先発品等】レキサルティ，-OD
【効能・効果】(1)統合失調症　(2)うつ病・うつ状態（既存治療で十分な効果が認められない場合に限る）

$C_{25}H_{27}N_3O_2S$ ： 433.57
7-{4-[4-(1-benzothiophen-4-yl)piperazin-1-yl]butyloxy}quinolin-2(1H)-one

プレドニゾロン
prednisolone (JP, INN)

副腎皮質ホルモン　245, 264

【先発品等】プレドニン
【効能・効果】慢性副腎皮質機能不全，甲状腺中毒症，関節リウマチ，エリテマトーデス，ネフローゼ，うっ血性心不全，気管支喘息，血清病，重症感染症，溶血性貧血，白血病，顆粒球減少症　など

$C_{21}H_{28}O_5$ ： 360.44
11β,17,21-trihydroxypregna-1,4-diene-3,20-dione

プレドニゾロン
吉草酸エステル酢酸エステル
prednisolone valerate acetate (JAN)
prednisolone (JP, INN)

副腎皮質ホルモン　264

【先発品等】リドメックス
【効能・効果】湿疹・皮膚炎群，痒疹群，虫さされ，乾癬，掌蹠膿疱症

$C_{28}H_{38}O_7$ ： 486.60
11β,17α,21-trihydroxy-1,4-pregnadiene-3,20-dione 21-acetate 17-valerate

プレドニゾロン
コハク酸エステルナトリウム
prednisolone sodium succinate
prednisolone (JP, INN)

副腎皮質ホルモン　245

【先発品等】水溶性プレドニン
【効能・効果】急性副腎皮質機能不全，リウマチ熱，エリテマトーデス，ネフローゼ及びネフローゼ症候群，うっ血性心不全，気管支喘息，重症感染症，白血病，限局性腸炎，重症消耗性疾患の全身状態の改善　など

$C_{25}H_{31}NaO_8$ ： 482.50
monosodium 11β,17,21-
trihydroxypregna-1,4-diene-3,20-
dione 21-succinate

プレドニゾロン酢酸エステル
prednisolone acetate (JP)
prednisolone (JP, INN)

副腎皮質ホルモン　131

【先発品等】プレドニン
【効能・効果】外眼部及び前眼部の炎症性疾患の対症療法（眼瞼炎，結膜炎，角膜炎，強膜炎，上強膜炎，前眼部ブドウ膜炎，術後炎症）

$C_{23}H_{30}O_6$ ： 402.48
11β,17,21-trihydroxypregna-
1,4-diene-3,20-dione 21-acetate

プレドニゾロン
リン酸エステルナトリウム
prednisolone sodium
phosphate (JP)
prednisolone (JP, INN)

副腎皮質ホルモン　245

【効能・効果】潰瘍性大腸炎，限局性腸炎

$C_{21}H_{27}Na_2O_8P$ ： 484.39
11β,17,21-trihydroxypregna-1,4-diene-
3,20-dione 21-(disodium phosphate)

プレリキサホル
plerixafor (JAN, INN)

CXCR4 ケモカイン受容体拮抗剤　339

【先発品等】モゾビル
【効能・効果】自家末梢血幹細胞移植のための造血幹細胞の末梢血中への動員促進

$C_{28}H_{54}N_8$ ： 502.78

1,1'-(1,4-phenylenebismethylene)bis
(1,4,8,11-tetraazacyclotetradecane)

プロカイン塩酸塩
procaine hydrochloride (JP)
procaine (INN)

エステル型局所麻酔剤　121

【効能・効果】脊椎麻酔（腰椎麻酔），硬膜外麻酔，伝達麻酔，浸潤麻酔，歯科領域における伝達麻酔・浸潤麻酔，硬膜外麻酔

$C_{13}H_{20}N_2O_2 \cdot HCl$ ： 272.77
2-(diethylamino)ethyl 4-
aminobenzoate monohydrochloride

プロカインアミド塩酸塩
procainamide hydrochloride (JP)
procainamide (INN)

ナトリウムチャネル遮断剤　212

【先発品等】アミサリン
【効能・効果】期外収縮（上室性，心室性），急性心筋梗塞における心室性不整脈の予防，発作性頻拍（上室性，心室性）の治療及び予防，発作性心房細動の予防，電気ショック療法との併用及びその後の洞調律の維持　など

$C_{13}H_{21}N_3O \cdot HCl$ ： 271.79
4-amino-N-(2-diethylaminoethyl)
benzamide monohydrochloride

プロカテロール塩酸塩水和物
procaterol hydrochloride
hydrate (JP)
procaterol (INN)

気管支拡張β₂-刺激剤　225

【先発品等】メプチン，-ミニ
【効能・効果】気管支喘息，慢性気管支炎，肺気腫，急性気管支炎，喘息様気管支炎の気道閉塞性障害に基づく呼吸困難 など症状の緩解　など

$C_{16}H_{22}N_2O_3 \cdot HCl \cdot \frac{1}{2} H_2O$ ： 335.83
8-hydroxy-5-{(1RS,2SR)-1-hydroxy-
2-[(1-methylethyl)amino]butyl}
quinolin-2(1H)-one monohydrochloride
hemihydrate

プロカルバジン塩酸塩
procarbazine hydrochloride (JP)
procarbazine (INN)

抗悪性リンパ腫剤　429

【効能・効果】(1)悪性リンパ腫（ホジキン病，細網肉腫，リンパ肉腫）(2)悪性星細胞腫，乏突起膠腫成分を有する神経膠腫に対する他の抗悪性腫瘍剤との併用療法

$C_{12}H_{19}N_3O \cdot HCl$ ： 257.76
N-(1-methylethyl)-4-
[(2-methylhydrazino)methyl]
benzamide monohydrochloride

プロキシフィリン
proxyphylline (JAN, INN)

キサンチン系利尿剤　211

【先発品等】モノフィリン
【効能・効果】気管支喘息，喘息性（様）気管支炎，うっ血性心不全

$C_{10}H_{14}N_4O_3$ ： 238.25
7-(β-hydroxypropyl)theophylline

プログルメタシンマレイン酸塩
proglumetacin maleate (JAN)
proglumetacin (INN)

インドール酢酸系消炎鎮痛剤　114

【先発品等】ミリダシン
【効能・効果】関節リウマチ，変形性関節症，腰痛症，頸肩腕症候群，肩関節周囲炎の消炎，鎮痛

$C_{46}H_{58}ClN_5O_8 \cdot 2C_4H_4O_4$ ： 1,076.58
3-[4-[2-(1-p-chlorobenzoyl-5-
methoxy-2-methylindol-3-ylacetoxy)
ethyl]-1-piperazinyl]propyl(±)-4-
benzamido-N,N-dipropylglutaramate
dimaleate

プロクロルペラジン
prochlorperazine (JAN, INN)

プロクロルペラジンマレイン酸塩
prochlorperazine maleate (JP)

プロクロルペラジンメシル酸塩
prochlorperazine mesilate (JAN)

フェノチアジン系精神安定剤　117

【先発品等】ノバミン
【効能・効果】統合失調症，術前・術後
等の悪心・嘔吐

prochlorperazine maleate

prochlorperazine mesilate

prochlorperazine maleate
$C_{20}H_{24}ClN_3S \cdot 2C_4H_4O_4$ ： 606.09
2-chloro-10-[3-(4-methylpiperazin-
1-yl)propyl]-10H-phenothiazine
dimaleate

prochlorperazine mesilate
$C_{20}H_{24}ClN_3S \cdot 2CH_4O_3S$ ： 566.16
2-chloro-10-[3-(4-methylpiperazin-
1-yl)propyl]-10H-phenothiazine
dimesilate

プロゲステロン
progesterone (JP, INN)

黄体ホルモン　247

【先発品等】ウトロゲスタン　エフメノ
プロゲホルモン　ルティナス　ルテウ
ム　ワンクリノン
【効能・効果】無月経，月経困難症，機
能性子宮出血，黄体機能不全による不
妊症，切迫流早産，習慣性流早産，生
殖補助医療における黄体補充　など

$C_{21}H_{30}O_2$ ： 314.46
pregn-4-ene-3,20-dione

プロスルチアミン
prosultiamine (JAN, INN)

ビタミンB$_1$誘導体　312

【先発品等】アリナミン
【効能・効果】(1)ビタミンB$_1$欠乏症の予

防及び治療　(2)ウェルニッケ脳症　(3)脚
気衝心　など

$C_{15}H_{24}N_4O_2S_2$ ： 356.51
N-(4-amino-2-methylpyrimidin-5-
ylmethyl)-N-[4-hydroxy-1-methyl-2-
(propyldithio)-1-butenyl]formamide

フロセミド
furosemide (JP, INN)

ループ利尿剤　213

【先発品等】ラシックス
【効能・効果】高血圧症（本態性，腎性
等），悪性高血圧，心性浮腫（うっ血
性心不全），腎性浮腫，肝性浮腫，月経
前緊張症，末梢血管障害による浮腫，
尿路結石排出促進　など

$C_{12}H_{11}ClN_2O_5S$ ： 330.74
4-chloro-2-[(furan-2-ylmethyl)
amino]-5-sulfamoylbenzoic acid

ブロチゾラム
brotizolam (JP, INN)

チエノトリアゾロジアゼピン系
睡眠導入剤　112

【先発品等】レンドルミン，-D
【効能・効果】不眠症，麻酔前投薬

$C_{15}H_{10}BrClN_4S$ ： 393.69
2-bromo-4-(2-chlorophenyl)-9-
methyl-6H-thieno[3,2-f][1,2,4]-
triazolo[4,3-a][1,4]diazepine

プロチレリン
protirelin (JP, INN)

TSH・プロラクチン分泌，
視床下部ホルモン　722

【先発品等】TRH
【効能・効果】(1)下垂体TSH分泌機能
検査　(2)下垂体プロラクチン分泌機能
検査

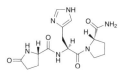

$C_{16}H_{22}N_6O_4$ ： 362.38
5-oxo-L-prolyl-L-histidyl-L-prolinamide

プロチレリン酒石酸塩水和物
protirelin tartrate hydrate (JP)
protirelin (JP, INN)

TSH・高次中枢機能調整剤　119, 722

【先発品等】ヒルトニン
【効能・効果】頭部外傷及びくも膜下出
血に伴う昏睡，半昏睡を除く遷延性意
識障害，脊髄小脳変性症における運動
失調の改善，下垂体TSH分泌機能検査

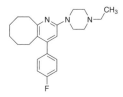

$C_{16}H_{22}N_6O_4 \cdot C_4H_6O_6 \cdot H_2O$ ： 530.49
5-oxo-L-prolyl-L-histidyl-L-
prolinamide monotartrate monohydrate

ブロナンセリン
blonanserin (JAN, INN)

抗精神病剤，　セロトニン・
ドパミンアンタゴニスト（SDA）　117

【先発品等】ロナセン
【効能・効果】統合失調症

$C_{23}H_{30}FN_3$ ： 367.50
2-(4-ethyl-1-piperazinyl)-4-(4-
fluorophenyl)-5,6,7,8,9,10-
hexahydrocycloocta[b]pyridine

プロパゲルマニウム
propagermanium (JAN, INN)

B型慢性肝炎治療・ゲルマニウム剤　391

【先発品等】セロシオン
【効能・効果】HBe抗原陽性B型慢性肝
炎におけるウイルスマーカーの改善

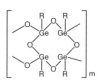

R = CH$_2$CH$_2$COOH

$(C_3H_5GeO_{3.5})_n$
3-oxygermylpropionic acid polymer

プロパフェノン塩酸塩
propafenone hydrochloride (JP)
propafenone (INN)

ナトリウムチャネル遮断剤　212

【先発品等】プロノン
【効能・効果】頻脈性不整脈で他の抗不整脈薬が使用できないか又は無効の場合

$C_{21}H_{27}NO_3 \cdot HCl$ ： 377.90
1-{2-[(2RS)-2-hydroxy-3-(propylamino)propyloxy]phenyl}-3-phenylpropan-1-one monohydrochloride

プロパンテリン臭化物
propantheline bromide (JP, INN)

抗コリン性四級アンモニウム塩　123

【先発品等】プロ・バンサイン
【効能・効果】次の疾患における分泌・運動亢進並びに疼痛 (1)胃・十二指腸潰瘍，胃酸過多症，幽門痙攣，胃炎，腸炎，過敏大腸症（イリタブルコロン），膵炎，胆道ジスキネジー (2)夜尿症又は遺尿症 (3)多汗症

$C_{23}H_{30}BrNO_3$ ： 448.39
N-methyl-N,N-bis(1-methylethyl)-2-[(9H-xanthen-9-ylcarbonyl)oxy]ethylaminium bromide

プロピトカイン塩酸塩・
フェリプレシン
propitocaine hydrochloride (JAN)
〔prilocaine (INN)〕・
felypressin (INN)

局所麻酔剤　271

【先発品等】シタネスト-オクタプレシン
【効能・効果】歯科・口腔外科領域の手術・処置における浸潤，伝達麻酔

propitocaine hydrochloride

propitocaine hydrochloride
$C_{13}H_{20}N_2O \cdot HCl$ ： 256.77
N-(2-methylphenyl)-2-(propylamino)propanamide monohydrochloride

felypressin
$C_{46}H_{65}N_{13}O_{11}S_2$ ： 1040.22
2-(phenylalanine)-8-lysine vasopressin

プロピベリン塩酸塩
propiverine hydrochloride (JP)
propiverine (INN)

排尿抑制ベンジル酸誘導体　259

【先発品等】バップフォー
【効能・効果】神経因性膀胱，神経性頻尿，不安定膀胱，膀胱刺激状態（慢性膀胱炎，慢性前立腺炎）における頻尿，尿失禁。過活動膀胱における尿意切迫感，頻尿及び切迫性尿失禁

$C_{23}H_{29}NO_3 \cdot HCl$ ： 403.94
1-methylpiperidin-4-yl 2,2-diphenyl-2-propoxyacetate monohydrochloride

プロピルチオウラシル
propylthiouracil (JP, INN)

抗甲状腺剤　243

【効能・効果】甲状腺機能亢進症

$C_7H_{10}N_2OS$ ： 170.23
6-propyl-2-thiouracil

プロブコール
probucol (JP, INN)

高脂質血症治療剤　218

【先発品等】シンレスタール　ロレルコ
【効能・効果】高脂血症（家族性高コレステロール血症，黄色腫を含む）

$C_{31}H_{48}O_2S_2$ ： 516.84
4,4'-[propan-2,2-diylbis(sulfandiyl)]bis[2,6-bis(1,1-dimethylethyl)phenol]

プロプラノロール塩酸塩
propranolol hydrochloride (JP)
propranolol (INN)

β-遮断剤　212, 214, 290

【先発品等】インデラル　ヘマンジオル
【効能・効果】(1)狭心症 (2)期外収縮（上室性，心室性），発作性頻拍の予防，頻拍性心房細動（徐脈効果），褐色細胞腫手術時 (3)本態性高血圧症（軽症～中等症）　など

$C_{16}H_{21}NO_2 \cdot HCl$ ： 295.80
(2RS)-1-(1-methylethyl)amino-3-(naphthalen-1-yloxy)propan-2-ol monohydrochloride

フロプロピオン
flopropione (JP, INN)

COMT阻害・鎮痙剤　124

【先発品等】コスパノン
【効能・効果】次の疾患に伴う鎮痙効果 (1)肝胆道疾患（胆道ジスキネジー，胆石症，胆嚢炎，胆管炎，胆嚢摘出後遺症）(2)膵疾患（膵炎）(3)尿路結石

$C_9H_{10}O_4$ ： 182.17
1-(2,4,6-trihydroxyphenyl)propan-1-one

プロベネシド
probenecid (JP, INN)

痛風治療剤，安息香酸誘導体　394

【効能・効果】(1)痛風 (2)ペニシリン，パラアミノサリチル酸の血中濃度維持

$C_{13}H_{19}NO_4S$ ： 285.36
4-(dipropylaminosulfonyl)benzoic acid

プロペリシアジン
propericiazine (JAN, INN)

フェノチアジン系抗精神病剤　117

【先発品等】ニューレプチル
【効能・効果】統合失調症

$C_{21}H_{23}N_3OS$ ： 365.49
10-[3-(4-hydroxypiperidino)propyl]-
phenothiazine-2-carbonitrile

プロポフォール
propofol (JAN, INN)

全身麻酔剤　111

【先発品等】ディプリバン
【効能・効果】(1)全身麻酔の導入及び維
持 (2)集中治療における人工呼吸中の
鎮静

$C_{12}H_{18}O$ ： 178.27
2,6-diisopropylphenol

ブロマゼパム
bromazepam (JP, INN)

ベンゾジアゼピン系抗不安剤　112

【先発品等】レキソタン
【効能・効果】(1)神経症における不安・
緊張・抑うつ及び強迫・恐怖 (2)うつ
病における不安・緊張 (3)心身症にお
ける身体症候並びに不安・緊張・抑う
つ及び睡眠障害 (4)麻酔前投薬

$C_{14}H_{10}BrN_3O$ ： 316.15
7-bromo-5-(pyridin-2-yl)-1,3-
dihydro-2H-1,4-benzodiazepin-2-one

ブロムフェナク
ナトリウム水和物
bromfenac sodium hydrate (JAN)
bromfenac (INN)

フェニル酢酸系抗炎症点眼剤　131

【先発品等】ブロナック
【効能・効果】外眼部及び前眼部の炎症
性疾患の対症療法〔眼瞼炎，結膜炎，
強膜炎（上強膜炎を含む），術後炎症〕

$C_{15}H_{11}BrNNaO_3$・1½ H_2O ： 383.17
sodium 2-[2-amino-3-(4-bromobenzoyl)
phenyl]acetate sesquihydrate

ブロムヘキシン塩酸塩
bromhexine hydrochloride (JP)
bromhexine (INN)

気道粘液溶解剤　223

【先発品等】ビソルボン
【効能・効果】急性気管支炎，慢性気管
支炎，肺結核，塵肺症，手術後の去痰
など

$C_{14}H_{20}Br_2N_2$・HCl ： 412.59
2-amino-3,5-dibromo-N-
cyclohexyl-N-methylbenzylamine
monohydrochloride

ブロムペリドール
bromperidol (JAN, INN)

ブチロフェノン系抗精神病剤　117

【効能・効果】統合失調症

$C_{21}H_{23}BrFNO_2$ ： 420.32
4-[4-(p-bromophenyl)-4-hydroxy-
piperidino]-4'-fluorobutyrophenone

プロメタジン
promethazine (JAN, INN)

プロメタジン塩酸塩
　　promethazine hydrochloride (JP)
ヒベンズ酸プロメタジン
　　promethazine hibenzate
プロメタジンメチレンジサリチル酸塩
promethazine methylenedisalicylate (JAN)

フェノチアジン系抗ヒスタミン・
　　抗パーキンソン剤　116,441

【先発品等】ヒベルナ　ピレチア
【効能・効果】(1)振戦麻痺，パーキンソ
ニズム (2)麻酔前投薬，人工（薬物）
冬眠 (3)感冒等上気道炎に伴うくしゃ
み・鼻汁・咳嗽 (4)アレルギー性鼻炎，
枯草熱，血管運動性浮腫　など

promethazine hydrochloride
$C_{17}H_{20}N_2S$・HCl ： 320.88
(2RS)-N,N-dimethyl-1-(10H-
phenothiazin-10-yl)propan-2-ylamine
monohydrochloride

promethazine hibenzate
$C_{17}H_{20}N_2S$・$C_{14}H_{10}O_4$ ： 526.65
N,N-dimethyl-1-[(phenothiazin-10-
yl)methyl] ethylamine monohibenzate

promethazine methylenedisalicylate
$C_{34}H_{40}N_4S_2$・$C_{15}H_{12}O_6$ ： 857.11

フロモキセフ ナトリウム
flomoxef sodium (JP)
flomoxef (INN)

オキサセフェム系抗生物質　613

【先発品等】フルマリン
【効能・効果】〈適応菌種〉レンサ球菌
属，肺炎球菌，淋菌，インフルエンザ
菌，ペプトストレプトコッカス属　な
ど 〈適応症〉敗血症，感染性心内膜
炎，膀胱炎，腎盂腎炎，腹膜炎，子宮
内感染，中耳炎，副鼻腔炎　など

$C_{15}H_{17}F_2N_6NaO_7S_2$ ： 518.45

ブロモクリプチン メシル酸塩
bromocriptine mesilate (JP)
bromocriptine (INN)

持続性ドパミン作動麦角アルカロイド
誘導体・抗パーキンソン剤　116

【先発品等】パーロデル
【効能・効果】(1)産褥性乳汁分泌抑制，乳汁漏出症 (2)高プロラクチン血性排卵障害 (3)高プロラクチン血性下垂体腺腫 (4)末端肥大症，下垂体性巨人症 (5)パーキンソン症候群

$C_{32}H_{40}BrN_5O_5 \cdot CH_4O_3S$ ： 750.70
(5'S)-2-bromo-12'-hydroxy-2'-(1-methylethyl)-5'-(2-methylpropyl)ergotaman-3',6',18-trione monomethanesulfonate

ブロモバレリル尿素
bromovalerylurea (JP)
bromisoval (INN)

催眠鎮静剤　112

【効能・効果】不眠症，不安緊張状態の鎮静

$C_6H_{11}BrN_2O_2$ ： 223.07
(2RS)-(2-bromo-3-methylbutanoyl)urea

フロルベタピル (^{18}F)
florbetapir (^{18}F) (INN)

放射性医薬品・
アミロイドイメージング剤　430

【先発品等】アミヴィッド
【効能・効果】アルツハイマー病による軽度認知障害又は認知症が疑われる患者の脳内アミロイドベータプラークの可視化

$C_{20}H_{25}[{}^{18}F]N_2O_3$ ： 359.43
4-[(1E)-2-[6-[2-[2-[2-(fluoro-^{18}F)ethoxy]ethoxy]ethoxy]-3-pyridinyl]ethenyl]-N-methyl-benzenamine

ヘキサシアノ鉄（Ⅱ）酸鉄（Ⅲ）水和物
iron（Ⅲ）hexacyanoferrate（Ⅱ）hydrate

放射性セシウム体内除去剤　392

【先発品等】ラディオガルダーゼ
【効能・効果】放射性セシウムによる体内汚染の軽減

$Fe_4[Fe(CN)_6]_3 \cdot xH_2O (x=14〜16)$ ：
859.23(脱水和物として)

ヘキサミン hexamine (JAN)
methenamine (INN)

尿路消毒剤　251

【効能・効果】尿路感染症（膀胱炎，腎盂腎炎）

$C_6H_{12}N_4$ ： 140.19
1,3,5,7-tetraazatricyclo[3,3,1,1^{37}]-decane

ベキサロテン
bexarotene (JAN, INN)

抗悪性腫瘍剤　429

【先発品等】タルグレチン
【効能・効果】皮膚T細胞性リンパ腫

$C_{24}H_{28}O_2$ ： 348.48
4-[1-(3,5,5,8,8-pentamethyl-5,6,7,8-tetrahydronaphthalen-2-yl)ethenyl]benzoic acid

ベクロメタゾン
プロピオン酸エステル
beclometasone dipropionate (JP)
beclometasone (INN)

副腎皮質ホルモン　132,229,245

【先発品等】キュバール　サルコート
【効能・効果】気管支喘息，アレルギー性鼻炎，血管運動性鼻炎，びらん又は潰瘍を伴う難治性口内炎

$C_{28}H_{37}ClO_7$ ： 521.04
9-chloro-11β,17,21-trihydroxy-16β-methylpregna-1,4-diene-3,20-dione 17, 21-dipropanoate

ベザフィブラート
bezafibrate (JP, INN)

高脂血症治療剤　218

【先発品等】ベザトールSR
【効能・効果】高脂血症（家族性を含む）

$C_{19}H_{20}ClNO_4$ ： 361.82
2-(4-{2-[(4-chlorobenzoyl)amino]ethyl}phenoxy)-2-methylpropanoic acid

ベタイン　betaine (JAN)
betaine anhydrous (INN)

ホモシスチン尿症治療剤　399

【先発品等】サイスタダン
【効能・効果】ホモシスチン尿症

$C_5H_{11}NO_2$ ： 117.15
2-(trimethylammonio)acetate

ベタキソロール 塩酸塩
betaxolol hydrochloride (JP)
betaxolol (INN)

β-遮断剤（β_1選択性）　131,214

【先発品等】ケルロング
【効能・効果】内服：本態性高血圧症（軽症～中等症），腎実質性高血圧症，狭心症　眼科用：緑内障，高眼圧症

$C_{18}H_{29}NO_3 \cdot HCl$ ： 343.89
(2RS)-1-{4-[2-(cyclopropylmethoxy)ethyl]phenoxy}-3-[(1-methylethyl)amino]propan-2-ol monohydrochloride

ベダキリン フマル酸塩
bedaquiline fumarate (JAN)
bedaquiline (INN)

結核化学療法剤　622

【先発品等】サチュロ
【効能・効果】多剤耐性肺結核

$C_{32}H_{31}BrN_2O_2 \cdot C_4H_4O_4$：671.58
$(1R,2S)$-1-(6-bromo-2-methoxyquinolin-3-yl)-4-(dimethylamino)-2-(naphthalen-1-yl)-1-phenylbutan-2-ol monofumarate

ベタネコール塩化物
bethanechol chloride (JP)

副交感神経興奮剤　123

【先発品等】ベサコリン
【効能・効果】(1)消化管機能低下のみられる慢性胃炎，迷走神経切断後，手術後及び分娩後の腸管麻痺，麻痺性イレウス (2)手術後，分娩後及び神経因性膀胱などの低緊張性膀胱による排尿困難（尿閉）

$C_7H_{17}ClN_2O_2$：196.68
$(2RS)$-2-carbamoyloxy-N,N,N-trimethylpropylaminium chloride

ベタヒスチンメシル酸塩
betahistine mesilate (JP)
betahistine (INN)

めまい・平衡障害治療剤　133

【先発品等】メリスロン
【効能・効果】メニエール病，メニエール症候群，眩暈症に伴ううめまい，めまい感

$C_8H_{12}N_2 \cdot 2CH_4O_3S$：328.41
N-methyl-2-pyridin-2-ylethylamine dimethanesulfonate

ベタメタゾン
betamethasone (JP, INN)

副腎皮質ホルモン　245

【先発品等】リンデロン
【効能・効果】慢性副腎皮質機能不全，甲状腺中毒症，関節リウマチ，エリテマトーゼ，うっ血性心不全，気管支喘息，重症感染症，溶血性貧血，白血病，顆粒球減少症，紫斑病　など

$C_{22}H_{29}FO_5$：392.46
9-fluoro-11β,17,21-trihydroxy-16β-methylpregna-1,4-diene-3,20-dione

ベタメタゾン吉草酸エステル
betamethasone valerate (JP)
betamethasone (JP, INN)

副腎皮質ホルモン　264

【先発品等】ベトネベート　リンデロン-V
【効能・効果】湿疹・皮膚炎群，痒疹群，乾癬，紅斑症，慢性円板状エリテマトーデス，薬疹・中毒疹，熱傷，進行性壊疽性鼻炎，苔癬化型湿疹・皮膚炎　など

$C_{27}H_{37}FO_6$：476.58
9-fluoro-11β,17,21-trihydroxy-16β-methylpregna-1,4-diene-3,20-dione 17-pentanoate

ベタメタゾン酢酸エステル・
ベタメタゾン
リン酸エステルナトリウム
betamethasone acetate (JAN)・betamethasone sodium phosphate (JP)
betamethasone (JP, INN)

副腎皮質ホルモン　245

【先発品等】リンデロン
【効能・効果】筋注：アレルギー性鼻炎　関節腔内注射：関節リウマチ，変形性関節症　など　軟組織内及び腱鞘内注射：関節周囲炎・腱炎　など　鼻腔内注入：アレルギー性鼻炎　など

betamethasone acetate

betamethasone sodium phosphate

betamethasone acetate
$C_{24}H_{31}FO_6$：434.50
9-fluoro-11β,17,21-trihydroxy-16β-methyl-1,4-pregnadiene-3,20-dione 21-acetate

betamethasone sodium phosphate
$C_{22}H_{28}FNa_2O_8P$：516.40
9-fluoro-11β,17,21-trihydroxy-16β-methylpregna-1,4-diene-3,20-dione 21-(disodium phosphate)

ベタメタゾン
ジプロピオン酸エステル
betamethasone dipropionate (JP)
betamethasone (JP, INN)

副腎皮質ホルモン　264

【先発品等】リンデロン-DP
【効能・効果】湿疹・皮膚炎群，乾癬，薬疹・中毒疹，痒疹群，紅斑症，慢性円板状エリテマトーデス，ケロイド，肉芽腫症，悪性リンパ腫，皮膚アミロイドーシス　など

$C_{28}H_{37}FO_7$：504.59
9-fluoro-11β,17,21-trihydroxy-16β-methylpregna-1,4-diene-3,20-dione 17,21-dipropanoate

ベタメタゾン
酪酸エステルプロピオン酸エステル
betamethasone butyrate propionate (JAN)
betamethasone (JP, INN)

副腎皮質ホルモン　264

【先発品等】アンテベート
【効能・効果】湿疹・皮膚炎群，乾癬，薬疹・中毒疹，痒疹群，紅斑症，慢性円板状エリテマトーデス，肉芽腫症，円形脱毛症，ケロイド，悪性リンパ腫，アミロイド苔癬，水疱症　など

$C_{29}H_{39}FO_7$：518.61
（＋）-9-fluoro-11β,17,21-trihydroxy-16β-methylpregna-1,4-diene-3,20-dione 17-butyrate 21-propionate

ベタメタゾン
リン酸エステルナトリウム
betamethasone sodium phosphate (JP)
betamethasone (JP, INN)

副腎皮質ホルモン　131, 132, 245

【先発品等】リンデロン
【効能・効果】急性副腎皮質機能不全，甲状腺中毒症，リウマチ熱，エリテマトーデス，ネフローゼ，うっ血性心不全，気管支喘息，重症感染症，溶血性貧血，白血病，顆粒球減少症　など

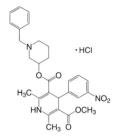

$C_{22}H_{28}FNa_2O_8P$ ： 516.40
9-fluoro-11β,17,21-trihydroxy-16β-
methylpregna-1,4-diene-3,20-dione
21-(disodium phosphate)

ペチジン塩酸塩
pethidine hydrochloride (JP)
pethidine (INN)

鎮痛・鎮痙合成麻薬　821

【効能・効果】(1)激しい疼痛時における
鎮痛・鎮静・鎮痙 (2)麻酔前投薬，麻
酔の補助，無痛分娩

$C_{15}H_{21}NO_2$・HCl ： 283.79
ethyl 1-methyl-4-phenylpiperidine-4-
carboxylate monohydrochloride

ベナゼプリル塩酸塩
benazepril hydrochloride (JAN)
benazepril (INN)

ACE阻害剤, プロドラッグ　214

【先発品等】チバセン
【効能・効果】高血圧症

$C_{24}H_{28}N_2O_5$・HCl ： 460.95
(−)-(3S)-3-[[(1S)-1-ethoxycarbonyl-
3-phenylpropyl]amino]-2-oxo-
2,3,4,5-tetrahydro-1H-1-benzazepine-
1-acetic acid hydrochloride

ベニジピン塩酸塩
benidipine hydrochloride (JP)
benidipine (INN)

ジヒドロピリジン系カルシウム拮抗剤
217

【先発品等】コニール
【効能・効果】(1)高血圧症，腎実質性高
血圧症 (2)狭心症

$C_{28}H_{31}N_3O_6$・HCl ： 542.02
3-[(3RS)-1-benzylpiperidin-3-yl]
5-methyl(4RS)-2,6-dimethyl-4-(3-
nitrophenyl)-1,4-dihydropyridine-3,5-
dicarboxylate monohydrochloride

ペニシラミン
penicillamine (JAN, INN)

疾患修飾性抗リウマチ薬（DMARD），
ウイルス病治療剤，金属解毒剤
392, 443

【先発品等】メタルカプターゼ
【効能・効果】(1)ウイルソン病（肝レン
ズ核変性症）(2)鉛・水銀・銅の中毒
(3)関節リウマチ

$C_5H_{11}NO_2S$ ： 149.21
3-mercapto-D-valine

ベネキサート塩酸塩
ベータデクス
benexate hydrochloride
betadex (JAN)
benexate (INN)

防御因子増強剤　232

【先発品等】ウルグート
【効能・効果】(1)急性胃炎，慢性胃炎の
急性増悪期の胃粘膜病変（びらん，出
血，発赤，浮腫）の改善 (2)胃潰瘍

$C_{23}H_{27}N_3O_4$・HCl・$C_{42}H_{70}O_{35}$ ： 1,580.92
benzyl 2-[$trans$-4-(guanidinomethyl)
cyclohexylcarbonyloxy]benzoate

---

monohydrochloride β-cyclodextrin
clathrate

ベネトクラクス
venetoclax (JAN, INN)

抗悪性腫瘍剤・BCL-2阻害剤　429

【先発品等】ベネクレクスタ
【効能・効果】再発又は難治性の慢性リ
ンパ性白血病（小リンパ球性リンパ腫
を含む），急性骨髄性白血病

$C_{45}H_{50}ClN_7O_7S$ ： 868.44

ベバントロール塩酸塩
bevantolol hydrochloride (JAN)
bevantolol (INN)

カルシウム拮抗剤，$\alpha$$\beta$-遮断剤　214

【先発品等】カルバン
【効能・効果】高血圧症

$C_{20}H_{27}NO_4$・HCl ： 381.89
(±)-1-[(3,4-dimethoxyphenethyl)
amino]-3-(m-tolyloxy)-2-propanol
hydrochloride

ペフィシチニブ臭化水素酸塩
peficitinib hydrobromide (JAN)
peficitinib (INN)

ヤヌスキナーゼ（JAK）阻害剤　399

【先発品等】スマイラフ
【効能・効果】既存治療で効果不十分な
関節リウマチ（関節の構造的損傷の防
止を含む）

$C_{18}H_{22}N_4O_2$・HBr ： 407.30
4-{[(1R,2s,3S,5s,7s)-5-
hydroxyadamantan-2-yl]amino}-
1H-pyrrolo[2,3-b]pyridine-5-
carboxamide monohydrobromide

ベプリジル塩酸塩水和物
bepridil hydrochloride hydrate (JAN)
bepridil (INN)

不整脈・狭心症治療剤　212

【先発品等】ベプリコール
【効能・効果】(1)持続性心房細動，頻脈性不整脈（心室性）の状態で他の抗不整脈薬が使用できないか，又は無効の場合 (2)狭心症

$C_{24}H_{34}N_2O \cdot HCl \cdot H_2O$ ： 421.02
(±)-N-benzyl-N-[3-isobutoxy-2-(1-pyrrolidinyl)propyl]aniline hydrochloride hydrate

ヘプロニカート
hepronicate (JAN, INN)

血行改善剤　217

【効能・効果】レイノー病・バージャー病・閉塞性動脈硬化症などの末梢循環障害，凍瘡・凍傷

$C_{28}H_{31}N_3O_6$ ： 505.56
2-hydroxymethyl-2-hexyl-1,3-propanediol trinicotinate

ペプロマイシン硫酸塩
peplomycin sulfate (JP)
peplomycin (INN)

抗腫瘍性抗生物質　423

【先発品等】ペプレオ
【効能・効果】皮膚癌，頭頸部悪性腫瘍，肺癌，前立腺癌，悪性リンパ腫

$C_{61}H_{88}N_{18}O_{21}S_2 \cdot H_2SO_4$ ： 1,571.67
N^1-{3-[(1S)-(1-phenylethyl)amino]propyl}bleomycinamide monosulfate

ベポタスチンベシル酸塩
bepotastine besilate (JP)
bepotastine (INN)

アレルギー性疾患治療剤　449

【先発品等】タリオン，-OD
【効能・効果】アレルギー性鼻炎，蕁麻疹，皮膚疾患に伴う瘙痒

$C_{21}H_{25}ClN_2O_3 \cdot C_6H_6O_3S$ ： 547.07
(S)-4-{4-[(4-chlorophenyl)(pyridin-2-yl)methoxy]piperidin-1-yl}butanoic acid monobenzenesulfonate

ペマフィブラート
pemafibrate (JAN, INN)

高脂血症治療剤　218

【先発品等】パルモディア，-XR
【効能・効果】高脂血症（家族性を含む）

$C_{28}H_{30}N_2O_6$ ： 490.55
(2R)-2-[3-({1,3-benzoxazol-2-yl[3-(4-methoxyphenoxy)propyl]amino}methyl)phenoxy]butanoic acid

ペミガチニブ
pemigatinib (JAN, INN)

抗悪性腫瘍剤・FGFR阻害剤　429

【先発品等】ペマジール
【効能・効果】(1)がん化学療法後に増悪した$FGFR2$融合遺伝子陽性の治癒切除不能な胆道癌 (2)$FGFR1$融合遺伝子陽性の骨髄性又はリンパ性腫瘍

$C_{24}H_{27}F_2N_5O_4$ ： 487.5
3-(2,6-difluoro-3,5-dimethoxyphenyl)-1-ethyl-8-(morpholin-4-ylmethyl)-1,3,4,7-tetrahydro-2H-pyrrolo[3',2':5,6]pyrido[4,3-d]pyrimidin-2-one

ペミロラストカリウム
pemirolast potassium (JP)
pemirolast (INN)

アレルギー性疾患治療剤　131, 449

【先発品等】アレギサール　ペミラストン
【効能・効果】内服：(1)気管支喘息 (2)アレルギー性鼻炎　眼科用：アレルギー性結膜炎，春季カタル

$C_{10}H_7KN_6O$ ： 266.30
monopotassium 5-(9-methyl-4-oxo-4H-pyrido[1,2-a]pyrimidin-3-yl)-1H-tetrazol-1-ide

ヘミン
hemin (JAN)

ヘミン製剤　634

【先発品等】ノーモサング
【効能・効果】急性ポルフィリン症患者における急性発作症状の改善

$C_{34}H_{32}ClFeN_4O_4$ ： 651.94
dihydrogen chloro[7,12-diethenyl-3,8,13,17-tetramethyl-21H,23H-porphine-2,18-dipropanoato(4-)-$N^{21},N^{22},N^{23},N^{24}$]ferrate(2-)

ベムラフェニブ
vemurafenib (JAN, INN)

抗悪性腫瘍剤/BRAF阻害剤　429

【先発品等】ゼルボラフ
【効能・効果】$BRAF$遺伝子変異を有する根治切除不能な悪性黒色腫

$C_{23}H_{18}ClF_2N_3O_3S$ ： 489.92
N-{3-[5-(4-chlorophenyl)-1H-pyrrolo[2,3-b]pyridin-3-carbonyl]-2,4-difluorophenyl}propane-1-sulfonamide

ペメトレキセド
ナトリウム水和物
pemetrexed sodium hydrate （JAN）
pemetrexed （INN）

代謝拮抗性抗悪性腫瘍剤　422

【先発品等】アリムタ
【効能・効果】悪性胸膜中皮腫, 切除不能な進行・再発の非小細胞肺癌 など

$C_{20}H_{19}N_5Na_2O_6 \cdot 7H_2O$ ： 597.48
disodium N-{4-[2-(2-amino-4-oxo-4,7-dihydro-1H-pyrrolo[2,3-d]pyrimidin-5-yl)ethyl]benzoyl}-L-glutamate heptahydrate

ペモリン pemoline （JAN, INN）

精神賦活剤　117

【効能・効果】(1)軽症うつ病, 抑うつ神経症 (2)ナルコレプシー, ナルコレプシーの近縁傾眠疾患に伴う睡眠発作, 傾眠傾向, 精神的弛緩の改善

$C_9H_8N_2O_2$ ： 176.17
2-imino-5-phenyl-4-oxazolidinone

ベラパミル塩酸塩
verapamil hydrochloride （JP）
verapamil （INN）

フェニルアルキルアミン系
カルシウム拮抗剤　212, 217

【先発品等】ワソラン
【効能・効果】狭心症, 心筋梗塞（急性期を除く）, その他の虚血性心疾患 など

$C_{27}H_{38}N_2O_4 \cdot HCl$ ： 491.06
(2RS)-5-[(3,4-dimethoxyphenethyl)methylamino]-2-(3,4-dimethoxyphenyl)-2-(1-methylethyl)pentanenitrile monohydrochloride

ベラプロスト ナトリウム
beraprost sodium （JP）
beraprost （INN）

プロスタグランジン I_2 誘導体　219, 339

【先発品等】ケアロードLA　ドルナープロサイリン　ベラサスLA

【効能・効果】(1)慢性動脈閉塞症に伴う潰瘍, 疼痛及び冷感の改善 (2)原発性肺高血圧症 (3)肺動脈性肺高血圧症

$C_{24}H_{29}NaO_5$ ： 420.47
monosodium(1RS,2RS,3aSR,8bSR)-2,3,3a,8b-tetrahydro-2-hydroxy-1-[(1E,3SR,4RS)-3-hydroxy-4-methyloct-1-en-6-yn-1-yl]-1H-cyclopenta[b]benzofuran-5-butanoate
monosodium(1RS,2RS,3aSR,8bSR)-2,3,3a,8b-tetrahydro-2-hydroxy-1-[(1E,3SR,4SR)-3-hydroxy-4-methyloct-1-en-6-yn-1-yl]-1H-cyclopenta[b]benzofuran-5-butanoate

ペラミビル水和物
peramivir hydrate （JAN）
peramivir （INN）

抗インフルエンザウイルス剤　625

【先発品等】ラピアクタ
【効能・効果】A型又はB型インフルエンザウイルス感染症

$C_{15}H_{28}N_4O_4 \cdot 3H_2O$ ： 382.45
(1S,2S,3R,4R)-3-[(1S)-1-(acetylamino)-2-ethylbutyl]-4-guanidino-2-hydroxycyclopentanecarboxylic acid trihydrate

ペランパネル水和物
perampanel hydrate （JAN）
perampanel （INN）

抗てんかん剤　113

【先発品等】フィコンパ
【効能・効果】(1)てんかん患者の部分発作（二次性全般化発作を含む）(2)他の抗てんかん薬で十分な効果が認められないてんかん患者の強直間代発作に対する抗てんかん薬との併用療法

$C_{23}H_{15}N_3O \cdot 3/4H_2O$ ： 362.90

2-(6'-oxo-1'-phenyl-1',6'-dihydro[2,3'-bipyridin]-5'-yl)benzonitrile 3/4hydrate

ペリンドプリルエルブミン
perindopril erbumine （JAN）
perindopril （INN）

ACE阻害剤, プロドラッグ　214

【先発品等】コバシル
【効能・効果】高血圧症

$C_{19}H_{32}N_2O_5 \cdot C_4H_{11}N$ ： 441.60
(-)-(2S,3aS,7aS)-tert-butylammonium 1-[(S)-2-[[(S)-1-(ethoxycarbonyl)butyl]amino]-1-oxopropyl]octahydroindole-2-carboxylate

ベルイシグアト
vericiguat （JAN, INN）

慢性心不全治療剤・可溶性グアニル酸
シクラーゼ（sGC）刺激剤　219

【先発品等】ベリキューボ
【効能・効果】慢性心不全。ただし, 慢性心不全の標準的な治療を受けている患者に限る

$C_{19}H_{16}F_2N_8O_2$ ： 426.38
methyl(4,6-diamino-2-{5-fluoro-1-[(2-fluorophenyl)methyl]-1H-pyrazolo[3,4-b]pyridin-3-yl}pyrimidin-5-yl)carbamate

ペルゴリド メシル酸塩
pergolide mesilate （JAN）
pergolide （INN）

ドパミン受容体刺激剤　116

【先発品等】ペルマックス
【効能・効果】パーキンソン病

$C_{19}H_{26}N_2S \cdot CH_4O_3S$ ： 410.60
(-)-8β-[(methylthio)methyl]-6-propylergoline monomethanesulfonate

ベルテポルフィン
verteporfin (JAN, INN)
光線力学的療法用剤 131

【先発品等】ビスダイン
【効能・効果】中心窩下脈絡膜新生血管を伴う加齢黄斑変性症

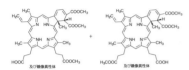

$C_{41}H_{42}N_4O_8$ ： 718.79

ペルフェナジン
perphenazine (JP, INN)
塩酸ペルフェナジン
perphenazine hydrochloride
ペルフェナジンフェンジゾ酸塩
perphenazine fendizoate (JAN)
ペルフェナジンマレイン酸塩
perphenazine maleate (JP)
フェノチアジン系精神安定剤 117

【先発品等】トリラホン　ピーゼットシー
【効能・効果】統合失調症、術前・術後の悪心・嘔吐、メニエール症候群（眩暈、耳鳴）

perphenazine

perphenazine hydrochloride

perphenazine fendizoate

perphenazine maleate

perphenazine
$C_{21}H_{26}ClN_3OS$ ： 403.97
perphenazine hydrochloride
$C_{21}H_{26}ClN_3OS \cdot 2HCl$ ： 476.89
perphenazine fendizoate
$C_{21}H_{26}ClN_3OS \cdot 2C_{20}H_{14}O_4$ ： 1,040.61
perphenazine maleate
$C_{21}H_{26}ClN_3OS \cdot 2C_4H_4O_4$ ： 636.11

ペルフルブタン
perflubutane (JAN, INN)
超音波診断用造影剤 729

【先発品等】ソナゾイド

【効能・効果】超音波検査における肝腫瘤性病変、乳房腫瘤性病変の造影

C_4F_{10} ： 238.03
1,1,1,2,2,3,3,4,4,4-decafluorobutane

ベルベリン 塩化物水和物
berberine chloride hydrate (JP)
止瀉剤 231

【効能・効果】下痢症

$C_{20}H_{18}ClNO_4 \cdot xH_2O$
9,10-dimethoxy-5,6-dihydro[1,3]
dioxolo[4,5-g]isoquino[3,2-a]
isoquinolin-7-ium chloride hydrate

ベルベリン 硫酸塩水和物
berberine sulfate hydrate (JAN)
止瀉剤 231

【効能・効果】下痢症

$C_{40}H_{36}N_2O_{12}S \cdot xH_2O$
5,6-dihydro-9,10-dimethoxybenzo
[g]-1,3-benzodioxolo[5,6-a]
quinolizinium sulfate hydrate

ヘレニエン　helenien (JAN)
xantofyl palmitate (INN)
暗順応改善カロチノイド 131

【先発品等】アダプチノール
【効能・効果】網膜色素変性症における一時的な視野・暗順応の改善

$C_{72}H_{116}O_4$ ： 1,045.71
β-carotene-4,4'-diol dipalmitate

ペロスピロン 塩酸塩水和物
perospirone hydrochloride
hydrate (JAN)
perospirone (INN)
抗精神病剤、セロトニン・ドパミンアンタゴニスト（SDA） 117

【先発品等】ルーラン
【効能・効果】統合失調症

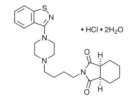

$C_{23}H_{30}N_4O_2S \cdot HCl \cdot 2H_2O$ ： 499.07
cis-N-[4-[4-(1,2-benzisothiazol-3-
yl)-1-piperazinyl]butyl]cyclohexane-
1,2-dicarboximide monohydrochloride
dihydrate

ベロトラルスタット 塩酸塩
berotralstat hydrochloride (JAN)
遺伝性血管性浮腫発作抑制用
血漿カリクレイン阻害剤 449

【先発品等】オラデオ
【効能・効果】遺伝性血管性浮腫の急性発作の発症抑制

$C_{30}H_{26}F_4N_6O \cdot 2HCl$ ： 635.48
1-[3-(aminomethyl)phenyl]-N-(5-
{((1R)-(3-cyanophenyl) [(cyclopropyl-
methyl)amino]methyl}-2-fluorophenyl)-
3-(trifluoromethyl)-1H-pyrazole-
5-carboxamide dihydrochloride

ベンザルコニウム 塩化物
benzalkonium chloride (JP, INN)
殺菌消毒剤 261, 732

【効能・効果】手指・皮膚の消毒、皮膚・粘膜の創傷部位の消毒、感染皮膚面の消毒、腟洗浄、結膜嚢の洗浄・消毒、医療機器の殺菌・消毒　など

R=C_8H_{17} or $C_{18}H_{37}$

$[C_6H_5CH_2N(CH_3)_2R]Cl$ ： 354.01
（$C_{22}H_{40}ClN$ として）
R＝C_8H_{17}〜$C_{18}H_{37}$（主として$C_{12}H_{25}$及び$C_{14}H_{29}$）
alkylbenzyldimethylammonium chloride

ベンジルペニシリン カリウム
benzylpenicillin potassium (JP)
benzylpenicillin (INN)
ペニシリン系抗生物質 611

【効能・効果】〈適応菌種〉肺炎球菌、淋菌、髄膜炎菌、ジフテリア菌、炭疽

菌, ガス壊疽菌群 など 〈適応症〉敗血症, 淋菌感染症, 化膿性髄膜炎, 中耳炎, 猩紅熱, 炭疽, 鼠咬症, ガス壊疽, 回帰熱, ワイル病 など

$C_{16}H_{17}KN_2O_4S$ ： 372.48
monopotassium $(2S,5R,6R)$-3,3-dimethyl-7-oxo-6-[(phenylacetyl)amino]-4-thia-1-azabicyclo[3.2.0]heptane-2-carboxylate

ベンジルペニシリン ベンザチン水和物
benzylpenicillin benzathine hydrate (JP)
benzylpenicillin (INN)

ペニシリン系抗生物質 611

【先発品等】ステルイズ バイシリンG
【効能・効果】〈適応菌種〉レンサ球菌属, 肺炎球菌, 梅毒トレポネーマ 〈適応症〉リンパ管・リンパ節炎, 咽頭・喉頭炎, 扁桃炎, 肺炎, 梅毒, 中耳炎, 副鼻腔炎, 猩紅熱, リウマチ熱の発症予防 など

$(C_{16}H_{18}N_2O_4S)_2 \cdot C_{16}H_{20}N_2 \cdot 4H_2O$ ： 981.18
$(2S,5R,6R)$-3,3-dimethyl-7-oxo-6-[(phenylacetyl)amino]-4-thia-1-azabicyclo[3.2.0]heptane-2-carboxylic acid hemi(N,N'-dibenzylethane-1,2-diamine) dihydrate

ベンズブロマロン
benzbromarone (JP, INN)

高尿酸血症改善剤 394

【先発品等】ユリノーム
【効能・効果】痛風, 高尿酸血症を伴う高血圧症の場合における高尿酸血症の改善

$C_{17}H_{12}Br_2O_3$ ： 424.08
3,5-dibromo-4-hydroxyphenyl 2-ethylbenzo[b]furan-3-yl ketone

ベンゼトニウム塩化物
benzethonium chloride (JP, INN)

殺菌消毒剤 261, 279, 732

【先発品等】ネオステリングリーン

【効能・効果】手指・皮膚の消毒, 皮膚・粘膜の創傷部位の消毒, 感染皮膚面の消毒, 腟洗浄, 結膜嚢の洗浄・消毒, 医療機器の消毒, 口腔内の消毒, 抜歯創の感染予防

$C_{27}H_{42}ClNO_2$ ： 448.08
N-benzyl-N,N-dimethyl-2-{2-[4-(1,1,3,3-tetramethylbutyl)phenoxy]ethoxy}ethylaminium chloride

ベンダザック
bendazac (JAN, INN)

インダゾール系抗潰瘍・抗炎症剤 264

【先発品等】ジルダザック
【効能・効果】褥瘡, 放射線潰瘍, 熱傷潰瘍, 帯状疱疹, 乳幼児湿疹, 急性湿疹, 慢性湿疹, 接触性皮膚炎, アトピー性皮膚炎, 尋常性乾癬

$C_{16}H_{14}N_2O_3$ ： 282.30
[(1-benzyl-1H-indazol-3-yl)oxy]acetic acid

ペンタゾシン
pentazocine (JP, INN)

ベンズアゾシン系鎮痛剤 114

【先発品等】ソセゴン
【効能・効果】内服：各種癌における鎮痛 注射：(1)各種癌, 術後, 心筋梗塞, 胃・十二指腸潰瘍, 腎・尿路結石, 閉塞性動脈炎などにおける鎮痛 (2)麻酔前投薬 など

及び鏡像異性体

$C_{19}H_{27}NO$ ： 285.42
$(2RS,6RS,11RS)$-6,11-dimethyl-3-(3-methylbut-2-en-1-yl)-1,2,3,4,5,6-hexahydro-2,6-methano-3-benzoazocin-8-ol

ペンタミジンイセチオン酸塩
pentamidine isetionate (JAN)
pentamidine (INN)

カリニ肺炎治療剤 641

【先発品等】ベナンバックス

【効能・効果】〈適応菌種〉ニューモシスチス・カリニ 〈適応症〉カリニ肺炎

$C_{19}H_{24}N_4O_2 \cdot 2C_2H_6O_4S$ ： 592.68
4,4'-(pentamethylenedioxy)dibenzamidine bis(2-hydroxy-ethanesulfonate)

ベンダムスチン塩酸塩
bendamustine hydrochloride (JAN)
bendamustine (INN)

抗悪性腫瘍剤 421

【先発品等】トレアキシン
【効能・効果】(1)低悪性度B細胞性非ホジキンリンパ腫及びマントル細胞リンパ腫 (2)慢性リンパ性白血病 (3)腫瘍特異的T細胞輸注療法の前処置 など

$C_{16}H_{21}Cl_2N_3O_2 \cdot HCl$ ： 394.72
4-{5-[bis(2-chloroethyl)amino]-1-methyl-1H-benzoimidazol-2-yl}butanoic acid monohydrochloride

ベンチル ヒドロクロロチアジド
benzylhydrochlorothiazide (JAN)

チアジド系降圧利尿剤 213

【先発品等】ベハイド
【効能・効果】高血圧症 (本態性, 腎性等), 悪性高血圧, 心性浮腫 (うっ血性心不全), 腎性浮腫, 肝性浮腫

$C_{14}H_{14}ClN_3O_4S_2$ ： 387.86
6-chloro-7-sulfamoyl-3-benzyl-3,4-dihydro-1,2,4-benzothiadiazine-1,1-dioxide

ベンチロミド
bentiromide (JAN, INN)

膵機能検査用薬 722

【先発品等】膵外分泌機能検査用PFD
【効能・効果】膵外分泌機能検査

$C_{23}H_{20}N_2O_5$ ： 404.42
p-[(N-benzoyl-L-tyrosin)amido]
benzoic acid

ペンテト酸亜鉛三ナトリウム
pentetate zinc trisodium （JAN）

超ウラン元素体内除去剤　392

【先発品等】アエントリペンタート
【効能・効果】超ウラン元素（プルトニ
ウム，アメリシウム，キュリウム）に
よる体内汚染の軽減

$C_{14}H_{18}N_3Na_3O_{10}Zn$ ： 522.66
trisodium(N,N-bis{2-
[bis(carboxymethyl)amino]ethyl}
glycinato(5-))zincate(3-)

ペンテト酸カルシウム
三ナトリウム
pentetate calcium trisodium （JAN）

超ウラン元素体内除去剤　392

【先発品等】ジトリペンタートカル
【効能・効果】超ウラン元素（プルトニ
ウム，アメリシウム，キュリウム）に
よる体内汚染の軽減

$C_{14}H_{18}CaN_3Na_3O_{10}$ ： 497.35
trisodium(N,N-bis{2-
[bis(carboxymethyl)amino]ethyl}
glycinato(5-))calciate(3-)

ペントキシベリンクエン酸塩
pentoxyverine citrate （JP）
pentoxyverine （INN）

中枢・末梢性鎮咳剤　222

【効能・効果】感冒，喘息性（様）気管
支炎，気管支喘息，急性気管支炎，慢
性気管支炎，肺結核，上気道炎（咽喉
頭炎，鼻カタル）に伴う咳嗽

$C_{20}H_{31}NO_3 \cdot C_6H_8O_7$ ： 525.59
2-[2-(diethylamino)ethyl] 1-
phenylcyclopentanecarboxylate
monocitrate

ペントバルビタール
pentobarbital （INN）

ペントバルビタールカルシウム
pentobarbital calcium （JP）

バルビツール酸系催眠・
鎮静，全身麻酔剤　112

【先発品等】ラボナ
【効能・効果】不眠症，麻酔前投薬，不
安緊張状態の鎮静，持続睡眠療法にお
ける睡眠調節

pentobarbital calcium
$C_{22}H_{34}CaN_4O_6$ ： 490.61
monocalcium bis{5-ethyl-5-[(1RS)-
1-methylbutyl]-4,6-dioxo-1,4,5,6-
tetrahydropyrimidin-2-olate}

ベンフォチアミン
benfotiamine （JAN, INN）

ビタミンB$_1$誘導体　312

【効能・効果】(1)ビタミンB$_1$欠乏症の予
防及び治療 (2)ウェルニッケ脳症 (3)脚
気衝心　など

$C_{19}H_{23}N_4O_6PS$ ： 466.45
S-benzoylthiamine O-monophosphate

ベンラファキシン塩酸塩
venlafaxine hydrochloride （JAN）
venlafaxine （INN）

セロトニン・ノルアドレナリン
再取り込み阻害剤　117

【先発品等】イフェクサーSR
【効能・効果】うつ病・うつ状態

$C_{17}H_{27}NO_2 \cdot HCl$ ： 313.86

1-[(1RS)-2-dimethylamino-1-(4-
methoxyphenyl)ethyl]cyclohexanol
monohydrochloride

抱水クロラール
chloral hydrate （JP）

催眠・抗けいれん剤　112

【先発品等】エスクレ
【効能・効果】不眠症，静注が困難な痙
攣重積状態，理学検査時における鎮
静・催眠

$C_2H_3Cl_3O_2$ ： 165.40
2,2,2-trichloroethane-1,1-diol

ボグリボース
voglibose （JP, INN）

α-グルコシダーゼ阻害剤，
食後過血糖改善剤　396

【先発品等】ベイスン，-OD
【効能・効果】糖尿病の食後過血糖の改
善，耐糖能異常における2型糖尿病の
発症抑制

$C_{10}H_{21}NO_7$ ： 267.28
3,4-dideoxy-4-[2-hydroxy-1-
(hydroxymethyl)ethylamino]-2-C-
(hydroxymethyl)-D-epi-inositol

ポサコナゾール
posaconazole （JAN, INN）

深在性真菌症治療剤　617

【先発品等】ノクサフィル
【効能・効果】(1)造血幹細胞移植患者又
は好中球減少が予測される血液悪性腫
瘍患者における深在性真菌症の予防
(2)次の真菌症の治療：侵襲性アスペル
ギルス症，フサリウム症，ムーコル
症，コクシジオイデス症，クロモブラ
ストミコーシス，菌腫

$C_{37}H_{42}F_2N_8O_4$ ： 700.79

ホスアプレピタントメグルミン
fosaprepitant meglumine（JAN）
fosaprepitant （INN）

選択的NK$_1$受容体拮抗型制吐剤　239

【先発品等】プロイメンド

【効能・効果】抗悪性腫瘍剤（シスプラチン等）投与に伴う消化器症状（悪心，嘔吐）（遅発期を含む）

$C_{23}H_{22}F_7N_4O_6P \cdot 2C_7H_{17}NO_5$ ： 1,004.83
（フリー体614.39）

ホスアンプレナビル
カルシウム水和物
fosamprenavir calcium hydrate (JAN)
fosamprenavir (INN)

抗ウイルス・HIVプロテアーゼ阻害剤，プロドラッグ　625

【先発品等】レクシヴァ
【効能・効果】HIV感染症

$C_{25}H_{34}CaN_3O_9PS \cdot xH_2O$
monocalcium(3S)-tetrahydrofuran-3-yl(1S,2R)-3-{[(4-aminophenyl)sulfonyl](2-methylpropyl)amino]-1-benzyl-2-(phosphonatooxy)propylcarbamate hydrate

ホスカルネット
ナトリウム水和物
foscarnet sodium hydrate (JAN)
foscarnet sodium (INN)

抗ウイルス・DNAポリメラーゼ阻害剤　625

【先発品等】ホスカビル
【効能・効果】(1)後天性免疫不全症候群（エイズ）患者におけるサイトメガロウイルス網膜炎　(2)造血幹細胞移植患者におけるサイトメガロウイルス血症及びサイトメガロウイルス感染症　(3)造血幹細胞移植後のヒトヘルペスウイルス6脳炎

$CNa_3O_5P \cdot 6H_2O$ ： 300.04
trisodium phosphonoformate hexahydrate

ホスタマチニブ
ナトリウム水和物
fostamatinib sodium hydrate (JAN)
fostamatinib (INN)

経口血小板破壊抑制薬・脾臓チロシンキナーゼ阻害薬　399

【先発品等】タバリス
【効能・効果】慢性特発性血小板減少性紫斑病

$C_{23}H_{24}FN_6Na_2O_9P \cdot 6H_2O$ ： 732.51
disodium(6-{[5-fluoro-2-(3,4,5-trimethoxyanilino)pyrimidin-4-yl]amino}-2,2-dimethyl-3-oxo-2,3-dihydro-4H-pyrido[3,2-b][1,4]oxazin-4-yl)methyl phosphate hexahydrate

ボスチニブ水和物
bosutinib hydrate (JAN)
bosutinib (INN)

抗悪性腫瘍剤・チロシンキナーゼインヒビター　429

【先発品等】ボシュリフ
【効能・効果】慢性骨髄性白血病

$C_{26}H_{29}Cl_2N_5O_3 \cdot H_2O$ ： 548.46
4-[(2,4-dichloro-5-methoxyphenyl)amino]-6-methoxy-7-[3-(4-methyl-piperazin-1-yl)propyloxy]quinoline-3-carbonitrile monohydrate

ホスネツピタント
塩化物塩酸塩
fosnetupitant chloride hydrochloride (JAN)
fosnetupitant (INN)

選択的NK$_1$受容体拮抗型制吐剤　239

【先発品等】アロカリス
【効能・効果】抗悪性腫瘍剤（シスプラチン等）投与に伴う消化器症状（悪心，嘔吐）（遅発期を含む）

$C_{31}H_{36}ClF_6N_4O_5P \cdot HCl$ ： 761.52
4-[5-{2-[3,5-bis(trifluoromethyl)phenyl]-N,2-dimethylpropanamido}-4-(2-methylphenyl)pyridin-2-yl]-1-methyl-1-[(phosphonooxy)methyl]piperazin-1-ium chloride monohydrochloride

ホスフェニトイン
ナトリウム水和物
fosphenytoin sodium hydrate (JAN)
fosphenytoin (INN)

ヒダントイン系抗てんかん剤　113

【先発品等】ホストイン
【効能・効果】てんかん重積状態，脳外科手術又は意識障害（頭部外傷等）時のてんかん発作の発現抑制，フェニトインを経口投与しているてんかん患者における一時的な代替療法

$C_{16}H_{13}N_2Na_2O_6P \cdot 7H_2O$ ： 532.34
（無水物406.24）
disodium(2,5-dioxo-4,4-diphenylimidazolidin-1-yl)methyl phosphate heptahydrate

ホスフルコナゾール
fosfluconazole (JAN, INN)

フルコナゾールプロドラッグ　629

【先発品等】プロジフ
【効能・効果】カンジダ属及びクリプトコッカス属による真菌血症，呼吸器真菌症，真菌腹膜炎，消化管真菌症，尿路真菌症，真菌髄膜炎

$C_{13}H_{13}F_2N_6O_4P$ ： 386.25
α, α-bis(1,2,4-triazol-1-ylmethyl)-2,4-difluorophenylmethyl dihydrogenphosphate

ホスホマイシン
fosfomycin (INN)

ホスホマイシンカルシウム水和物
　　fosfomycin calcium hydrate (JP)
ホスホマイシンナトリウム
　　fosfomycin sodium (JP)

抗生物質　132,613

【先発品等】ホスミシン，-S
【効能・効果】〈適応菌種〉赤痢菌，サルモネラ属，緑膿菌，カンピロバクター属　など　〈適応症〉膀胱炎，感染

性腸炎，涙囊炎，麦粒腫，副鼻腔炎，敗血症，肺炎，子宮内感染，外耳炎，中耳炎　など

H3C, O, PO3Ca ・H2O
H   H

fosfomycin calcium hydrate

H3C, O, PO3Na2
H   H

fosfomycin sodium

fosfomycin calcium hydrate
$C_3H_5CaO_4P \cdot H_2O$ ： 194.14
monocalcium (2R,3S)-3-methyloxiran-2-ylphosphonate monohydrate

fosfomycin sodium
$C_3H_5Na_2O_4P$ ： 182.02
disodium (2R,3S)-3-methyloxiran-2-ylphosphonate

ホスラブコナゾール
L-リシンエタノール付加物
fosravuconazole L-lysine ethanolate (JAN)
fosravuconazole (INN)

経口抗真菌剤　629

【先発品等】ネイリン
【効能・効果】爪白癬

$C_{23}H_{20}F_2N_5O_5PS \cdot C_6H_{14}N_2O_2 \cdot C_2H_6O$ ：739.73
(｛｛(2R,3R)-3-[4-(4-cyanophenyl)thiazol-2-yl]-2-(2,4-difluorophenyl)-1-(1H-1,2,4-triazol-1-yl)butan-2-yl｝oxy)methyl dihydrogen phosphate mono[(2S)-2,6-diaminohexanoic acid]monoethanolate

ホスレボドパ・
ホスカルビドパ水和物
foslevodopa (JAN, INN)・
foscarbidopa hydrate (JAN)
〔foscarbidopa (INN)〕

抗パーキンソン剤　116

【先発品等】ヴィアレブ
【効能・効果】レボドパ含有製剤を含む既存の薬物療法で十分な効果が得られないパーキンソン病の症状の日内変動（wearing-off現象）の改善

H2O3PO
OH
COOH
H NH2

foslevodopa

H2O3PO
OH
CH3
HN-NH2
COOH
・3H2O

foscarbidopa hydrate

foslevodopa
$C_9H_{12}NO_7P$ ： 277.17
3-hydroxy-O-phosphono-L-tyrosine

foscarbidopa hydrate
$C_{10}H_{15}N_2O_7P \cdot 3H_2O$ ： 360.25
(2S)-2-hydrazinyl-3-[3-hydroxy-4-(phosphonooxy)phenyl]-2-methylpropanoic acid trihydrate

ボセンタン水和物
bosentan hydrate (JAN)
bosentan (INN)

エンドセリン受容体拮抗薬　219

【先発品等】トラクリア
【効能・効果】肺動脈性肺高血圧症（WHO機能分類クラスⅡ，Ⅲ及びⅣに限る），全身性強皮症における手指潰瘍の発症抑制（ただし手指潰瘍を現在有している，又は手指潰瘍の既往歴のある場合に限る）

H3C   O   NH
H3C   S
H3C   O   O
N   OCH3
N
N
O
OH
・H2O

$C_{27}H_{29}N_5O_6S \cdot H_2O$ ： 569.63
4-(1,1-dimethylethyl)-N-[6-(2-hydroxyethoxy)-5-(2-methoxyphenoxy)-2-(pyrimidin-2-yl)pyrimidin-4-yl]benzenesulfonamide monohydrate

ポナチニブ塩酸塩
ponatinib hydrochloride (JAN)
ponatinib (INN)

抗悪性腫瘍薬・チロシンキナーゼ阻害剤　429

【先発品等】アイクルシグ
【効能・効果】前治療薬に抵抗性又は不耐容の慢性骨髄性白血病，再発又は難治性のフィラデルフィア染色体陽性急性リンパ性白血病

H3C
O   H   F
N   F
N   CH3
N
N
・HCl

$C_{29}H_{27}F_3N_6O \cdot HCl$ ： 569.02
3-[2-(imidazo[1,2-b]pyridazin-3-yl)ethynyl]-4-methyl-N-｛4-[(4-

methylpiperazin-1-yl)methyl]-3-(trifluoromethyl)phenyl｝benzamide monohydrochloride

ボノプラザンフマル酸塩
vonoprazan fumarate (JAN)
vonoprazan (INN)

カリウムイオン競合型アシッドブロッカー・プロトンポンプインヒビター　232

【先発品等】タケキャブ，-OD
【効能・効果】(1)胃潰瘍，十二指腸潰瘍，逆流性食道炎，低用量アスピリン投与時における胃潰瘍又は十二指腸潰瘍の再発抑制，非ステロイド性抗炎症薬投与時における胃潰瘍又は十二指腸潰瘍の再発抑制 (2)胃潰瘍などにおけるヘリコバクター・ピロリの除菌の補助

N
O S O
N
・HOOC   COOH
H
N
CH3
F

$C_{17}H_{16}FN_3O_2S \cdot C_4H_4O_4$ ： 461.46
1-[5-(2-fluorophenyl)-1-(pyridin-3-ylsulfonyl)-1H-pyrrol-3-yl]-N-methylmethanamine monofumarate

ポビドンヨード
povidone-iodine (JP)

殺菌消毒剤　226, 261

【先発品等】イソジン
【効能・効果】手指・皮膚の消毒，手術部位（手術野）の皮膚の消毒，手術部位（手術野）の粘膜の消毒，皮膚・粘膜の創傷部位の消毒，熱傷皮膚面の消毒，感染皮膚面の消毒　など

N
O
n
・xI

$(C_6H_9NO)n \cdot xI$
poly[(2-oxopyrrolidin-1-yl)ethylene]iodine

ポマリドミド
pomalidomide (JAN, INN)

抗造血器悪性腫瘍剤　429

【先発品等】ポマリスト
【効能・効果】再発又は難治性の多発性骨髄腫

O
N
O
NH
O
NH2

$C_{13}H_{11}N_3O_4$ ： 273.24
4-amino-2-[(3RS)-2,6-dioxopiperidin-3-yl]-2H-isoindole-1,3-dione

ホメピゾール
fomepizole (JAN, INN)

エチレングリコール・メタノール中毒用剤　392

【効能・効果】エチレングリコール中毒, メタノール中毒

$C_4H_6N_2$ ： 82.10
4-methyl-1H-pyrazole

ホモクロルシクリジン塩酸塩
homochlorcyclizine hydrochloride (JP)
homochlorcyclizine (INN)

抗ブラジキニン性抗ヒスタミン剤　441

【効能・効果】皮膚疾患に伴う瘙痒, 蕁麻疹, アレルギー性鼻炎

$C_{19}H_{23}ClN_2 \cdot 2HCl$ ： 387.77
1-[(RS)-(4-chlorophenyl) (phenyl) methyl]-4-methylhexahydro-1H-1,4-diazepine dihydrochloride

ポラプレジンク
polaprezinc (JP, INN)

防御因子増強剤　232

【先発品等】プロマック,-D
【効能・効果】胃潰瘍

$(C_9H_{12}N_4O_3Zn)_n$
catena-poly{zinc-μ-[β-alanyl-L-histidinato(2-)-$N,N^N,O:N^\tau$]}

ポリエンホスファチジルコリン
polyenephosphatidyl choline
(JAN)

大豆抽出, 肝疾患・高脂血症改善剤　218, 391

【効能・効果】慢性肝疾患における肝機能の改善, 脂肪肝, 高脂質血症

$C_{44}H_{81}NO_8P$ ： 783.105
O-[1-O,2-O-Bis(1-oxo-9,12-

octadecadien-1-yl)-L-glycero-3-phospho]choline

ポリカルボフィルカルシウム
polycarbophil calcium (JAN)
polycarbophil (INN)

過敏性腸症候群治療剤　239

【先発品等】コロネル　ポリフル
【効能・効果】過敏性腸症候群における便通異常（下痢, 便秘）及び消化器症状

$(C_6H_6CaO_4)a \cdot (C_6H_{10}O_2)b$
calcium salt of polyacrylic acid cross-linked with 3,4-dihydroxy-1,5-hexadiene

ボリコナゾール
voriconazole (JP, INN)

トリアゾール系抗真菌剤　617

【先発品等】ブイフェンド
【効能・効果】次の重症又は難治性真菌感染症：侵襲性アスペルギルス症, 肺アスペルギローマ, 肺カンジダ症, クリプトコックス髄膜炎, フサリウム症, スケドスポリウム症　など

$C_{16}H_{14}F_3N_5O$ ： 349.31
(2R,3S)-2-(2,4-difluorophenyl)-3-(5-fluoropyrimidin-4-yl)-1-(1H-1,2,4-triazol-1-yl)butan-2-ol

ポリスチレンスルホン酸
カルシウム
calcium polystyrene sulfonate (JP)

高カリウム血症改善イオン交換樹脂　219

【先発品等】カリメート
【効能・効果】急性及び慢性腎不全に伴う高カリウム血症

calcium salt of sulfonated styrene polymer

ポリスチレンスルホン酸
ナトリウム
sodium polystyrene sulfonate (JP)

高カリウム血症改善イオン交換樹脂　219

【先発品等】ケイキサレート
【効能・効果】急性及び慢性腎不全による高カリウム血症

sodium salt of sulfonated styrene polymer

ポリドカノール
polidocanol (JAN, INN)

食道静脈瘤硬化剤　332

【先発品等】エトキシスクレロール　ポリドカスクレロール
【効能・効果】食道静脈瘤出血の止血及び食道静脈瘤の硬化退縮　など

$C_{12}H_{25}\text{-}(\text{-O-CH}_2\text{-CH}_2)_n\text{OH}$　n: 約9

平均分子量約600
polyethyleneglycol monododecyl ether

ホリナートカルシウム
calcium folinate (JP, INN)

抗葉酸代謝拮抗剤　392

【先発品等】ユーゼル　ロイコボリン
【効能・効果】(1)葉酸代謝拮抗剤の毒性軽減 (2)ホリナート・テガフール・ウラシル療法：結腸・直腸癌に対するテガフール・ウラシルの抗腫瘍効果の増強

$C_{20}H_{21}CaN_7O_7$ ： 511.50
monocalcium N-{4-[(2-amino-5-formyl-4-oxo-1,4,5,6,7,8-hexahydropteridin-6-yl)methylamino]benzoyl}-L-glutamate

ボリノスタット
vorinostat (JAN, INN)

ヒストン脱アセチル化酵素 (HDAC) 阻害剤　429

【先発品等】ゾリンザ
【効能・効果】皮膚T細胞性リンパ腫

$C_{14}H_{20}N_2O_3$ ： 264.32
N-hydroxy-*N'*-phenyloctanediamide

ポリミキシンB硫酸塩
polymixin B sulfate (JP, INN)

ポリペプチド系抗生物質　263, 612

【先発品等】硫酸ポリミキシンB
【効能・効果】内服：〈適応症〉白血病治療時の腸管内殺菌　局所投与：〈適応菌種〉大腸菌, 肺炎桿菌, 緑膿菌　など〈適応症〉骨髄炎, 関節炎, 膀胱炎, 結膜炎, 角膜炎, 中耳炎, 副鼻腔炎　など

R—Dbu-Thr-Dbu-Dbu-Dbu-D-Phe-Leu-Dbu-Dbu-Thr

・xH₂SO₄

ポリミキシンB₁：　R＝6-メチルオクタン酸
　　　　　　　　　Dbu＝L-α,γ-ジアミノ酪酸

ポリミキシンB₂：　R＝6-メチルヘプタン酸
　　　　　　　　　Dbu＝L-α,γ-ジアミノ酪酸

$C_{55-56}H_{96-98}N_{16}O_{13} \cdot xH_2SO_4$

ボルチオキセチン臭化水素酸塩
vortioxetine hydrobromide (JAN)

vortioxetine (INN)

セロトニン再取り込み阻害・
セロトニン受容体調節剤　117

【先発品等】トリンテリックス
【効能・効果】うつ病・うつ状態

$C_{18}H_{22}N_2S \cdot HBr$ ： 379.36
1-[2-(2,4-dimethylphenylsulfanyl)
phenyl]piperazine monohydrobromide

ボルテゾミブ
bortezomib (JAN, INN)

プロテアソーム阻害剤　429

【先発品等】ベルケイド
【効能・効果】多発性骨髄腫, マントル細胞リンパ腫, 原発性マクログロブリン血症及びリンパ形質細胞リンパ腫

$C_{19}H_{25}BN_4O_4$ ： 384.24
{(1*R*)-3-methyl-1-[(2*S*)-3-phenyl-
2-(pyrazine-2-carboxamido)
propanamido]butyl}boronic acid

ホルマリン　formalin (JP)
ホルムアルデヒド　formaldehyde (INN)

殺菌消毒剤　261, 273, 732

【効能・効果】(1)医療機器の消毒, 手術室・病室・家具・器具・物品などの消毒 (2)歯科領域における感染根管の消毒

CH_2O ： 30.03

ホルモテロール
フマル酸塩水和物
formoterol fumarate hydrate (JP)

formoterol (INN)

気管支拡張β₂-刺激剤　225

【先発品等】オーキシス
【効能・効果】慢性閉塞性肺疾患（慢性気管支炎, 肺気腫）の気道閉塞性障害に基づく諸症状の緩和

$(C_{19}H_{24}N_2O_4)_2 \cdot C_4H_4O_4 \cdot 2H_2O$ ： 840.91
N-(2-hydroxy-5-{(1*RS*)-1-hydroxy-
2-[(2*RS*)-1-(4-methoxyphenyl)
propan-2-ylamino]ethyl}phenyl)
formamide hemifumarate monohydrate

ボロファラン（¹⁰B）
borofalan (¹⁰B) (JAN, INN)

抗悪性腫瘍剤　429

【先発品等】ステボロニン
【効能・効果】切除不能な局所進行又は局所再発の頭頸部癌

$C_9H_{12}{}^{10}BNO_4$ ： 208.21
(*S*)-2-amino-3-[4-(¹⁰B)dihydroxy-
boranylphenyl]propanoic acid

マイトマイシンC
mitomycin C (JP)

mitomycin (INN)

抗腫瘍性抗生物質・眼科用剤　131, 423

【効能・効果】慢性リンパ性白血病, 慢性骨髄性白血病, 胃癌, 結腸・直腸癌, 肺癌, 膵癌, 肝癌, 子宮頸癌, 子宮体癌, 乳癌, 頭頸部腫瘍の自覚的並びに他覚的症状の緩解。緑内障観血的手術における補助

$C_{15}H_{18}N_4O_5$ ： 334.33
(1a*S*,8*S*,8a*R*,8b*S*)-6-amino-4,7-dioxo-
8a-methoxy-5-methyl-1,1a,2,8,8a,8b-
hexahydroazirino[2',3':3,4]pyrrolo
[1,2-*a*]indol-8-ylmethyl carbamate

マキサカルシトール
maxacalcitol (JAN, INN)

二次性副甲状腺機能亢進症治療剤,
尋常性乾癬等角化症治療剤　269, 311

【先発品等】オキサロール
【効能・効果】注射剤：維持透析下の二次性副甲状腺機能亢進症　外皮用：尋常性乾癬, 魚鱗癬群, 掌蹠角化症, 掌蹠膿疱症

$C_{26}H_{42}O_4$ ： 418.61
(＋)-(5*Z*,7*E*)-(1*S*,3*R*,20*S*)-20-(3-
hydroxy-3-methylbutyloxy)-9,10-
secopregna-5,7,10(19)-triene-1,3-diol

マシテンタン
macitentan (JAN, INN)

エンドセリン受容体拮抗薬　219

【先発品等】オプスミット
【効能・効果】肺動脈性肺高血圧症

$C_{19}H_{20}Br_2N_6O_4S$ ： 588.27
N-[5-(4-bromophenyl)-6-
{2-[(5-bromopyrimidin-2-yl)oxy]
ethoxy}pyrimidin-4-yl]-*N'*-
propylsulfuric diamide

マジンドール
mazindol (JAN, INN)

食欲抑制剤　119

【先発品等】サノレックス
【効能・効果】あらかじめ適用した食事療法及び運動療法の効果が不十分な高度肥満症（肥満度が＋70％以上又はBMIが35以上）における食事療法及び運動療法の補助

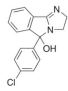

C$_{16}$H$_{13}$ClN$_2$O ： 284.74
（±）-5-（p-chlorophenyl）-2,5-dihydro-
3H-imidazo[2,1-a]isoindol-5-ol

マニジピン塩酸塩
manidipine hydrochloride （JP）
manidipine （INN）

ジヒドロピリジン系カルシウム拮抗剤
214

【先発品等】カルスロット
【効能・効果】高血圧症

C$_{35}$H$_{38}$N$_4$O$_6$・2HCl ： 683.62
3-{2-[4-(diphenylmethyl)piperazin-1-
yl]ethyl} 5-methyl(4RS)-2,6-dimethyl-
4-(3-nitrophenyl)-1,4-dihydropyridine-
3,5-dicarboxylate dihydrochloride

マプロチリン塩酸塩
maprotiline hydrochloride （JP）
maprotiline （INN）

四環系抗うつ剤 117

【先発品等】ルジオミール
【効能・効果】うつ病・うつ状態

C$_{20}$H$_{23}$N・HCl ： 313.86
3-(9,10-dihydro-9,10-ethanoanthracen-
9-yl)-N-methylpropylamine
monohydrochloride

マラビロク
maraviroc （JAN, INN）

抗ウイルス・CCR5阻害剤 625

【先発品等】シーエルセントリ
【効能・効果】CCR5指向性HIV-1感染症

C$_{29}$H$_{41}$F$_2$N$_5$O ： 513.67
4,4-difluoro-N-[(1S)-3-{(1R,3s,5S)-
3-[3-methyl-5-(propan-2-yl)-4H-
1,2,4-triazol-4-yl]-8-azabicyclo
[3.2.1]octan-8-yl}-1-phenylpropyl]
cyclohexanecarboxamide

マルトース水和物
maltose hydrate （JP）

糖質補給用剤 323

【先発品等】マルトス
【効能・効果】糖尿病及び術中・術後で
非経口的に水・エネルギー補給を必要
とする場合

C$_{12}$H$_{22}$O$_{11}$・H$_2$O ： 360.31
α-D-glucopyranosyl-(1→4)-β-D-
glucopyranose monohydrate

D-マンニトール
D-mannitol （JP）

脳圧眼圧降下剤, 浸透圧性利尿剤 219

【効能・効果】術中・術後・外傷後及び
薬物中毒時の急性腎不全の予防及び治
療する場合, 脳圧降下及び脳容積の縮
小を必要とする場合, 眼内圧降下を必
要とする場合

C$_6$H$_{14}$O$_6$ ： 182.17

ミアンセリン塩酸塩
mianserin hydrochloride （JAN）
mianserin （INN）

四環系抗うつ剤 117

【先発品等】テトラミド
【効能・効果】うつ病・うつ状態

C$_{18}$H$_{20}$N$_2$・HCl ： 300.83
1,2,3,4,10,14b-hexahydro-2-
methyldibenzo[c,f]pyrazino
[1,2-a]azepine monohydrochloride

ミカファンギンナトリウム
micafungin sodium （JAN）
micafungin （INN）

キャンディン系抗真菌剤 617

【先発品等】ファンガード
【効能・効果】アスペルギルス属及びカ
ンジダ属による真菌血症, 呼吸器真菌
症, 消化管真菌症 など

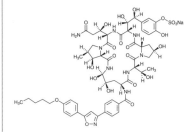

C$_{56}$H$_{70}$N$_9$NaO$_{23}$S ： 1,292.26

ミガーラスタット塩酸塩
migalastat hydrochloride
（JAN, INN）

ファブリー病治療剤 399

【先発品等】ガラフォルド
【効能・効果】ミガーラスタットに反応
性のあるGLA遺伝子変異を伴うファ
ブリー病

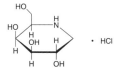

C$_6$H$_{13}$NO$_4$・HCl ： 199.63
(2R,3S,4R,5S)-2-(hydroxymethyl)
piperidine-3,4,5-triol monohydrochloride

ミグリトール
miglitol （JP, INN）

α-グルコシダーゼ阻害剤,
食後過血糖改善剤 396

【先発品等】セイブル,-OD
【効能・効果】糖尿病の食後過血糖の改善

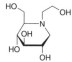

C$_8$H$_{17}$NO$_5$ ： 207.22
(2R,3R,4R,5S)-1-(2-
hydroxyethyl)-2-(hydroxymethyl)
piperidine-3,4,5-triol

ミグルスタット
miglustat （JAN, INN）

グルコシルセラミド合成酵素阻害剤 399

【先発品等】ブレーザベス
【効能・効果】ニーマン・ピック病C型

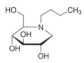

$C_{10}H_{21}NO_4$ ： 219.28
$(2R,3R,4R,5S)$-1-butyl-2-
(hydroxymethyl)piperidine-3,4,5-triol

ミコナゾール
miconazole (JP, INN)

ミコナゾール硝酸塩　miconazole nitrate (JP)

イミダゾール系抗真菌剤　252, 265, 629

【先発品等】オラビ　フロリード, -D, -F
【効能・効果】内服：口腔咽頭カンジダ
症, 口腔カンジダ症, 食道カンジダ症
注射剤：クリプトコックスなどによる
真菌血症, 真菌髄膜炎真菌血症　など
外皮用：(1)白癬 (2)カンジダ症 (3)癜風
など　腟用：カンジダに起因する腟炎
及び外陰腟炎

miconazole

miconazole nitrate

miconazole
$C_{18}H_{14}Cl_4N_2O$ ： 416.13
1-[(2RS)-2-(2,4-dichlorobenzyloxy)-
2-(2,4-dichlorophenyl)ethyl]-
1H-imidazole

miconazole nitrate
$C_{18}H_{14}Cl_4N_2O \cdot HNO_3$ ： 479.14
1-[(2RS)-2-(2,4-dichlorobenzyloxy)-
2-(2,4-dichlorophenyl)ethyl]-
1H-imidazole mononitrate

ミコフェノール酸
モフェチル
mycophenolate mofetil (JAN)
mycophenolic acid (INN)

免疫抑制剤　399

【先発品等】セルセプト
【効能・効果】(1)腎移植後の難治性拒絶
反応の治療 (2)腎移植, 心移植, 肝移
植, 肺移植における拒絶反応の抑制
(3)ループス腎炎　など

$C_{23}H_{31}NO_7$ ： 433.49
2-morpholinyl(E)-6-(1,3-dihydro-4-
hydroxy-6-methoxy-7-methyl-3-
oxoisobenzofuran-5-yl)-4-methyl-4-
hexenoate

ミソプロストール
misoprostol (JAN, INN)

プロスタグランジンE₁誘導体　232

【先発品等】サイトテック
【効能・効果】非ステロイド性消炎鎮痛
剤の長期投与時にみられる胃潰瘍及び
十二指腸潰瘍

$C_{22}H_{38}O_5$ ： 382.54
methyl (±)-(1R*,2R*,3R*)-3-hydroxy-2-
[(E)-4-hydroxy-4-methyl-1-octenyl]-
5-oxocyclopentaneheptanoate

ミゾリビン
mizoribine (JP, INN)

核酸合成阻害イミダゾール系
免疫抑制剤　399

【先発品等】ブレディニン, -OD
【効能・効果】(1)腎移植における拒否反
応の抑制 (2)原発性糸球体疾患を原因
とするネフローゼ症候群 (3)ループス
腎炎 (4)関節リウマチ

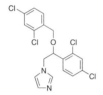

$C_9H_{13}N_3O_6$ ： 259.22
5-hydroxy-1-β-D-ribofuranosyl-1H-
imidazole-4-carboxamide

ミダゾラム
midazolam (JAN, INN)

ベンゾジアゼピン系催眠鎮静導入剤・
抗けいれん剤　112, 113

【先発品等】ドルミカム　ブコラム
ミダフレッサ
【効能・効果】(1)麻酔前投薬, 全身麻酔
の導入及び維持, 集中治療における人
工呼吸中の鎮静, 歯科・口腔外科領域
における手術及び処置時の鎮静 (2)て
んかん重積状態

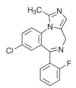

$C_{18}H_{13}ClFN_3$ ： 325.77
8-chloro-6-(2-fluorophenyl)-1-
methyl-4H-imidazo[1,5-a] [1,4]
benzodiazepine

ミチグリニドカルシウム水和物
mitiglinide calcium hydrate (JP)
mitiglinide (INN)

速効型インスリン分泌促進剤　396

【先発品等】グルファスト, -OD
【効能・効果】2型糖尿病

$C_{38}H_{48}CaN_2O_6 \cdot 2H_2O$ ： 704.91

ミチグリニドカルシウム水和物・
ボグリボース
mitiglinide calcium hydrate (JP)
[mitiglinide (INN)] ・
voglibose (JP, INN)

速効型インスリン分泌促進剤/
α-グルコシダーゼ阻害・食後過血糖改善剤
396

【先発品等】グルベス, -OD
【効能・効果】2型糖尿病。ただし, ミ
チグリニドカルシウム水和物及びボグ
リボースの併用による治療が適切と判
断される場合に限る

mitiglinide calcium hydrate

voglibose

mitiglinide calcium hydrate
$C_{38}H_{48}CaN_2O_6 \cdot 2H_2O$ ： 704.91

voglibose
$C_{10}H_{21}NO_7$ ： 267.28
3,4-dideoxy-4-[2-hydroxy-1-
(hydroxymethyl)ethylamino]-2-C-
(hydroxymethyl)-D-epi-inositol

ミトキサントロン塩酸塩
mitoxantrone hydrochloride (JAN)
mitoxantrone (INN)

アントラキノン系抗悪性腫瘍剤　429

【先発品等】ノバントロン
【効能・効果】急性白血病（慢性骨髄性白血病の急性転化を含む），悪性リンパ腫，乳癌，肝細胞癌

$C_{22}H_{28}N_4O_6 \cdot 2HCl$ ： 517.40
1,4-dihydroxy-5,8-bis[[2-[(2-hydroxyethyl)amino]ethyl]amino] anthraquinone dihydrochloride

ミトタンmitotane (JAN, INN)
副腎皮質ホルモン合成阻害剤　249

【先発品等】オペプリム
【効能・効果】副腎癌，手術適応とならないクッシング症候群

$C_{14}H_{10}Cl_4$ ： 320.04
1,1-dichloro-2-(2-chlorophenyl)-2-(4-chlorophenyl) ethane

ミドドリン塩酸塩
midodrine hydrochloride (JAN)
midodrine (INN)
α_1-刺激剤　216

【先発品等】メトリジン，-D
【効能・効果】本態性低血圧，起立性低血圧

$C_{12}H_{18}N_2O_4 \cdot HCl$ ： 290.74
（±）-2-amino-N-(2,5-dimethoxy-β-hydroxyphenethyl) acetamide hydrochloride

ミノサイクリン塩酸塩
minocycline hydrochloride (JP)
minocycline (INN)
テトラサイクリン系抗生物質　276, 615

【先発品等】ペリオクリン　ミノマイシン
【効能・効果】〈適応菌種〉レンサ球菌属，肺炎球菌，腸球菌属，炭疽菌　など〈適応症〉慢性膿皮症，骨髄炎，肺炎，麦粒腫，中耳炎，副鼻腔炎，化膿性唾液腺炎，猩紅熱，炭疽，つつが虫病，オウム病　など

$C_{23}H_{27}N_3O_7 \cdot HCl$ ： 493.94
(4S,4aS,5aR,12aS)-4,7-bis (dimethylamino)-3,10,12,12a-tetrahydroxy-1,11-dioxo-1,4,4a,5,5a,6,11,12a-octahydrotetracene-2-carboxamide monohydrochloride

ミノドロン酸水和物
minodronic acid hydrate (JAN)
minodronic acid (INN)
骨粗鬆症治療剤　399

【先発品等】ボノテオ　リカルボン
【効能・効果】骨粗鬆症

$C_9H_{12}N_2O_7P_2 \cdot H_2O$ ： 340.16
[1-hydroxy-2-(imidazo[1,2-a] pyridin-3-yl)ethylidene] bisphosphonic acid monohydrate

ミフェプリストン・ミソプロストール
mifepristone (JAN)・
misoprostol (JAN, INN)
人工妊娠中絶用製剤　249

【先発品等】メフィーゴ
【効能・効果】子宮内妊娠が確認された妊娠63日（妊娠9週0日）以下の者に対する人工妊娠中絶

mifepristone

misoprostol

mifepristone
$C_{29}H_{35}NO_2$ ： 429.59
11β-[4-(dimethylamino)phenyl]-17β-hydroxy-17-(prop-1-yn-1-yl) estra-4,9-dien-3-one

misoprostol
$C_{22}H_{38}O_5$ ： 382.53
methyl(±)-(1R^*,2R^*,3R^*)-3-hydroxy-2-[(E)-4-hydroxy-4-methyl-1-octenyl]-5-oxocyclopentaneheptanoate

ミラベグロン
mirabegron (JAN, INN)
β-作動剤（β_3選択性）　259

【先発品等】ベタニス
【効能・効果】過活動膀胱における尿意切迫感，頻尿及び切迫性尿失禁

$C_{21}H_{24}N_4O_2S$ ： 396.51
2-(2-amino-1,3-thiazol-4-yl)-N-[4-(2-{[(2R)-2-hydroxy-2-phenylethyl] amino}ethyl)phenyl]acetamide

ミリプラチン水和物
miriplatin hydrate (JAN)
miriplatin (INN)
脂溶性白金錯体　429, 799

【先発品等】ミリプラ
【効能・効果】肝細胞癌におけるリピオドリゼーション

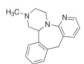

$C_{34}H_{68}N_2O_4Pt \cdot H_2O$ ： 782.01
(SP-4-2)-[(1R,2R)-cyclohexane-1,2-diamine-N,N']bis(tetradecanoato-O) platinum monohydrate

ミルタザピン
mirtazapine (JAN, INN)
ノルアドレナリン・セロトニン作動性抗うつ剤　117

【先発品等】リフレックス　レメロン
【効能・効果】うつ病・うつ状態

$C_{17}H_{19}N_3$ ： 265.35
(14bRS)-1,2,3,4,10,14b-hexahydro-2-methylpyrazino[2,1-a]pyrido [2,3-c] [2]benzazepine

ミルナシプラン塩酸塩
milnacipran hydrochloride (JAN)
milnacipran (INN)
セロトニン・ノルエピネフリン再取り込み阻害剤（SNRI）　117

【先発品等】トレドミン
【効能・効果】うつ病・うつ状態

$C_{15}H_{22}N_2O \cdot HCl$ ： 282.81
（±）-*cis*-2-aminomethyl-*N*,*N*-diethyl-1-phenylcyclopropane-carboxamide monohydrochloride

ミルリノン
milrinone （JAN, INN）
急性心不全治療剤　211

【先発品等】ミルリーラ
【効能・効果】急性心不全で他の薬剤を投与しても効果が不十分な場合

$C_{12}H_9N_3O$ ： 211.22
1,6-dihydro-2-methyl-6-oxo［3,4'-bipyridine］-5-carbonitrile

ミロガバリンベシル酸塩
mirogabalin besilate （JAN）
mirogabalin （INN）
末梢性神経障害性疼痛治療剤　119

【先発品等】タリージェ, -OD
【効能・効果】神経障害性疼痛

$C_{12}H_{19}NO_2 \cdot C_6H_6O_3S$ ： 367.46
［（1*R*,5*S*,6*S*）-6-(aminomethyl)-3-ethylbicyclo［3.2.0］hept-3-en-6-yl］acetic acid monobenzenesulfonate

ムピロシンカルシウム水和物
mupirocin calcium hydrate （JP）
mupirocin （INN）
鼻腔内MRSA除菌剤　611

【先発品等】バクトロバン
【効能・効果】〈適応菌種〉ムピロシンに感性のメチシリン耐性黄色ブドウ球菌（MRSA）〈適応症〉鼻腔内のメチシリン耐性黄色ブドウ球菌（MRSA）の除菌

$C_{52}H_{86}CaO_{18} \cdot 2H_2O$ ： 1,075.34

メカセルミン（遺伝子組換え）
mecasermin
（genetical recombination）（JAN）
遺伝子組換え天然型ヒトソマトメジンC　249

【先発品等】ソマゾン
【効能・効果】(1)次の疾患における高血糖, 高インスリン血症, 黒色表皮腫, 多毛の改善：インスリン受容体異常症A型, インスリン受容体異常症B型, 脂肪萎縮性糖尿病, 妖精症, ラブソン・メンデンホール症候群 (2)次の疾患における成長障害の改善：成長ホルモン抵抗性の成長ホルモン単独欠損症Type 1A, ラロン型小人症

$C_{331}H_{512}N_{94}O_{101}S_7$ ： 7,648.69

メキサゾラム
mexazolam （JAN, INN）
ベンゾジアゼピン系抗不安剤　112

【先発品等】メレックス
【効能・効果】(1)神経症における不安・緊張・抑うつ, 易疲労性, 強迫・恐怖・睡眠障害 (2)心身症における身体症候並びに不安・緊張・抑うつ・易疲労性・睡眠障害

$C_{18}H_{16}Cl_2N_2O_2$ ： 363.24
10-chloro-11b-(2-chlorophenyl)-2,3,7,11b-tetrahydro-3-methyloxazolo-［3,2-*d*］［1,4］benzodiazepin-6(5*H*)-one

メキシレチン塩酸塩
mexiletine hydrochloride （JP）
mexiletine （INN）
ナトリウムチャネル遮断剤,
糖尿病性神経障害治療剤　190, 212

【先発品等】メキシチール
【効能・効果】頻脈性不整脈（心室性）, 糖尿病性神経障害に伴う自覚症状（自発痛, しびれ感）の改善

$C_{11}H_{17}NO \cdot HCl$ ： 215.72
（2*RS*）-1-(2,6-dimethylphenoxy)propan-2-ylamine monohydrochloride

メキタジン
mequitazine （JP, INN）
フェノチアジン系抗ヒスタミン剤　441

【先発品等】ゼスラン　ニポラジン
【効能・効果】気管支喘息, アレルギー性鼻炎, 蕁麻疹, 皮膚疾患に伴う瘙痒

$C_{20}H_{22}N_2S$ ： 322.47
10-［(3*RS*)-1-azabicyclo［2.2.2］oct-3-ylmethyl］-10*H*-phenothiazine

メクロフェノキサート塩酸塩
meclofenoxate hydrochloride （JP）
meclofenoxate （INN）
脳循環代謝改善剤　119

【先発品等】ルシドリール
【効能・効果】頭部外傷後遺症におけるめまい, 脳術後の意識障害, 頭部外傷の急性期における意識障害

$C_{12}H_{16}ClNO_3 \cdot HCl$ ： 294.17
2-(dimethylamino)ethyl (4-chloro-phenoxy)acetate monohydrochloride

メコバラミン
mecobalamin （JP, INN）
補酵素型ビタミンB_{12}　313

【先発品等】メチコバール
【効能・効果】内服：末梢性神経障害
注射：末梢性神経障害, ビタミンB_{12}欠乏による巨赤芽球性貧血

$C_{63}H_{91}CoN_{13}O_{14}P$ ： 1,344.38
*Co*α-［α-(5,6-dimethyl-1*H*-benzo-imidazol-1-yl)］-*Co*β-methylcobamide

メサドン塩酸塩
methadone hydrochloride (JAN)

癌疼痛治療剤　821

【先発品等】メサペイン
【効能・効果】他の強オピオイド鎮痛剤で治療困難な次の疾患における鎮痛：中等度から高度の疼痛を伴う各種癌

$C_{21}H_{27}NO \cdot HCl$ ： 345.91
(6RS)-6-(dimethylamino)-4,4-diphenylheptan-3-one monohydrochloride

メサラジン
mesalazine (JP, INN)

潰瘍性大腸炎・クローン病治療剤　239

【先発品等】アサコール　ペンタサ　リアルダ
【効能・効果】潰瘍性大腸炎（重症を除く），クローン病

$C_7H_7NO_3$ ： 153.14
5-amino-2-hydroxybenzoic acid

メスナ　mesna (JAN, INN)

イホスファミド・シクロホスファミド誘発膀胱障害抑制剤　392

【先発品等】ウロミテキサン
【効能・効果】イホスファミド投与又はシクロホスファミド（造血幹細胞移植の前治療）投与に伴う泌尿器系障害（出血性膀胱炎，排尿障害等）の発現抑制

$C_2H_5NaO_3S_2$ ： 164.18
sodium 2-mercaptoethanesulfonate

メタコリン塩化物
methacholine chloride (JAN, INN)

コリン作動薬・気道過敏性検査用　729

【先発品等】ケンブラン　プロボコリン
【効能・効果】気道過敏性検査

$C_8H_{18}ClNO_2$ ： 195.69
(2RS)-2-acetoxy-N,N,N-trimethylpropylaminium chloride

メダゼパム
medazepam (JP, INN)

ベンゾジアゼピン系抗不安剤　112

【先発品等】レスミット
【効能・効果】(1)神経症における不安・緊張・抑うつ (2)心身症（消化器疾患，循環器疾患，内分泌系疾患，自律神経失調症）における身体症候並びに不安・緊張・抑うつ

$C_{16}H_{15}ClN_2$ ： 270.76
7-chloro-1-methyl-5-phenyl-2,3-dihydro-1H-1,4-benzodiazepine

メタンフェタミン塩酸塩
methamphetamine hydrochloride (JP)
metamfetamine (INN)

アンフェタミン系覚せい剤　115

【先発品等】ヒロポン
【効能・効果】(1)ナルコレプシー，インスリンショック，うつ病・うつ状態，統合失調症の遅鈍症などの改善 (2)手術中・手術後の虚脱状態からの回復促進など (3)麻酔剤，睡眠剤の急性中毒の改善

$C_{10}H_{15}N \cdot HCl$ ： 185.69
(2S)-N-methyl-1-phenylpropan-2-amine monohydrochloride

メチラポン
metyrapone (JP, INN)

下垂体ACTH分泌機能検査薬　249, 722

【先発品等】メトピロン
【効能・効果】下垂体ACTH分泌予備能の測定，クッシング症候群

$C_{14}H_{14}N_2O$ ： 226.27
2-methyl-1,2-di(pyridin-3-yl)propan-1-one

dl-メチルエフェドリン塩酸塩
dl-methylephedrine hydrochloride (JP)

気管支拡張 β_2-刺激剤　222

【先発品等】メチエフ

【効能・効果】(1)気管支喘息，感冒，急性気管支炎，慢性気管支炎，肺結核，上気道炎（咽喉頭炎，鼻カタル）に伴う咳嗽 (2)蕁麻疹，湿疹

$C_{11}H_{17}NO \cdot HCl$ ： 215.72
(1RS,2SR)-2-dimethylamino-1-phenylpropan-1-ol monohydrochloride

メチルエルゴメトリンマレイン酸塩
methylergometrine maleate (JP)
methylergometrine (INN)

子宮収縮止血剤　253

【先発品等】パルタンM
【効能・効果】胎盤娩出後，弛緩出血，子宮復古不全，帝王切開術，流産，人工妊娠中絶の子宮収縮の促進並びに子宮出血の予防及び治療

$C_{20}H_{25}N_3O_2 \cdot C_4H_4O_4$ ： 455.50
(8S)-N-[(1S)-1-(hydroxymethyl)propyl]-6-methyl-9,10-didehydroergoline-8-carboxamide monomaleate

メチルジゴキシン
metildigoxin (JP, INN)

ジギタリス強心配糖体　211

【先発品等】ラニラピッド
【効能・効果】(1)先天性心疾患，弁膜疾患，高血圧症，虚血性心疾患（心筋梗塞，狭心症 など）に基づくうっ血性心不全 (2)心房細動・粗動による頻脈，発作性上室性頻拍

$C_{42}H_{66}O_{14} \cdot \frac{1}{2} C_3H_6O$ ： 824.00

N-メチルスコポラミン
メチル硫酸塩
N-methylscopolamine methylsulfate (JAN)

抗コリン性四級アンモニウム塩　124

【先発品等】ダイピン
【効能・効果】胃炎，胃潰瘍，十二指腸潰瘍時の痙攣性疼痛

$C_{18}H_{24}NO_4 \cdot CH_3O_4S$ ： 429.49
［（1R,2R,4S,5S）-9,9-dimethyl-3-oxa-9-azoniatricyclo［3.3.1.0²·⁴］nonan-7-yl］（2S）-3-hydroxy-2-phenylpropanoate ； methyl sulfate

メチルチオニニウム
塩化物水和物
methylthioninium chloride hydrate (JAN)
methylthioninium chloride (INN)

メトヘモグロビン血症治療剤　392

【先発品等】メチレンブルー
【効能・効果】中毒性メトヘモグロビン血症

$C_{16}H_{18}ClN_3S \cdot xH_2O$ ： 319.85（脱水物として）
3,7-bis(dimethylamino)phenothiazin-5-ium chloride hydrate

メチルドパ水和物
methyldopa hydrate (JP)
methyldopa (INN)

中枢性 α_2-刺激剤　214

【効能・効果】高血圧症（本態性，腎性等），悪性高血圧

$C_{10}H_{13}NO_4 \cdot 1\frac{1}{2}H_2O$ ： 238.24
（2S）-2-amino-3-（3,4-dihydroxyphenyl）-2-methylpropanoic acid sesquihydrate

メチルフェニデート塩酸塩
methylphenidate hydrochloride (JAN)
methylphenidate (INN)
中枢神経興奮剤　117

【先発品等】コンサータ　リタリン
【効能・効果】(1)ナルコレプシー (2)注意欠陥/多動性障害（AD/HD）

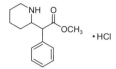

$C_{14}H_{19}NO_2 \cdot HCl$ ： 269.77
methyl α-phenyl-2-piperidineacetate hydrochloride

メチルプレドニゾロン
methylprednisolone (JP, INN)

副腎皮質ホルモン　245

【先発品等】メドロール
【効能・効果】急性副腎皮質機能不全，甲状腺中毒症，エリテマトーデス，気管支喘息，溶血性貧血，白血病，脳脊髄炎，限局性腸炎，びまん性間質性肺炎，結核性髄膜炎，ネフローゼ，重症感染症　など

$C_{22}H_{30}O_5$ ： 374.47
11β,17,21-trihydroxy-6α-methylpregna-1,4-diene-3,20-dione

メチルプレドニゾロン
コハク酸エステルナトリウム
methylprednisolone sodium succinate (JAN)
methylprednisolone (JP, INN)

副腎皮質ホルモン　245

【先発品等】ソル・メドロール
【効能・効果】(1)急性循環不全，腎臓移植に伴う免疫反応の抑制，受傷後8時間以内の急性脊髄損傷患者における神経機能障害の改善 (2)気管支喘息 (3)再発又は難治性の悪性リンパ腫に対する他の抗悪性腫瘍剤との併用療法　など

$C_{26}H_{33}NaO_8$ ： 496.53
11β,17,21-trihydroxy-6α-methyl-1,4-pregnadiene-3,20-dione 21-sodium succinate

メチルプレドニゾロン
酢酸エステル
methylprednisolone acetate (JAN)
methylprednisolone (JP, INN)

副腎皮質ホルモン　245

【先発品等】デポ・メドロール
【効能・効果】副腎性器症候群，リウマチ熱，エリテマトーデス，気管支喘息，溶血性貧血，白血病，脳脊髄炎，胆汁うっ滞型急性肝炎，ネフローゼ，重症感染症，特発性低血糖症，悪性リンパ腫　など

$C_{24}H_{32}O_6$ ： 416.51
11β,17α,21-trihydroxy-6α-methylpregna-1,4-diene-3,20-dione 21-acetate

メチルメチオニン
スルホニウムクロリド
methylmethionine sulfonium chloride (JAN)

防御因子増強剤　232

【先発品等】キャベジンU
【効能・効果】(1)胃潰瘍，十二指腸潰瘍，胃炎における自覚症状及び他覚所見の改善 (2)慢性肝疾患における肝機能の改善

$C_6H_{14}ClNO_2S$ ： 199.70
（3-amino-3-carboxypropyl）dimethylsulfonium chloride

メチロシン
metirosine (JAN, INN)

チロシン水酸化酵素阻害剤　219

【先発品等】デムサー
【効能・効果】褐色細胞腫のカテコールアミン分泌過剰状態の改善

$C_{10}H_{13}NO_3$ ： 195.22
（2S）-2-amino-2-methyl-3-（4-hydroxyphenyl）propanoic acid

メテノロン　metenolone (INN)
メテノロンエナント酸エステル
metenolone enanthate (JP)
メテノロン酢酸エステル
metenolone acetate (JP)

蛋白同化ステロイド　244

【先発品等】プリモボラン
【効能・効果】(1)骨粗鬆症 (2)慢性腎疾患，悪性腫瘍，手術後，外傷，熱傷に

よる著しい消耗状態 (3)再生不良性貧血による骨髄の消耗状態

metenolone acetate

metenolone enanthate
$C_{27}H_{42}O_3$ ： 414.62
1-methyl-3-oxo-5α-androst-1-en-17β-yl heptanoate

metenolone acetate
$C_{22}H_{32}O_3$ ： 344.49
1-methyl-3-oxo-5α-androst-1-en-17β-yl acetate

メトカルバモール
methocarbamol (JAN, INN)
骨格筋けいれん弛緩剤　122

【先発品等】ロバキシン
【効能・効果】運動器疾患に伴う有痛性痙縮（腰背痛症，頸肩腕症候群，肩関節周囲炎，変形性脊椎症 など）

$C_{11}H_{15}NO_5$ ： 241.24
3-(o-methoxyphenoxy)-2-hydroxypropyl-1-carbamate

メトキサレン
methoxsalen (JP, INN)
尋常性白斑治療剤　269

【先発品等】オクソラレン
【効能・効果】尋常性白斑

$C_{12}H_8O_4$ ： 216.19
9-methoxy-7H-furo[3,2-g]chromen-7-one

メトクロプラミド
metoclopramide (JP, INN)
ベンザミド系消化器機能異常治療剤　239

【先発品等】プリンペラン
【効能・効果】(1)胃炎，胃・十二指腸潰

瘍，乳幼児嘔吐，薬剤投与時，胃内・気管内挿管時，放射線照射時，開腹術後などにおける消化器機能異常 (2)X線検査時バリウムの通過促進

$C_{14}H_{22}ClN_3O_2$ ： 299.80
4-amino-5-chloro-N-[2-(diethylamino)ethyl]-2-methoxybenzamide

メトトレキサート
methotrexate (JP, INN)
葉酸代謝拮抗剤，抗リウマチ剤　399, 422

【先発品等】メソトレキセート　メトジェクト　リウマトレックス
【効能・効果】(1)関節リウマチ，局所療法で効果不十分な尋常性乾癬，関節症性乾癬，膿疱性乾癬，乾癬性紅皮症 など (2)急性白血病，慢性リンパ性白血病，乳癌，尿路上皮癌 など

$C_{20}H_{22}N_8O_5$ ： 454.44
N-{4-[(2,4-diaminopteridin-6-ylmethyl)(methyl)amino]benzoyl}-L-glutamic acid

メトプロロール 酒石酸塩
metoprolol tartrate (JP)
metoprolol (INN)
β-遮断剤（β_1選択性）　212, 214

【先発品等】セロケン，-L　ロプレソール，-SR
【効能・効果】(1)本態性高血圧症（軽症～中等症）(2)狭心症 (3)頻脈性不整脈

$(C_{15}H_{25}NO_3)_2 \cdot C_4H_6O_6$ ： 684.81
(2RS)-1-[4-(2-methoxyethyl)phenoxy]-3-[(1-methylethyl)amino]propan-2-ol hemi-(2R,3R)-tartrate

メトホルミン 塩酸塩
metformin hydrochloride (JP)
metformin (INN)
ビグアナイド系血糖降下剤　396

【先発品等】グリコラン　メトグルコ
【効能・効果】(1)2型糖尿病 (2)多嚢胞性

卵巣症候群における排卵誘発，多嚢胞性卵巣症候群の生殖補助医療における調節卵巣刺激

$C_4H_{11}N_5 \cdot HCl$ ： 165.62
1,1-dimethylbiguanide monohydrochloride

メドロキシプロゲステロン
酢酸エステル
medroxyprogesterone acetate (JP)
medroxyprogesterone (INN)
黄体ホルモン　247

【先発品等】ヒスロン，-H　プロベラ
【効能・効果】(1)無月経，月経周期異常，月経量異常，機能性子宮出血，黄体機能不全による不妊症，切迫流早産，習慣性流早産，生殖補助医療における調節卵巣刺激の開始時期の調整，調節卵巣刺激下における早発排卵の防止 (2)乳癌，子宮体癌（内膜癌）

$C_{24}H_{34}O_4$ ： 386.52
6α-methyl-3,20-dioxopregn-4-en-17-yl acetate

メトロニダゾール
metronidazole (JP, INN)
抗原虫剤・癌性皮膚潰瘍臭改善薬・酒さ治療薬　252, 269, 641

【先発品等】アネメトロ　フラジール　ロゼックス
【効能・効果】トリコモナス症（腟トリコモナスによる感染症），胃潰瘍，十二指腸潰瘍におけるヘリコバクター・ピロリ感染症，癌性皮膚潰瘍部位の殺菌・臭気の軽減，酒さ など

$C_6H_9N_3O_3$ ： 171.15
2-(2-methyl-5-nitro-1H-imidazol-1-yl)ethanol

メナテトレノン
menatetrenone (JP, INN)
止血機構賦活ビタミンK$_2$　316

【先発品等】グラケー　ケイツー，-N
【効能・効果】(1)新生児低プロトロンビン血症 (2)分娩時出血 (3)抗生物質投与

145

中に起こる低プロトロンビン血症 (4)
クマリン系殺鼠剤中毒時に起こる低プ
ロトロンビン血症 (5)骨粗鬆症におけ
る骨量・疼痛の改善　など

$C_{31}H_{40}O_2$ ： 444.65
2-methyl-3-[(2*E*,6*E*,10*E*)-3,7,11,15-
tetramethylhexadeca-2,6,10,14-
tetraen-1-yl]-1,4-naphthoquinone

メピチオスタン
mepitiostane (JP, INN)
アンドロスタン系腎性貧血・
抗乳腺腫瘍剤　249

【先発品等】チオデロン
【効能・効果】透析施行中の腎性貧血,
乳癌

$C_{25}H_{40}O_2S$ ： 404.65
2*α*,3*α*-epithio-17*β*-(1-methoxycyclo-
pentyloxy)-5*α*-androstane

メピバカイン塩酸塩
mepivacaine hydrochloride (JP)
mepivacaine (INN)
アミド型局所麻酔剤　121, 271

【先発品等】カルボカイン　スキャン
ドネスト
【効能・効果】硬膜外麻酔, 伝達麻酔,
浸潤麻酔, 歯科・口腔外科領域におけ
る浸潤麻酔又は伝達麻酔

$C_{15}H_{22}N_2O$・HCl ： 282.81
(2*RS*)-*N*-(2,6-dimethylphenyl)-1-
methylpiperidine-2-carboxamide
monohydrochloride

メフェナム酸
mefenamic acid (JP, INN)
フェナム酸系解熱消炎鎮痛剤　114

【先発品等】ポンタール
【効能・効果】(1)手術後及び外傷後の炎
症及び腫脹の緩解 (2)変形性関節症,
腰痛症, 症候性神経痛, 頭痛, 副鼻腔
炎, 月経痛, 分娩後疼痛, 歯痛の消炎,
鎮痛, 解熱 (3)急性上気道炎の解熱・
鎮痛　など

$C_{15}H_{15}NO_2$ ： 241.29
2-(2,3-dimethylphenylamino)benzoic
acid

メフルシド
mefruside (JP, INN)
非チアジド系降圧利尿剤　213

【先発品等】バイカロン
【効能・効果】(1)高血圧症（本態性, 腎
性）(2)心性浮腫, 腎性浮腫, 肝性浮腫
における利尿

$C_{13}H_{19}ClN_2O_5S_2$ ： 382.88
4-chloro-*N*-methyl-*N*-[(2*RS*)-2-
methyltetrahydrofuran-2-ylmethyl]-
3-sulfamoylbenzenesulfonamide

メフロキン塩酸塩
mefloquine hydrochloride (JP)
mefloquine (INN)
抗マラリア剤　641

【先発品等】メファキン
【効能・効果】マラリア

$C_{17}H_{16}F_6N_2O$・HCl ： 414.77
(1*RS*)-[2,8-bis(trifluoromethyl)
quinolin-4-yl][(2*SR*)-piperidin-2-yl]
methanol monohydrochloride

メペンゾラート臭化物
mepenzolate bromide (JP, INN)
過敏大腸症治療抗コリン剤　123

【先発品等】トランコロン
【効能・効果】過敏大腸症（イリタブル
コロン）

$C_{21}H_{26}BrNO_3$ ： 420.34
(3*RS*)-3-[(hydroxy)(diphenyl)
acetoxy]-1,1-dimethylpiperidinium
bromide

メベンダゾール
mebendazole (JAN, INN)
鞭虫駆虫剤　642

【効能・効果】鞭虫症

$C_{16}H_{13}N_3O_3$ ： 295.29
methyl 5-benzoyl-2-
benzimidazolecarbamate

メマンチン塩酸塩
memantine hydrochloride (JAN)
memantine (INN)
NMDA受容体拮抗アルツハイマー型
認知症治療剤　119

【先発品等】メマリー,-OD
【効能・効果】中等度及び高度アルツハ
イマー型認知症における認知症症状の
進行抑制

$C_{12}H_{21}N$・HCl ： 215.76
3,5-dimethyltricyclo[3.3.1.1^{3,7}]
dec-1-ylamine monohydrochloride

メラトニン melatonin (JAN)
メラトニン受容体作動性入眠改善剤　119

【先発品等】メラトベル
【効能・効果】小児期の神経発達症に伴
う入眠困難の改善

$C_{13}H_{16}N_2O_2$ ： 232.28
N-[2-(5-methoxy-1*H*-indol-3-yl)
ethyl]acetamide

メルカプトプリン水和物
mercaptopurine hydrate (JP)
mercaptopurine (INN)
プリン系代謝拮抗剤　422

【先発品等】ロイケリン
【効能・効果】急性白血病, 慢性骨髄性
白血病の自覚的並びに他覚的症状の緩解

$C_5H_4N_4S$・H_2O ： 170.19
1,7-dihydro-6*H*-purine-6-thione
monohydrate

メルファラン
melphalan (JP, INN)

ナイトロジェンマスタード系
アルキル化剤　421

【先発品等】アルケラン
【効能・効果】(1)多発性骨髄腫の自覚的並びに他覚的症状の寛解 (2)白血病，悪性リンパ腫，多発性骨髄腫，小児固形腫瘍における造血幹細胞移植時の前処置

$C_{13}H_{18}Cl_2N_2O_2$ ： 305.20
4-bis(2-chloroethyl)amino-
L-phenylalanine

メロキシカム
meloxicam (JAN, INN)

オキシカム系消炎鎮痛剤　114

【先発品等】モービック
【効能・効果】関節リウマチ，変形性関節症，腰痛症，肩関節周囲炎，頸肩腕症候群の消炎・鎮痛

$C_{14}H_{13}N_3O_4S_2$ ： 351.40
4-hydroxy-2-methyl-N-(5-methyl-2-thiazolyl)-2H-1,2-benzothiazine-3-carboxamide 1,1-dioxide

メロペネム水和物
meropenem hydrate (JP)
meropenem (INN)

カルバペネム系抗生物質　613

【先発品等】メロペン
【効能・効果】〈適応菌種〉ブドウ球菌属，レンサ球菌属，肺炎球菌，髄膜炎菌，インフルエンザ菌　など〈適応症〉敗血症，リンパ管・リンパ節炎，骨髄炎，関節炎，肺炎，腎盂腎炎，腹膜炎，胆管炎，肝膿瘍，子宮内感染など

$C_{17}H_{25}N_3O_5S \cdot 3H_2O$ ： 437.51

l-メントール　*l*-menthol (JP)
levomenthol (INN)

矯味矯臭，消炎剤　714, 799

【先発品等】ミンクリア
【効能・効果】末：芳香・矯臭・矯味の目的で調剤に用いる　内用散布液：上部消化管内視鏡検査における胃蠕動運動の抑制

$C_{10}H_{20}O$ ： 156.27
(1R,2S,5R)-5-methyl-2-(1-methylethyl)cyclohexanol

モキシフロキサシン塩酸塩
moxifloxacin hydrochloride (JAN)
moxifloxacin (INN)

ニューキノロン系抗菌剤　131, 624

【先発品等】アベロックス　ベガモックス
【効能・効果】〈適応菌種〉ブドウ球菌属，レンサ球菌属，肺炎球菌，インフルエンザ菌，肺炎マイコプラズマ　など〈適応症〉表在性皮膚感染症，深在性皮膚感染症，肺炎，慢性呼吸器病変の二次感染，副鼻腔炎，眼瞼炎，涙嚢炎，麦粒腫　など

$C_{21}H_{24}FN_3O_4 \cdot HCl$ ： 437.89
1-cyclopropyl-6-fluoro-8-methoxy-7-[(4aS,7aS)-octahydropyrrolo[3,4-b]pyridin-6-yl]-4-oxo-1,4-dihydroquinoline-3-carboxylic acid monohydrochloride

モサプラミン塩酸塩
mosapramine hydrochloride (JAN)
mosapramine (INN)

イミノジベンジル系抗精神病剤　117

【先発品等】クレミン
【効能・効果】統合失調症

$C_{28}H_{35}ClN_4O \cdot 2HCl$ ： 551.98
(±)-3-chloro-5-[3-(2-oxo-1,2,3,5,6,7,8,8a-octahydroimidazo[1,2-a]pyridine-3-spiro-4'-piperidino)propyl]-10,11-dihydro-5H-dibenz[b,f]azepine dihydrochloride

モサプリドクエン酸塩水和物
mosapride citrate hydrate (JP)
mosapride (INN)

消化管運動促進剤　239

【先発品等】ガスモチン
【効能・効果】慢性胃炎に伴う消化器症状（胸やけ，悪心・嘔吐），経口腸管洗浄剤によるバリウム注腸X線造影検査前処置の補助

$C_{21}H_{25}ClFN_3O_3 \cdot C_6H_8O_7 \cdot 2H_2O$ ： 650.05
4-amino-5-chloro-2-ethoxy-N-{[(2RS)-4-(4-fluorobenzyl)morpholin-2-yl]methyl}benzamide monocitrate dihydrate

モダフィニル
modafinil (JAN, INN)

精神神経用剤　117

【先発品等】モディオダール
【効能・効果】次の疾患に伴う日中の過度の眠気 (1)ナルコレプシー (2)特発性過眠症 (3)持続陽圧呼吸（CPAP）療法等による気道閉塞に対する治療を実施中の閉塞性睡眠時無呼吸症候群

$C_{15}H_{15}NO_2S$ ： 273.35
(RS)-2-(diphenylmethylsulfinyl)acetamide

モノエタノールアミンオレイン酸塩
monoethanolamine oleate
(JAN, INN)

食道静脈瘤硬化療法剤　332

【先発品等】オルダミン
【効能・効果】食道静脈瘤出血の止血及び食道静脈瘤の硬化退縮，胃静脈瘤の退縮

$C_{18}H_{34}O_2 \cdot C_2H_7NO$ ： 343.54
2-hydroxyethylammonium(Z)-9-octadecenoate

モメタゾン
フランカルボン酸エステル
mometasone furoate (JAN)
mometasone (INN)

副腎皮質ホルモン 132, 229, 264

【先発品等】アズマネックス ナゾネックス フルメタ
【効能・効果】外皮用：湿疹・皮膚炎群, 乾癬, 紅皮症, 薬疹・中毒疹, 痒疹群, 多形浸出性紅斑, 慢性円板状エリテマトーデス, 扁平紅色苔癬, ケロイド, 円形脱毛症 など 口腔内吸入用：気管支喘息 点鼻用：アレルギー性鼻炎

$C_{27}H_{30}Cl_2O_6$：521.43
（＋）-9,21-dichloro-11β,17α-dihydroxy-16α-methyl-1,4-pregnadiene-3,20-dione 17-(2-furoate)

モリデュスタット ナトリウム
molidustat sodium (JAN)
molidustat (INN)

HIF-PH阻害薬・腎性貧血治療薬 399

【先発品等】マスーレッド
【効能・効果】腎性貧血

$C_{13}H_{13}N_8NaO_2$：336.28
monosodium 1-[6-(morpholin-4-yl)pyrimidin-4-yl]-4-(1H-1,2,3-triazol-1-yl)-1H-pyrazol-5-olate

モルヌピラビル
molnupiravir (JAN, INN)

抗ウイルス剤 625

【先発品等】ラゲブリオ
【効能・効果】SARS-CoV-2による感染症

$C_{13}H_{19}N_3O_7$：329.31
｛(2R,3S,4R,5R)-3,4-dihydroxy-5-[(4Z)-4-(hydroxyimino)-2-oxo-3,4-

dihydropyrimidin-1(2H)-yl]oxolan-2-yl｝methyl 2-methylpropanoate

モルヒネ 塩酸塩水和物
morphine hydrochloride hydrate (JP)

鎮痛・鎮咳・止瀉剤 811

【先発品等】アンペック オプソ パシーフ
【効能・効果】激しい疼痛時における鎮痛・鎮静, 激しい咳嗽発作における鎮咳, 激しい下痢症状の改善及び手術後等の腸管蠕動運動の抑制, 各種癌における鎮痛 など

$C_{17}H_{19}NO_3 \cdot HCl \cdot 3H_2O$：375.84
(5R,6S)-4,5-epoxy-17-methyl-7,8-didehydromorphinan-3,6-diol monohydrochloride trihydrate

モルヒネ 硫酸塩水和物
morphine sulfate hydrate (JP)

持続性癌疼痛治療剤 811

【先発品等】MSコンチン
【効能・効果】激しい疼痛を伴う各種癌における鎮痛, 中等度から高度の疼痛を伴う各種癌における鎮痛

$(C_{17}H_{19}NO_3)_2 \cdot H_2SO_4 \cdot 5H_2O$：758.83
(5R,6S)-4,5-epoxy-17-methyl-7,8-didehydromorphinan-3,6-diol hemisulfate hemipentahydrate

モンテルカスト ナトリウム
montelukast sodium (JP)
montelukast (INN)

ロイコトリエン受容体拮抗剤 449

【先発品等】キプレス,-OD シングレア,-OD
【効能・効果】気管支喘息, アレルギー性鼻炎

$C_{35}H_{35}ClNNaO_3S$：608.18
monosodium｛1-[｛｛(1R)-1-[3-[(1E)-2-(7-chloroquinolin-2-yl)ethenyl]

phenyl｝-3-[2-(2-hydroxypropan-2-yl)phenyl]propyl]sulfanyl]methyl]cyclopropyl｝acetate

ユビデカレノン
ubidecarenone (JP, INN)

代謝性強心剤 211

【先発品等】ノイキノン
【効能・効果】基礎治療施行中の軽度及び中等度のうっ血性心不全症状

$C_{59}H_{90}O_4$：863.34

葉酸 **folic acid** (JP, INN)

葉酸 313

【先発品等】フォリアミン
【効能・効果】(1)葉酸欠乏症の予防及び治療 (2)再生不良性貧血 など

$C_{19}H_{19}N_7O_6$：441.40
N-｛4-[(2-amino-4-hydroxypteridin-6-ylmethyl)amino]benzoyl｝-L-glutamic acid

塩酸N-イソプロピル-4-ヨードアンフェタミン (^{123}I)
N-isopropyl-4-iodoamphetamine (^{123}I) **hydrochloride** (JAN)
iofetamine (^{123}I) (INN)

放射性医薬品・局所性脳血流診断薬 430

【先発品等】パーヒューザミン
【効能・効果】局所脳血流シンチグラフィ

$C_{12}H_{18}$^{123}IN$\cdot$HCl：335.74
N-isopropyl-4-iodoamphetamine (^{123}I) hydrochloride

3-ヨードベンジルグアニジン (^{123}I)
3-iodobenzylguanidine (^{123}I) (JAN)
iobenguane (^{123}I) (INN)

放射性医薬品 430

【先発品等】ミオMIBG-I 123
【効能・効果】心シンチグラフィによる心臓疾患の診断, パーキンソン病及びレビー小体型認知症の診断における心シンチグラフィ, 腫瘍シンチグラフィによる神経芽腫, 褐色細胞腫の診断

$C_8H_{10}^{123}IN_3$ ： 271.19

3-ヨードベンジルグアニジン（^{131}I）
3-iodobenzylguanidine (^{131}I) (JAN)

放射性医薬品/褐色細胞腫・
パラガングリオーマ治療剤　429

【先発品等】ライアットMIBG-I 131
【効能・効果】MIBG集積陽性の治癒
切除不能な褐色細胞腫・パラガングリ
オーマ

$C_8H_{10}^{131}IN_3$ ： 279.09
3-iodobenzylguanidine（^{131}I）

ラクチトール水和物
lactitol hydrate (JAN)
lactitol (INN)

高アンモニア血症治療剤　399

【先発品等】ポルトラック
【効能・効果】非代償性肝硬変に伴う高
アンモニア血症

$C_{12}H_{24}O_{11} \cdot H_2O$ ： 362.33
（＋）-4-O-β-D-galactopyranosyl-D-
glucitol monohydrate

ラクツロース
lactulose (JP, INN)

腸管機能改善・高アンモニア血症用剤
235, 399

【先発品等】モニラック
【効能・効果】(1)高アンモニア血症に伴
う次の症候の改善：精神神経障害，手
指振戦，脳波異常 (2)産婦人科術後の
排ガス・排便の促進 (3)慢性便秘症
（器質的疾患による便秘を除く）　など

$C_{12}H_{22}O_{11}$ ： 342.30
β-D-galactopyranosyl-(1→4)-D-
fructose

ラコサミド
lacosamide (JAN, INN)

抗てんかん剤　113

【先発品等】ビムパット
【効能・効果】てんかん患者の部分発作
（二次性全般化発作を含む），てんかん
患者の強直間代発作

$C_{13}H_{18}N_2O_3$ ： 250.29
（2R）-2-acetamido-N-benzyl-3-
methoxypropanamide

ラサギリンメシル酸塩
rasagiline mesilate (JAN)

パーキンソン病治療剤
（選択的MAO-B阻害剤）　116

【先発品等】アジレクト
【効能・効果】パーキンソン病

$C_{12}H_{13}N \cdot CH_4O_3S$ ： 267.34
N-[（1R）-indan-1-yl]propyn-3-
amine monomethanesulfonate

ラスクフロキサシン塩酸塩
lascufloxacin hydrochloride (JAN)
lascufloxacin (INN)

キノロン系経口抗菌剤　624

【先発品等】ラスビック
【効能・効果】〈適応菌種〉本剤に感性
のブドウ球菌属，レンサ球菌属，肺炎
球菌，モラクセラ（ブランハメラ）・
カタラーリス，クレブシエラ属，エン
テロバクター属　など　〈適応症〉咽
頭・喉頭炎，扁桃炎（扁桃周囲炎，扁
桃周囲膿瘍を含む），急性気管支炎，
肺炎，慢性呼吸器病変の二次感染，中
耳炎，副鼻腔炎

$C_{21}H_{24}F_3N_3O_4 \cdot HCl$ ： 475.89
7-{（3S,4S）-3-[（cyclopropylamino)
methyl]-4-fluoropyrrolidin-1-yl}-6-
fluoro-1-(2-fluoroethyl)-8-methoxy-
4-oxo-1,4-dihydroquinoline-3-
carboxylic acid monohydrochloride

ラスミジタンコハク酸塩
lasmiditan succinate (JAN)
lasmiditan (INN)

片頭痛治療剤 5-HT$_{1F}$受容体作動薬　119

【先発品等】レイボー
【効能・効果】片頭痛

$(C_{19}H_{18}F_3N_3O_2) \cdot C_4H_6O_4$ ： 872.81
2,4,6-trifluoro-N-{6-[（1-
methylpiperidin-4-yl)carbonyl]pyridin-
2-yl}benzamide hemisuccinate

ラタノプロスト
latanoprost (JAN, INN)

プロスタグランジンF$_{2\alpha}$誘導体
緑内障・高眼圧治療剤　131

【先発品等】キサラタン
【効能・効果】緑内障，高眼圧症

$C_{26}H_{40}O_5$ ： 432.59
（＋）-isopropyl(Z)-7-[（1R,2R,3R,5S)-
3,5-dihydroxy-2-[（3R）-3-hydroxy-
5-phenylpentyl]cyclopentyl]-5-
heptenoate

ラタノプロスト・チモロールマレイン酸塩
latanoprost (JAN, INN)・
timolol maleate (JP) [timolol (INN)]

プロスタグランジンF$_{2\alpha}$誘導体・
β-遮断剤配合剤　131

【先発品等】ザラカム
【効能・効果】緑内障，高眼圧症

latanoprost

timolol maleate

latanoprost
$C_{26}H_{40}O_5$ ： 432.59
（＋）-isopropyl(Z)-7-[（1R,2R,3R,5S)-
3,5-dihydroxy-2-[（3R）-3-hydroxy-
5-phenylpentyl]cyclopentyl]-5-
heptenoate

timolol maleate
$C_{13}H_{24}N_4O_3S \cdot C_4H_4O_4$ ： 432.49
（2S）-1-[（1,1-dimethylethyl)amino]-
3-(4-morpholin-4-yl-1,2,5-thiadiazol-

3-yloxy)propan-2-ol monomaleate

ラタモキセフナトリウム
latamoxef sodium (JP)
latamoxef (INN)

オキサセフェム系抗生物質　613

【先発品等】シオマリン
【効能・効果】〈適応菌種〉シトロバクター属，クレブシエラ属，インフルエンザ菌　など　〈適応症〉敗血症，肺炎，膿胸，膀胱炎，腎盂腎炎，腹膜炎，胆管炎，肝膿瘍，子宮内感染，化膿性髄膜炎　など

$C_{20}H_{18}N_6Na_2O_9S$ ： 564.44

ラニナミビル
オクタン酸エステル水和物
laninamivir octanoate hydrate
(JAN)
laninamivir (INN)

長時間作用型ノイラミニダーゼ阻害剤　625

【先発品等】イナビル
【効能・効果】A型又はB型インフルエンザウイルス感染症の治療及びその予防

$C_{21}H_{36}N_4O_8 \cdot H_2O$ ： 490.55

ラニムスチン
ranimustine (JAN, INN)

ニトロソウレア系アルキル化剤　421

【先発品等】サイメリン
【効能・効果】膠芽腫，骨髄腫，悪性リンパ腫，慢性骨髄性白血病，真性多血症，本態性血小板増多症

$C_{10}H_{18}ClN_3O_7$ ： 327.72
methyl 6-[3-(2-chloroethyl)-3-nitrosoureido]-6-deoxy-α-

D-glucopyranoside

ラノコナゾール
lanoconazole (JP, INN)

イミダゾール系抗真菌剤　265

【先発品等】アスタット
【効能・効果】次の皮膚真菌症の治療
(1)白癬：足白癬，体部白癬，股部白癬
(2)カンジダ症：間擦疹，指間びらん症，爪囲炎 (3)癜風

$C_{14}H_{10}ClN_3S_2$ ： 319.83
$(2E)$-2-[(4RS)-4-(2-chlorophenyl)-1,3-dithiolan-2-ylidene]-2-(1H-imidazol-1-yl)acetonitrile

ラパチニブトシル酸塩水和物
lapatinib tosilate hydrate (JAN)
lapatinib (INN)

チロシンキナーゼ阻害剤　429

【先発品等】タイケルブ
【効能・効果】HER2過剰発現が確認された手術不能又は再発乳癌

$C_{29}H_{26}ClFN_4O_4S \cdot 2C_7H_8O_3S \cdot H_2O$ ： 943.48
N-{3-chloro-4-[(3-fluorobenzyl)oxy]phenyl}-6-[5-({[2-(methylsulfonyl)ethyl]amino}methyl)furan-2-yl]quinazolin-4-amine bis(4-methyl-benzenesulfonate)monohydrate

ラフチジン
lafutidine (JP, INN)

H_2-受容体拮抗剤　232

【先発品等】プロテカジン，-OD
【効能・効果】(1)胃潰瘍，十二指腸潰瘍，吻合部潰瘍，逆流性食道炎 (2)急性胃炎，慢性胃炎の急性増悪期の胃粘膜病変（びらん，出血，発赤，浮腫）の改善 (3)麻酔前投薬

$C_{22}H_{29}N_3O_4S$ ： 431.55
2-[(RS)-furan-2-ylmethylsulfinyl]-N-{4-[4-(piperidin-1-ylmethyl)pyridin-2-yl]oxy-(2Z)-but-2-en-1-yl}acetamide

ラベタロール塩酸塩
labetalol hydrochloride (JP)
labetalol (INN)

αβ-遮断剤　214

【先発品等】トランデート
【効能・効果】本態性高血圧症，褐色細胞腫による高血圧症

$C_{19}H_{24}N_2O_3 \cdot HCl$ ： 364.87

ラベプラゾールナトリウム
rabeprazole sodium (JP)
rabeprazole (INN)

プロトンポンプインヒビター　232

【先発品等】パリエット
【効能・効果】(1)胃潰瘍，十二指腸潰瘍，吻合部潰瘍，逆流性食道炎，Zollinger-Ellison症候群，非びらん性胃食道逆流症，低用量アスピリン投与時における胃潰瘍又は十二指腸潰瘍の再発抑制 (2)胃潰瘍，十二指腸潰瘍などにおけるヘリコバクター・ピロリの除菌の補助

$C_{18}H_{20}N_3NaO_3S$ ： 381.42
monosodium(RS)-2-({[4-(3-methoxypropoxy)-3-methylpyridin-2-yl]methyl}sulfinyl)-1H-benzoimidazolide

ラマトロバン
ramatroban (JAN, INN)

トロンボキサンA_2受容体拮抗剤　449

【効能・効果】アレルギー性鼻炎

$C_{21}H_{21}FN_2O_4S$ ： 416.47
(＋)-(3R)-3-(4-fluorobenzenesulfonamido)-1,2,3,4-tetrahydrocarbazole-9-propionic acid

ラミブジン
lamivudine (JAN, INN)

抗ウイルス・HIV逆転写酵素阻害剤　625

【先発品等】エピビル　ゼフィックス
【効能・効果】(1)B型肝炎ウイルスの増殖を伴い肝機能の異常が確認されたB型慢性肝疾患におけるB型肝炎ウイルスの増殖抑制 (2)HIV感染症おける他の抗HIV薬との併用療法

$C_8H_{11}N_3O_3S$ ： 229.26
(−)-1-[(2R,5S)-2-hydroxymethyl-
1,3-oxathiolan-5-yl]cytosine

ラメルテオン
ramelteon (JAN, INN)
メラトニン受容体アゴニスト　119

【先発品等】ロゼレム
【効能・効果】不眠症における入眠困難
の改善

$C_{16}H_{21}NO_2$ ： 259.34
N-{2-[(8S)-1,6,7,8-tetrahydro-2H-
indeno[5,4-b]furan-8-yl]ethyl}
propanamide

ラモセトロン 塩酸塩
ramosetron hydrochloride (JAN)
ramosetron (INN)

5-HT₃受容体拮抗型制吐剤・
　下痢型過敏性腸症候群治療剤　239

【先発品等】イリボー,-OD　ナゼア,-OD
【効能・効果】(1)抗悪性腫瘍剤（シスプ
ラチン等）投与に伴う消化器症状（悪
心，嘔吐）(2)下痢型過敏性腸症候群

$C_{17}H_{17}N_3O \cdot HCl$ ： 315.80
(R)-5-[(1-methyl-1H-indol-3-yl)
carbonyl]-4,5,6,7-tetrahydro-1H-
benzimidazole monohydrochloride

ラモトリギン
lamotrigine (JAN, INN)
トリアジン骨格抗てんかん剤　113, 117

【先発品等】ラミクタール
【効能・効果】(1)てんかん患者の部分発
作，強直間代発作に対する単剤療法
(2)他の抗てんかん薬で十分な効果が認
められないてんかん患者の部分発作，
強直間代発作などに対する抗てんかん
薬との併用療法 (3)双極性障害におけ
る気分エピソードの再発・再燃抑制

$C_9H_7Cl_2N_5$ ： 256.09
3,5-diamino-6-(2,3-dichlorophenyl)-
1,2,4-triazine

ラルテグラビル カリウム
raltegravir potassium (JAN)
raltegravir (INN)

HIVインテグラーゼ阻害剤　625

【先発品等】アイセントレス
【効能・効果】HIV感染症

$C_{20}H_{20}FKN_6O_5$ ： 482.51
monopotassium 4-[(4-fluorobenzyl)
carbamoyl]-1-methyl-2-(1-methyl-
1-{[(5-methyl-1,3,4-oxadiazol-2-yl)
carbonyl]amino}ethyl)-6-oxo-1,6-
dihydropyrimidin-5-olate

ラロキシフェン 塩酸塩
raloxifene hydrochloride (JAN)
raloxifene (INN)

選択的エストロゲン受容体調節剤　399

【先発品等】エビスタ
【効能・効果】閉経後骨粗鬆症

$C_{28}H_{27}NO_4S \cdot HCl$ ： 510.04
[6-hydroxy-2-(4-hydroxyphenyl)
benzo[b]thien-3-yl] [4-(2-
piperidin-1-ylethoxy)phenyl]
methanone monohydrochloride

ラロトレクチニブ 硫酸塩
larotrectinib sulfate (JAN)
larotrectinib (INN)

抗悪性腫瘍剤・トロポミオシン受容体
　キナーゼ阻害剤　429

【先発品等】ヴァイトラックビ
【効能・効果】NTRK融合遺伝子陽性の
進行・再発の固形癌

$C_{21}H_{22}F_2N_6O_2 \cdot H_2SO_4$ ： 526.51
(3S)-N-{5-[(2R)-2-(2,5-

difluorophenyl)pyrrolidin-1-yl]pyrazolo
[1,5-α]pyrimidin-3-yl]-3-hydroxy-
pyrrolidine-1-carboxamide monosulfate

ランジオロール 塩酸塩
landiolol hydrochloride (JAN)
landiolol (INN)

短時間作用型β₁-選択的遮断剤　212

【先発品等】オノアクト　コアベータ
【効能・効果】手術時の心房細動，心房
粗動，洞性頻脈の頻脈性不整脈に対す
る緊急処置，コンピューター断層撮影
による冠動脈造影における高心拍数時
の冠動脈描出能の改善　など

$C_{25}H_{39}N_3O_8 \cdot HCl$ ： 546.05
(−)-[(S)-2,2-dimethyl-1,3-dioxolan-
4-yl]methyl 3-[4-[(S)-2-hydroxy-
3-(2-morpholinocarbonylamino)
ethylamino]propoxy]phenylpropionate
monohydrochloride

ランソプラゾール
lansoprazole (JP, INN)
プロトンポンプインヒビター　232

【先発品等】タケプロン,-OD
【効能・効果】(1)胃潰瘍，十二指腸潰
瘍，吻合部潰瘍，Zollinger-Ellison症候
群 (2)逆流性食道炎 (3)胃潰瘍又は十二
指腸潰瘍におけるヘリコバクター・ピ
ロリの除菌の補助　など

$C_{16}H_{14}F_3N_3O_2S$ ： 369.36
(RS)-2-({[3-methyl-4-(2,2,2-
trifluoroethoxy)pyridin-2-yl]methyl}
sulfinyl)-1H-benzimidazole

ランレオチド 酢酸塩
lanreotide acetate (JAN, INN)
持続性ソマトスタチンアナログ　249

【先発品等】ソマチュリン
【効能・効果】先端巨大症・下垂体性巨
人症における成長ホルモン，IGF-I（ソ
マトメジン-C）分泌過剰状態及び諸
症状の改善，甲状腺刺激ホルモン産生
下垂体腫瘍，膵・消化管神経内分泌腫瘍

$C_{54}H_{69}N_{11}O_{10}S_2 \cdot xC_2H_4O_2(x=1.0〜2.0)$：
1,096.32（遊離塩基）
3-(2-naphthyl)-D-alanyl-L-cysteinyl-
L-tyrosyl-D-tryptophyl-L-lysyl-L-
valyl-L-cysteinyl-L-threoninamide
cyclic(2→7)-disulfide acetate

リオシグアト
riociguat (JAN, INN)

可溶性グアニル酸シクラーゼ（sGC）
刺激剤　219

【先発品等】アデムパス
【効能・効果】外科的治療不適応又は外科的治療後に残存・再発した慢性血栓塞栓性肺高血圧症，肺動脈性肺高血圧症

$C_{20}H_{19}FN_8O_2$：422.42
methyl N-(4,6-diamino-2-{1-[(2-
fluorophenyl)methyl]-1H-pyrazolo
[3,4-b]pyridin-3-yl}pyrimidin-5-yl)-
N-methylcarbamate

リオチロニンナトリウム
liothyronine sodium (JP)
liothyronine (INN)

甲状腺ホルモン　243

【先発品等】チロナミン
【効能・効果】粘液水腫，クレチン症，甲状腺機能低下症（原発性及び下垂体性），慢性甲状腺炎，甲状腺腫

$C_{15}H_{11}I_3NNaO_4$：672.96
monosodium O-(4-hydroxy-3-
iodophenyl)-3,5-diiodo-L-tyrosinate

リザトリプタン安息香塩
rizatriptan benzoate (JAN)
rizatriptan (INN)

5-HT$_{1B/1D}$受容体作動剤，
トリプタン系製剤　216

【先発品等】マクサルト，-RPD
【効能・効果】片頭痛

$C_{15}H_{19}N_5 \cdot C_7H_6O_2$：391.47
3-[2-(dimethylamino)ethyl]-5-(1H-
1,2,4-triazol-1-ylmethyl)indole
monobenzoate

リシノプリル水和物
lisinopril hydrate (JP)
lisinopril (INN)

ACE阻害剤　214, 217

【先発品等】ロンゲス
【効能・効果】(1)高血圧症 (2)慢性心不全（軽症〜中等症）で，ジギタリス製剤，利尿剤等の基礎治療剤を投与しても十分な効果が認められない場合

$C_{21}H_{31}N_3O_5 \cdot 2H_2O$：441.52
(2S)-1-{(2S)-6-amino-2-[(1S)-1-
carboxy-3-phenylpropylamino]
hexanoyl}pyrrolidine-2-carboxylic
acid dihydrate

L-リシン塩酸塩・
L-アルギニン塩酸塩
L-lysine hydrochloride (JP, INN)・
L-arginine hydrochloride (JP, INN)

アミノ酸輸液　325

【先発品等】ライザケア
【効能・効果】ルテチウムオキソドレオチド（^{177}Lu）による腎被曝の低減

L-lysine hydrochloride

L-arginine hydrochloride

L-lysine hydrochloride
$C_6H_{14}N_2O_2 \cdot HCl$：182.65
(2S)-2,6-diaminohexanoic acid
monohydrochloride

L-arginine hydrochloride
$C_6H_{14}N_4O_2 \cdot HCl$：210.66
(2S)-2-amino-5-guanidinopentanoic
acid monohydrochloride

リスジプラム
risdiplam (JAN, INN)

脊髄性筋萎縮症治療剤　119

【先発品等】エブリスディ
【効能・効果】脊髄性筋萎縮症

$C_{22}H_{23}N_7O$：401.46
7-(4,7-diazaspiro[2.5]octan-7-yl)-
2-(2,8-dimethylimidazo[1,2-b]
pyridazin-6-yl)-4H-pyrido[1,2-a]
pyrimidin-4-one

リスデキサンフェタミン
メシル酸塩
lisdexamfetamine mesilate (JAN)
lisdexamfetamine (INN)

中枢神経刺激剤　117

【先発品等】ビバンセ
【効能・効果】小児期における注意欠陥/多動性障害（AD/HD）

$C_{15}H_{25}N_3O \cdot 2CH_4O_3S$：455.59
(2S)-2,6-diamino-N-[(2S)-1-
phenylpropan-2-yl]hexanamide
dimethanesulfonate

リスペリドン
risperidone (JP, INN)

抗精神病，D$_2$・5-HT$_2$拮抗剤　117

【先発品等】リスパダール，-コンスタ，-OD
【効能・効果】統合失調症，小児期の自閉スペクトラム症に伴う易刺激性

$C_{23}H_{27}FN_4O_2$：410.48
3-{2-[4-(6-fluoro-1,2-benzisoxazol-
3-yl)piperidin-1-yl]ethyl}-2-methyl-
6,7,8,9-tetrahydro-4H-pyrido[1,2-a]
pyrimidin-4-one

リセドロン酸ナトリウム水和物
sodium risedronate hydrate (JP)
risedronic acid (INN)

ビスホスホネート系骨吸収抑制剤　399

【先発品等】アクトネル　ベネット
【効能・効果】骨粗鬆症，骨ページェット病

$C_7H_{10}NNaO_7P_2\cdot2\frac{1}{2}\ H_2O$ ： 350.13
monosodium trihydrogen 1-hydroxy-2-(pyridin-3-yl)ethane-1,1-diyldiphosphonate hemipentahydrate

リドカイン
lidocaine (JP, INN)
塩酸リドカイン　lidocaine hydrochloride (JAN)

アミド型局所麻酔剤，ナトリウム
チャネル遮断剤　121, 124, 131, 212

【先発品等】キシロカイン　ペンレス
【効能・効果】(1)硬膜外麻酔，伝達麻酔，浸潤麻酔，表面麻酔，脊椎麻酔（腰椎麻酔）など (2)期外収縮（心室性，上室性），発作性頻拍（心室性，上室性）　など

lidocaine
$C_{14}H_{22}N_2O$ ： 234.34
2-diethylamino-N-(2,6-dimethylphenyl)acetamide

lidocaine hydrochloride
$C_{14}H_{22}N_2O\cdot HCl$ ： 270.8
2-diethylamino-N-(2,6-dimethylphenyl)acetamide monohydrochloride

リドカイン・プロピトカイン
lidocaine (JP, INN)・
propitocaine (JAN)
〔prilocaine (INN)〕

外用局所麻酔剤　121

【先発品等】エムラ
【効能・効果】皮膚レーザー照射療法時の疼痛緩和，注射針・静脈留置針穿刺時の疼痛緩和

lidocaine
$C_{14}H_{22}N_2O$ ： 234.34
2-diethylamino-N-(2,6-dimethylphenyl)acetamide

propitocaine
$C_{13}H_{20}N_2O$ ： 220.31
(2RS)-N-(2-methylphenyl)-2-(propylamino)propanamide

リトドリン塩酸塩
ritodrine hydrochloride (JP)
ritodrine (INN)

切迫流・早産治療 β_2-刺激剤　259

【先発品等】ウテメリン
【効能・効果】切迫流・早産

$C_{17}H_{21}NO_3\cdot HCl$ ： 323.81
(1RS,2SR)-1-(4-hydroxyphenyl)-2-{[2-(4-hydroxyphenyl)ethyl]amino}propan-1-ol monohydrochloride

リトナビル
ritonavir (JAN, INN)

抗ウイルス・HIVプロテアーゼ阻害剤　625

【先発品等】ノービア
【効能・効果】(1)HIV感染症 (2)後天性免疫不全症候群（エイズ），治療前のCD4リンパ球数500/mm³以下の症候性及び無症候性HIV感染症におけるヌクレオシド系HIV逆転写酵素阻害剤との併用療法

$C_{37}H_{48}N_6O_5S_2$ ： 720.94

リトレシチニブ トシル酸塩
ritlecitinib tosilate (JAN)

JAK3/TECファミリーキナーゼ阻害剤　399

【先発品等】リットフーロ
【効能・効果】円形脱毛症（ただし，脱毛部位が広範囲に及ぶ難治の場合に限る）

$C_{15}H_{19}N_5O\cdot C_7H_8O_3S$ ： 457.55
1-{(2S,5R)-2-methyl-5-[(7H-pyrrolo[2,3-d]pyrimidin-4-yl)amino]piperidin-1-yl}prop-2-en-1-one mono(4-methylbenzenesulfonate)

リナグリプチン
linagliptin (JAN, INN)

選択的DPP-4阻害剤・
2型糖尿病治療剤　396

【先発品等】トラゼンタ
【効能・効果】2型糖尿病

$C_{25}H_{28}N_8O_2$ ： 472.54
8-[(3R)-3-aminopiperidin-1-yl]-7-(but-2-yn-1-yl)-3-methyl-1-[(4-methylquinazolin-2-yl)methyl]-3,7-dihydro-1H-purine-2,6-dione

リナクロチド
linaclotide (JAN, INN)

グアニル酸シクラーゼC受容体
アゴニスト　239

【先発品等】リンゼス
【効能・効果】便秘型過敏性腸症候群，慢性便秘症（器質的疾患による便秘を除く）

H-Cys-Cys-Glu-Tyr-Cys-Cys-Asn-Pro-Ala-Cys-Thr-Gly-Cys-Tyr-OH

$C_{59}H_{79}N_{15}O_{21}S_6$ ： 1,526.74

リネゾリド
linezolid (JAN, INN)

オキサゾリジノン系合成抗菌剤　624

【先発品等】ザイボックス
【効能・効果】〈適応菌種〉本剤に感性のメチシリン耐性黄色ブドウ球菌（MRSA）〈適応症〉敗血症，深在性皮膚感染症，慢性膿皮症，外傷・熱傷及び手術創等の二次感染，肺炎　など

$C_{16}H_{20}FN_3O_4$ ： 337.35
(-)-N-[[(S)-3-(3-fluoro-4-morpholinophenyl)-2-oxo-5-oxazolidinyl]methyl]acetamide

リパスジル塩酸塩水和物
ripasudil hydrochloride hydrate (JAN)
ripasudil (INN)

Rhoキナーゼ阻害薬/
緑内障・高眼圧症治療剤　131

【先発品等】グラナテック
【効能・効果】緑内障，高眼圧症で，他の緑内障治療薬が効果不十分又は使用できない場合

$C_{15}H_{18}FN_3O_2S\cdot HCl\cdot2H_2O$ ： 395.88
4-fluoro-5-{[($2S$)-2-methyl-1,4-

diazepan-1-yl]sulfonyl}isoquinoline
monohydrochloride dihydrate

リバスチグミン
rivastigmine (JAN, INN)

アルツハイマー型認知症治療剤 119

【先発品等】イクセロン　リバスタッチ
【効能・効果】軽度及び中等度のアルツハイマー型認知症における認知症症状の進行抑制

$C_{14}H_{22}N_2O_2$ ： 250.34
3-[(1S)-1-(dimethylamino)ethyl]
phenyl N-ethyl-N-methylcarbamate

リバビリン
ribavirin (JP, INN)

抗ウイルス剤 625

【先発品等】レベトール
【効能・効果】C型慢性肝炎又はC型代償性肝硬変におけるウイルス血症の改善

$C_8H_{12}N_4O_5$ ： 244.20
1-β-D-ribofuranosyl-1H-1,2,4-
triazole-3-carboxamide

リバーロキサバン
rivaroxaban (JAN, INN)

選択的直接作用型第Xa因子阻害剤 333

【先発品等】イグザレルト,-OD
【効能・効果】非弁膜症性心房細動患者における虚血性脳卒中及び全身性塞栓症の発症抑制，静脈血栓塞栓症（深部静脈血栓症及び肺血栓塞栓症）の治療及び再発抑制，下肢血行再建術施行後の末梢動脈疾患患者における血栓・塞栓形成の抑制，小児におけるFontan手術施行後における血栓・塞栓形成の抑制

$C_{19}H_{18}ClN_3O_5S$ ： 435.88
5-chloro-N-({(5S)-2-oxo-3-[4-(3-
oxomorpholin-4-yl)phenyl]-1,3-
oxazolidin-5-yl}methyl)thiophene-2-

carboxamide

リファキシミン
rifaximin (JAN, INN)

難吸収性リファマイシン系抗菌薬 619

【先発品等】リフキシマ
【効能・効果】肝性脳症における高アンモニア血症の改善

$C_{43}H_{51}N_3O_{11}$ ： 785.88

リファブチン
rifabutin (JAN, INN)

リファマイシン系抗菌剤 616

【先発品等】ミコブティン
【効能・効果】〈適応菌種〉マイコバクテリウム属　〈適応症〉結核症，マイコバクテリウム・アビウムコンプレックス（MAC）症を含む非結核性抗酸菌症，HIV感染患者における播種性MAC症の発症抑制

$C_{46}H_{62}N_4O_{11}$ ： 847.00

リファンピシン
rifampicin (JP, INN)

抗結核・抗ハンセン病抗生物質 616

【先発品等】リファジン
【効能・効果】〈適応菌種〉本剤に感性のマイコバクテリウム属，結核菌，らい菌〈適応症〉肺結核及びその他の結核症，マイコバクテリウム・アビウムコンプレックス（MAC）症を含む非結核性抗酸菌症，ハンセン病

$C_{43}H_{58}N_4O_{12}$ ： 822.94

リボフラビン酪酸エステル
riboflavin butyrate (JP)
riboflavin (INN)

ビタミンB$_2$ 313

【先発品等】ハイボン
【効能・効果】(1)高コレステロール血症
(2)ビタミンB$_2$欠乏症の予防及び治療など

$C_{33}H_{44}N_4O_{10}$ ： 656.72
(2R,3S,4S)-5-(7,8-dimethyl-2,4-
dioxo-3,4-dihydrobenzo[g]pteridin-
10(2H)-yl)pentan-1,2,3,4-
tetrayl tetrabutanoate

リボフラビン
リン酸エステルナトリウム
riboflavin sodium phosphate (JP)
riboflavin (INN)

ビタミンB$_2$ 313

【先発品等】ビスラーゼ　ホスフラン
【効能・効果】(1)ビタミンB$_2$欠乏症の予防及び治療 (2)口角炎，肛門周囲及び陰部びらん，急・慢性湿疹，結膜炎などのうち，ビタミンB$_2$の欠乏又は代謝障害が関与すると推定される場合　など

$C_{17}H_{20}N_4NaO_9P$ ： 478.33
monosodium (2R,3S,4S)-5-(7,8-
dimethyl-2,4-dioxo-3,4-dihydrobenzo[g]
pteridin-10(2H)-yl)-2,3,4-trihydroxy-
pentyl monohydrogenphosphate

リマプロスト アルファデクス
limaprost alfadex (JP)
limaprost (INN)

プロスタグランジンE₁誘導体　219

【先発品等】オパルモン
【効能・効果】(1)閉塞性血栓血管炎に伴う潰瘍、疼痛及び冷感等の虚血性諸症状の改善 (2)後天性の腰部脊柱管狭窄症（SLR試験正常で，両側性の間欠跛行を呈する患者）に伴う自覚症状及び歩行能力の改善　など

$C_{22}H_{36}O_5 \cdot xC_{36}H_{60}O_{30}$ ： 380.52(リマプロストとして)
(2E)-7-{(1R,2R,3R)-3-hydroxy-2-[(1E,3S,5S)-3-hydroxy-5-methylnon-1-en-1-yl]-5-oxocyclopentyl}hept-2-enoic acid-α-cyclodextrin

リュープロレリン 酢酸塩
leuprorelin acetate (JP)
leuprorelin (INN)

LH-RH誘導体　249

【先発品等】リュープリン,-PRO,-SR
【効能・効果】(1)子宮内膜症 (2)過多月経，下腹痛，腰痛及び貧血等を伴う子宮筋腫における筋腫核の縮小及び症状の改善 (3)閉経前乳癌，前立腺癌 (4)中枢性思春期早発症　など

5-oxo-Pro-His-Trp-Ser-Tyr-D-Leu-Leu-Arg-Pro-NH-CH₂CH₃
　　　　　　　　　　　　　　　　・CH₃COOH

$C_{59}H_{84}N_{16}O_{12} \cdot C_2H_4O_2$ ： 1,269.45
5-oxo-L-prolyl-L-histidyl-L-tryptophyl-L-seryl-L-tyrosyl-D-leucyl-L-leucyl-L-arginyl-N-ethyl-L-prolinamide monoacetate

リラナフタート
liranaftate (JAN, INN)

抗白癬菌剤　265

【先発品等】ゼフナート
【効能・効果】白癬：足白癬，体部白癬，股部白癬

$C_{18}H_{20}N_2O_2S$ ： 328.43
O-(5,6,7,8-tetrahydro-2-naphthyl)
N-(6-methoxy-2-pyridyl)-N-methylthiocarbamate

リルゾール
riluzole (JAN, INN)

筋萎縮性側索硬化症用剤　119

【先発品等】リルテック
【効能・効果】(1)筋萎縮性側索硬化症(ALS)の治療 (2)筋萎縮性側索硬化症(ALS)の病勢進展の抑制

$C_8H_5F_3N_2OS$ ： 234.20
2-amino-6-(trifluoromethoxy)benzothiazole

リルピビリン 塩酸塩
rilpivirine hydrochloride (JAN)
rilpivirine (JAN, INN)

非核酸系逆転写酵素阻害型 (NNRTI)
抗HIV剤　625

【先発品等】エジュラント　リカムビス
【効能・効果】HIV-1感染症

$C_{22}H_{18}N_6 \cdot HCl$ ： 402.88
4-{[4-({4-[(1E)-2-cyanoethenyl]-2,6-dimethylphenyl}amino)pyrimidin-2-yl]amino}benzonitrile monohydrochloride

リルマザホン 塩酸塩水和物
rilmazafone hydrochloride hydrate (JP)
rilmazafone (INN)

ベンゾジアゼピン系睡眠誘導剤　112

【先発品等】リスミー
【効能・効果】不眠症，麻酔前投薬

$C_{21}H_{20}Cl_2N_6O_3 \cdot HCl \cdot 2H_2O$ ： 547.82
5-[(2-aminoacetamido)methyl]-1-[4-chloro-2-(2-chlorobenzoyl)phenyl]-N,N-dimethyl-1H-1,2,4-triazole-3-carboxamide monohydrochloride dihydrate

リンコマイシン 塩酸塩水和物
lincomycin hydrochloride hydrate (JP)
lincomycin (INN)

リンコマイシン系抗生物質　611

【先発品等】リンコシン
【効能・効果】〈適応菌種〉レンサ球菌属，肺炎球菌，赤痢菌　など〈適応症〉リンパ管・リンパ節炎，乳腺炎，骨髄炎，咽頭・喉頭炎，扁桃炎，肺炎，感染性腸炎，角膜炎，中耳炎，副鼻腔炎，猩紅熱　など

$C_{18}H_{34}N_2O_6S \cdot HCl \cdot H_2O$ ： 461.01
methyl 6,8-dideoxy-6-[(2S,4R)-1-methyl-4-propylpyrrolidine-2-carboxamido]-1-thio-D-erythro-α-D-galacto-octopyranoside monohydrochloride monohydrate

ルキソリチニブ リン酸塩
ruxolitinib phosphate (JAN)
ruxolitinib (INN)

ヤヌスキナーゼ (JAK) 阻害剤　399,429

【先発品等】ジャカビ
【効能・効果】骨髄線維症，真性多血症（既存治療が効果不十分又は不適当な場合に限る），造血幹細胞移植後の移植片対宿主病（ステロイド剤の投与で効果不十分な場合）

$C_{17}H_{18}N_6 \cdot H_3PO_4$ ： 404.36
(3R)-3-cyclopentyl-3-[4-(7H-pyrrolo[2,3-d]pyrimidin-4-yl)-1H-pyrazol-1-yl]propanenitrile monophosphate

ルストロンボパグ
lusutrombopag (JAN, INN)

経口血小板産生促進剤・
トロンボポエチン受容体作動薬　339

【先発品等】ムルプレタ
【効能・効果】待機的な観血的手技を予定している慢性肝疾患患者における血小板減少症の改善

$C_{29}H_{32}Cl_2N_2O_5S$ ： 591.55
(2E)-3-{2,6-dichloro-4-[(4-{3-[(1S)-

1-(hexyloxy)ethyl]-2-methoxyphenyl}-1,3-thiazol-2-yl)carbamoyl]phenyl}-2-methylprop-2-enoic acid

ルセオグリフロジン水和物
luseogliflozin hydrate (JAN)
luseogliflozin (INN)

選択的SGLT2阻害剤・
2型糖尿病治療剤　396

【先発品等】ルセフィ,-OD
【効能・効果】2型糖尿病

$C_{23}H_{30}O_6S\cdot xH_2O$ ： 434.55(無水物として)
(2S,3R,4R,5S,6R)-2-{5-[(4-ethoxyphenyl)methyl]-2-methoxy-4-methylphenyl}-6-(hydroxymethyl)thiane-3,4,5-triol hydrate

ルテチウムオキソドトレオチド（¹⁷⁷Lu）
lutetium (¹⁷⁷Lu) oxodotreotide
(INN)

放射性医薬品・ペプチド受容体
放射性核種療法剤　429

【先発品等】ルタテラ
【効能・効果】ソマトスタチン受容体陽性の神経内分泌腫瘍

$C_{65}H_{87}N_{14}O_{19}S_2^{177}Lu$ ： 1,609.6

ルパタジンフマル酸塩
rupatadine fumarate (JAN)
rupatadine (INN)

アレルギー性疾患治療剤　449

【先発品等】ルパフィン
【効能・効果】(1)アレルギー性鼻炎 (2)蕁麻疹 (3)皮膚疾患（湿疹・皮膚炎,

皮膚瘙痒症）に伴う瘙痒

$C_{26}H_{26}ClN_3\cdot C_4H_4O_4$ ： 532.03
8-chloro-6,11-dihydro-11-{1-[(5-methylpyridin-3-yl)methyl]piperidin-4-ylidene}-5H-benzo[5,6]cyclohepta[1,2-b]pyridine monofumarate

ルビプロストン
lubiprostone (JAN, INN)

クロライドチャネルアクチベーター　235

【先発品等】アミティーザ
【効能・効果】慢性便秘症（器質的疾患による便秘を除く）

$C_{20}H_{32}F_2O_5$ ： 390.46
7-[(2R,4aR,5R,7aR)-2-(1,1-difluoropentan-1-yl)-2-hydroxy-6-oxooctahydrocyclopenta[b]pyran-5-yl]heptanoic acid

ルフィナミド
rufinamide (JAN, INN)

抗てんかん剤　113

【先発品等】イノベロン
【効能・効果】他の抗てんかん薬で十分な効果が認められないLennox-Gastaut症候群における強直発作及び脱力発作に対する抗てんかん薬との併用療法

$C_{10}H_8F_2N_4O$ ： 238.19
1-(2,6-difluorobenzyl)-1H-1,2,3-triazole-4-carboxamide

ルラシドン塩酸塩
lurasidone hydrochloride (JAN)
lurasidone (INN)

抗精神病剤・
双極性障害のうつ症状治療剤　117

【先発品等】ラツーダ
【効能・効果】(1)統合失調症 (2)双極性障害におけるうつ症状の改善

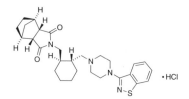

$C_{28}H_{36}N_4O_2S\cdot HCl$ ： 529.14
(3aR,4S,7R,7aS)-2-{(1R,2R)-2-[4-(1,2-benzisothiazol-3-yl)piperazin-1-ylmethyl]cyclohexylmethyl}hexahydro-4,7-methano-2H-isoindole-1,3-dione hydrochloride

ルリコナゾール
luliconazole (JAN, INN)

イミダゾール系抗真菌剤　265,629

【先発品等】ルコナック　ルリコン
【効能・効果】次の皮膚真菌症の治療
(1)白癬：足白癬, 体部白癬, 股部白癬
(2)カンジダ症：指間びらん症, 間擦疹
(3)癜風 など

$C_{14}H_9Cl_2N_3S_2$ ： 354.28
(−)-(E)-[(4R)-4-(2,4-dichlorophenyl-1,3-dithiolan-2-ylidene)(1H-imidazol-1-yl)acetonitrile

レゴラフェニブ水和物
regorafenib hydrate (JAN)
regorafenib (INN)

抗悪性腫瘍剤・キナーゼ阻害剤　429

【先発品等】スチバーガ
【効能・効果】治癒切除不能な進行・再発の結腸・直腸癌, がん化学療法後に増悪した消化管間質腫瘍, がん化学療法後に増悪した切除不能な肝細胞癌

$C_{21}H_{15}ClF_4N_4O_3\cdot H_2O$ ： 500.83
4-[4-({[4-chloro-3-(trifluoromethyl)phenyl]carbamoyl}amino)-3-fluorophenoxy]-N-methylpyridine-2-carboxamide monohydrate

レジパスビルアセトン付加物・ソホスブビル
ledipasvir acetonate (JAN)
〔ledipasvir (INN)〕・
sofosbuvir (JAN, INN)

抗ウイルス剤　625

【先発品等】ハーボニー
【効能・効果】セログループ1（ジェノ

タイプ1）又はセログループ2（ジェノタイプ2）のC型慢性肝炎又はC型代償性肝硬変におけるウイルス血症の改善

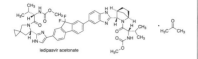

ledipasvir acetonate
$C_{49}H_{54}F_2N_8O_6 \cdot C_3H_6O$ ： 947.08

sofosbuvir
$C_{22}H_{29}FN_3O_9P$ ： 529.45
1-methylethyl N-[(S)-{[(2R,3R,4R,5R)-5-(2,4-dioxo-3,4-dihydropyrimidin-1(2H)-yl)-4-fluoro-3-hydroxy-4-methyltetrahydrofuran-2-yl]methoxy}phenoxyphosphoryl]-L-alaninate

レゾルシン　resorcin（JAN）
殺菌消毒剤　261

【効能・効果】殺菌，鎮痒，表皮剥離，角質溶解剤として次の疾患に用いる：脂漏，脂漏性湿疹，被髪部乾癬，尋常性痤瘡，粃糠性脱毛症

$C_6H_6O_2$ ： 110.11
1,3-dihydroxybenzene

レチノールパルミチン酸エステル
retinol palmitate（JP）
retinol（INN）
ビタミンA，レチノイド　311

【先発品等】チョコラA
【効能・効果】(1)ビタミンA欠乏症の予防及び治療 (2)ビタミンAの需要が増大し，食事からの摂取が不十分な際の補給 (3)角化性皮膚疾患：ビタミンAの欠乏又は代謝障害が関与すると推定される場合

$C_{36}H_{60}O_2$ ： 524.86
(2E,4E,6E,8E)-3,7-dimethyl-9-(2,6,6-trimethylcyclohex-1-en-1-yl)nona-2,4,6,8-tetraen-1-yl palmitate

レテルモビル
letermovir（JAN, INN）
抗サイトメガロウイルス化学療法剤　625

【先発品等】プレバイミス

【効能・効果】同種造血幹細胞移植患者におけるサイトメガロウイルス感染症の発症抑制

$C_{29}H_{28}F_4N_4O_4$ ： 572.55
(4S)-2-{8-fluoro-2-[4-(3-methoxyphenyl)piperazin-1-yl]-3-[2-methoxy-5-(trifluoromethyl)phenyl]-3,4-dihydroquinazolin-4-yl}acetic acid

レトロゾール
letrozole（JAN, INN）
アロマターゼ阻害剤　252, 429

【先発品等】フェマーラ
【効能・効果】(1)閉経後乳癌 (2)生殖補助医療における調節卵巣刺激 (3)多嚢胞性卵巣症候群における排卵誘発 (4)原因不明不妊における排卵誘発

$C_{17}H_{11}N_5$ ： 285.30
4,4'-[(1H-1,2,4-triazol-1-yl)methylene]-dibenzonitrile

レナカパビルナトリウム
lenacapavir sodium（JAN）
lenacapavir（INN）
抗ウイルス化学療法剤
（HIVカプシド阻害剤）　625

【先発品等】シュンレンカ
【効能・効果】多剤耐性HIV-1感染症

$C_{39}H_{31}ClF_{10}N_7NaO_5S_2$ ： 990.26

レナリドミド水和物
lenalidomide hydrate（JAN）
lenalidomide（INN）
免疫調節薬（IMiDs）　429

【先発品等】レブラミド

【効能・効果】(1)再発又は難治性の多発性骨髄腫 (2)5番染色体長腕部欠失を伴う骨髄異形成症候群 (3)再発又は難治性の成人T細胞白血病リンパ腫 (4)再発又は難治性のろ胞性リンパ腫及び辺縁帯リンパ腫

及び鏡像異性体

$C_{13}H_{13}N_3O_3 \cdot \frac{1}{2}H_2O$ ： 268.27
(3RS)-3-(4-amino-1-oxo-1,3-dihydro-2H-isoindol-2-yl)piperidine-2,6-dione hemihydrate

レパグリニド
repaglinide（JAN, INN）
速効型インスリン分泌促進剤　396

【先発品等】シュアポスト
【効能・効果】2型糖尿病

$C_{27}H_{36}N_2O_4$ ： 452.59
(＋)-(S)-2-ethoxy-4-[2-[3-methyl-1-(2-piperidinophenyl)butylamino]-2-oxoethyl]benzoic acid

レバミピド　rebamipide（JP）
防御因子増強剤　131, 232

【先発品等】ムコスタ，-UD
【効能・効果】内服：(1)胃潰瘍 (2)急性胃炎，慢性胃炎の急性増悪期の胃粘膜病変（びらん，出血，発赤，浮腫）の改善　眼科用：ドライアイ

$C_{19}H_{15}ClN_2O_4$ ： 370.79
(2RS)-2-(4-chlorobenzoylamino)-3-(2-oxo-1,2-dihydroquinolin-4-yl)propanoic acid

レバロルファン酒石酸塩
levallorphan tartrate（JP）
levallorphan（INN）
麻薬拮抗剤　221

【先発品等】ロルファン
【効能・効果】麻薬による呼吸抑制に対する拮抗

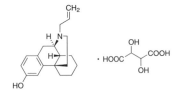

$C_{19}H_{25}NO \cdot C_4H_6O_6$ ： 433.49
17-allylmorphinan-3-ol monotartrate

レフルノミド
leflunomide (JAN, INN)

抗リウマチ剤　399

【先発品等】アラバ
【効能・効果】関節リウマチ

$C_{12}H_9F_3N_2O_2$ ： 270.21
N-(4-trifluoromethylphenyl)-5-
methylisoxazole-4-carboxamide

レベチラセタム
levetiracetam (JAN, INN)

抗てんかん剤　113

【先発品等】イーケプラ
【効能・効果】てんかん患者の部分発作
（二次性全般化発作を含む），他の抗て
んかん薬で十分な効果が認められない
てんかん患者の強直間代発作に対する
抗てんかん薬との併用療法，てんかん
重積状態

$C_8H_{14}N_2O_2$ ： 170.21
(2S)-2-(2-oxopyrrolidine-1-yl)
butyramide

レボカバスチン塩酸塩
levocabastine hydrochloride (JAN)
levocabastine (INN)

H_1-受容体拮抗剤　131, 132

【先発品等】リボスチン
【効能・効果】眼科用：アレルギー性結
膜炎　点鼻用：アレルギー性鼻炎

$C_{26}H_{29}FN_2O_2 \cdot HCl$ ： 456.98
(−)-(3S,4R)-1-[cis-4-cyano-4-(4-
fluorophenyl)cyclohexyl]-3-methyl-
4-phenylpiperidine-4-carboxylic

---

acid monohydrochloride

レボカルニチン塩化物
levocarnitine chloride (JAN)
levocarnitine (JAN, INN)

ミトコンドリア機能賦活剤　399

【先発品等】エルカルチンFF
【効能・効果】カルニチン欠乏症

levocarnitine chloride

levocarnitine

$C_7H_{16}ClNO_3$ ： 197.66
(−)-(R)-(3-carboxy-2-hydroxy-
propyl)-trimethylammonium chloride

レボセチリジン塩酸塩
levocetirizine hydrochloride (JAN)
levocetirizine (INN)

持続性選択H_1-受容体拮抗剤　449

【先発品等】ザイザル
【効能・効果】アレルギー性鼻炎，蕁麻
疹，湿疹・皮膚炎，痒疹，皮膚瘙痒症
など

$C_{21}H_{25}ClN_2O_3 \cdot 2HCl$ ： 461.81
2-(2-{4-[(R)-(4-chlorophenyl)
phenylmethyl]piperazin-1-yl}ethoxy)
acetic acid dihydrochloride

レボチロキシン
ナトリウム水和物
levothyroxine sodium hydrate
(JAN, INN)

甲状腺ホルモン　243

【先発品等】チラーヂンS
【効能・効果】粘液水腫，クレチン病，
甲状腺機能低下症（原発性及び下垂体
性），甲状腺腫

$C_{15}H_{10}I_4NNaO_4 \cdot xH_2O$ ： 798.85（無水塩）
monosodium O-(4-hydroxy-3,5-
diiodophenyl)-3,5-diiodo-L-
tyrosinate hydrate

レボドパ levodopa (JP, INN)

L-ドーパ製剤　116

【先発品等】ドパストン　ドパゾール
【効能・効果】パーキンソン病，パーキ
ンソン症候群

$C_9H_{11}NO_4$ ： 197.19
3-hydroxy-L-tyrosine

レボドパ・カルビドパ水和物
levodopa (JP, INN)・
carbidopa hydrate (JP)
[carbidopa (INN)]

L-ドーパ製剤＋
ドーパ脱炭酸酵素阻害剤　116

【先発品等】デュオドーパ　ネオドパ
ストンL　メネシット
【効能・効果】パーキンソン病，パーキ
ンソン症候群　など

levodopa

carbidopa

levodopa
$C_9H_{11}NO_4$ ： 197.19
3-hydroxy-L-tyrosine

carbidopa hydrate
$C_{10}H_{14}N_2O_4 \cdot H_2O$ ： 244.24
(2S)-2-(3,4-dihydroxybenzyl)-2-
hydrazinopropanoic acid monohydrate

レボドパ・
ベンセラジド塩酸塩
levodopa (JP, INN)・
benserazide hydrochloride (JP)
[benserazide (INN)]

L-ドーパ製剤＋
ドーパ脱炭酸酵素阻害剤　116

【先発品等】イーシー・ドパール　ネオ
ドパゾール　マドパー
【効能・効果】パーキンソン病，パーキ
ンソン症候群

levodopa

benserazide hydrochloride

levodopa

$C_9H_{11}NO_4$ ： 197.19
3-hydroxy-L-tyrosine

benserazide hydrochloride
$C_{10}H_{15}N_3O_5 \cdot HCl$ ： 293.70
(2RS)-2-amino-3-hydroxy-N'-(2,3,4-trihydroxybenzyl)propanoylhydrazide monohydrochloride

レボノルゲストレル
levonorgestrel (JAN, INN)

黄体ホルモン　252, 254

【先発品等】ノルレボ　ミレーナ
【効能・効果】避妊, 過多月経, 月経困難症

$C_{21}H_{28}O_2$ ： 312.45
18α-homo-19-nor-17β-hydroxy-17α-pregn-4-en-20-yn-3-one

レボブノロール塩酸塩
levobunolol hydrochloride (JAN)
levobunolol (INN)

緑内障・高眼圧症治療剤　131

【効能・効果】緑内障, 高眼圧症

$C_{17}H_{25}NO_3 \cdot HCl$ ： 327.85
(−)-(S)-5-[3-[(1,1-dimethylethyl)amino]-2-hydroxypropoxy]-3,4-dihydro-1(2H)-naphthalenone monohydrochloride

塩酸レボブピバカイン
levobupivacaine hydrochloride
(JAN)
levobupivacaine (INN)

長時間作用性局所麻酔剤　121

【先発品等】ポプスカイン
【効能・効果】術後鎮痛, 伝達麻酔, 硬膜外麻酔

$C_{18}H_{28}N_2O \cdot HCl$ ： 324.89
(2S)-1-butyl-N-(2,6-dimethylphenyl)piperidine-2-carboxamide monohydrochloride

レボフロキサシン水和物
levofloxacin hydrate (JP)
levofloxacin (INN)

ニューキノロン系抗菌剤　131, 132, 624

【先発品等】クラビット　コムレクス
【効能・効果】〈適応菌種〉淋菌, 炭疽菌, 赤痢菌, ペスト菌, コレラ菌, 緑膿菌, 野兎病菌, Q熱リケッチア, レジオネラ属, 結核菌　など　〈適応症〉リンパ管・リンパ節炎, 肺炎, コレラ, 炭疽, ブルセラ症, ペスト, 野兎病, Q熱, 眼瞼炎, 結膜炎, 肺結核　など

$C_{18}H_{20}FN_3O_4 \cdot \frac{1}{2} H_2O$ ： 370.38
(3S)-9-fluoro-3-methyl-10-(4-methyl-piperazin-1-yl)-7-oxo-2,3-dihydro-7H-pyrido[1,2,3-de] [1,4]benzoxazine-6-carboxylic acid hemihydrate

レボホリナートカルシウム
levofolinate calcium (JAN)
calcium levofolinate (INN)

活性型葉酸製剤　392

【先発品等】アイソボリン
【効能・効果】レボホリナート・フルオロウラシル療法：胃癌（手術不能又は再発）及び結腸・直腸癌に対するフルオロウラシルの抗腫瘍効果の増強　など

$C_{20}H_{21}CaN_7O_7$ ： 511.50
monocalcium N-[4-[[[(6S)-2-amino-5-formyl-1,4,5,6,7,8-hexahydro-4-oxopteridin-6-yl]methyl]amino]benzoyl]-L-glutamate

レボメプロマジン
levomepromazine (INN)

レボメプロマジン塩酸塩
levomepromazine hydrochloride (JAN)
レボメプロマジンマレイン酸塩
levomepromazine maleate (JP)

フェノチアジン系精神安定剤　117

【先発品等】ヒルナミン　レボトミン
【効能・効果】統合失調症, 躁病, うつ病における不安・緊張

levomepromazine hydrochloride
$C_{19}H_{24}N_2OS \cdot HCl$ ： 364.94
(R)-N,N-dimethyl-2-[(2-methoxyphenothiazin-l0-yl)methyl]propylamine monohydrochloride

levomepromazine maleate
$C_{19}H_{24}N_2OS \cdot C_4H_4O_4$ ： 444.54
(2R)-3-(2-methoxy-10H-phenothiazin-10-y1)-N,N,2-trimethylpropylamine monomaleate

レミフェンタニル塩酸塩
remifentanil hydrochloride
remifentanil (INN)

全身麻酔用鎮痛剤　821

【先発品等】アルチバ
【効能・効果】全身麻酔の導入及び維持における鎮痛（小児は維持における鎮痛のみ）, 集中治療における人工呼吸中の鎮痛

$C_{20}H_{28}N_2O_5 \cdot HCl$ ： 412.91
methyl 4-(methoxycarbonyl)-4-[(1-oxopropyl)phenylamino]piperidine-1-propanoate monohydrochloride

レミマゾラムベシル酸塩
remimazolam besilate (JAN)
remimazolam (INN)

全身麻酔剤　111

【先発品等】アネレム
【効能・効果】全身麻酔の導入及び維持

$C_{21}H_{19}BrN_4O_2 \cdot C_6H_6O_3S$ ： 597.48
methyl 3-{(4S)-8-bromo-1-methyl-

6-pyridin-2-yl-4H-imidazo[1,2-a]
[1,4]benzodiazepin-4-yl)propanoate
monobenzenesulfonate

レムデシビル
remdesivir (JAN, INN)

抗ウイルス剤 625

【先発品等】ベクルリー
【効能・効果】SARS-CoV-2による感染症

$C_{27}H_{35}N_6O_8P$ ： 602.58
2-ethylbutyl N-{(S)-[2-C-(4-aminopyrrolo[2,1-f][1,2,4]triazin-7-yl)-2,5-anhydro-D-altrononitril-6-O-yl]phenoxyphosphoryl}-L-alaninate

レルゴリクス
relugolix (JAN, INN)

GnRH(性腺刺激ホルモン放出ホルモン)
アンタゴニスト 249

【先発品等】レルミナ
【効能・効果】(1)子宮筋腫に基づく次の諸症状の改善:過多月経, 下腹痛, 腰痛, 貧血 (2)子宮内膜症に基づく疼痛の改善

$C_{29}H_{27}F_2N_7O_5S$ ： 623.63
1-(4-{1-(2,6-difluorobenzyl)-5-[(dimethylamino)methyl]-3-(6-methoxypyridazin-3-yl)-2,4-dioxo-1,2,3,4-tetrahydrothieno[2,3-d]pyrimidin-6-yl}phenyl)-3-methoxyurea

レレバクタム水和物・
イミペネム水和物・
シラスタチンナトリウム
relebactam hydrate 〔relebactam (INN)〕・
imipenem hydrate (JP) 〔imipenem (INN)〕・
cilastatin sodium (JP) 〔cilastatin (INN)〕
β-ラクタマーゼ阻害剤配合
抗生物質製剤 612

【先発品等】レカルブリオ
【効能・効果】〈適応菌種〉本剤に感性の大腸菌, シトロバクター属, クレブシエラ属, エンテロバクター属 など
〈適応症〉各種感染症

relebactam hydrate
$C_{12}H_{20}N_4O_6S\cdot H_2O$ ： 366.39
(1R,2S,5R)-7-oxo-2-[(piperidin-4-yl)carbamoyl]-1,6-diazabicyclo[3.2.1]octan-6-yl hydrogen sulfate monohydrate

imipenem hydrate
$C_{12}H_{17}N_3O_4S\cdot H_2O$ ： 317.36

cilastatin sodium
$C_{16}H_{25}N_2NaO_5S$ ： 380.43

レンバチニブメシル酸塩
lenvatinib mesilate (JAN)

抗悪性腫瘍剤 429

【先発品等】レンビマ
【効能・効果】根治切除不能な甲状腺癌, 切除不能な肝細胞癌, 切除不能な胸腺癌, がん化学療法後に増悪した切除不能な進行・再発の子宮体癌, 根治切除不能又は転移性の腎細胞癌

$C_{21}H_{19}ClN_4O_4\cdot CH_4O_3S$ ： 522.96
4-{3-chloro-4-[(cyclopropylcarbamoyl)amino]phenoxy}-7-methoxyquinoline-6-carboxamide monomethanesulfonate

レンボレキサント
lemborexant (JAN, INN)

不眠症治療剤 119

【先発品等】デエビゴ
【効能・効果】不眠症

$C_{22}H_{20}F_2N_4O_2$ ： 410.42
(1R,2S)-2-{[(2,4-dimethylpyrimidin-5-yl)oxy]methyl}-2-(3-fluorophenyl)-N-(5-fluoropyridin-2-yl)cyclopropanecarboxamide

ロキサチジン
酢酸エステル塩酸塩
roxatidine acetate
hydrochloride (JP)
roxatidine (INN)

H_2-受容体拮抗剤 232

【先発品等】アルタット
【効能・効果】(1)胃潰瘍, 十二指腸潰瘍, 吻合部潰瘍, 逆流性食道炎 (2)Zollinger-Ellison症候群 (3)麻酔前投薬 (4)急性胃炎, 慢性胃炎の急性増悪期の胃粘膜病変 (びらん, 出血, 発赤, 浮腫) の改善 など

$C_{19}H_{28}N_2O_4\cdot HCl$ ： 384.90
(3-{3-[(piperidin-1-yl)methyl]phenoxy}propylcarbamoyl)methyl acetate monohydrochloride

ロキサデュスタット
roxadustat (JAN, INN)

HIF-PH阻害剤・腎性貧血治療薬 399

【先発品等】エベレンゾ
【効能・効果】腎性貧血

$C_{19}H_{16}N_2O_5$ ： 352.34
N-[(4-hydroxy-1-methyl-7-phenoxyisoquinolin-3-yl)carbonyl]glycine

ロキシスロマイシン
roxithromycin (JP, INN)

14員環マクロライド系抗生物質 614

【先発品等】ルリッド
【効能・効果】〈適応菌種〉ブドウ球菌属, レンサ球菌属, 肺炎球菌 など
〈適応症〉リンパ管・リンパ節炎, 慢性膿皮症, 咽頭・喉頭炎, 肺炎, 中耳炎, 副鼻腔炎, 歯周組織炎 など

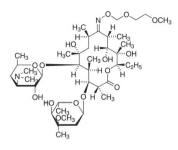

$C_{41}H_{76}N_2O_{15}$ ： 837.05

ロキソプロフェン
ナトリウム水和物
loxoprofen sodium hydrate (JP)
loxoprofen (INN)

プロピオン酸系消炎鎮痛剤，
プロドラッグ 114, 264

【先発品等】ロキソニン
【効能・効果】内服：(1)関節リウマチ，
変形性関節症，腰痛症，肩関節周囲
炎，頸肩腕症候群，歯痛の消炎・鎮痛
(2)手術後，外傷後並びに抜歯後の鎮
痛・消炎 (3)急性上気道炎の解熱・鎮
痛 外皮用：次の疾患並びに症状の消
炎・鎮痛：変形性関節症，筋肉痛，外
傷後の腫脹・疼痛

$C_{15}H_{17}NaO_3 \cdot 2H_2O$ ： 304.31
monosodium 2-{4-[(2-oxocyclopentyl)
methyl]phenyl}propanoate dihydrate

ロクロニウム臭化物
rocuronium bromide (JAN, INN)

非脱分極性麻酔用筋弛緩剤 122

【先発品等】エスラックス
【効能・効果】麻酔時の筋弛緩，気管挿
管時の筋弛緩

$C_{32}H_{53}BrN_2O_4$ ： 609.68
(＋)-(17β-acetoxy-3α-hydroxy-2β-
morpholino-5α-androstan-16β-yl)-
1-allyl-1-pyrrolidinium bromide

ロサルタンカリウム
losartan potassium (JP)
losartan (INN)

アンギオテンシン-Ⅱ受容体拮抗剤 214

【先発品等】ニューロタン
【効能・効果】高血圧症，高血圧及び蛋

白尿を伴う2型糖尿病における糖尿病
性腎症

$C_{22}H_{22}ClKN_6O$ ： 461.00
monopotassium 5-{[4'-(2-butyl-4-
chloro-5-hydroxymethyl-1*H*-
imidazol-1-yl)methyl]biphenyl-2-yl}-
1*H*-tetrazol-1-ide

ロサルタンカリウム・
ヒドロクロロチアジド
losartan potassium (JP)
〔*losartan* (INN)〕・
hydrochlorothiazide (JP, INN)

アンギオテンシン-Ⅱ受容体拮抗剤/
利尿剤配合剤 214

【先発品等】プレミネント-LD，-HD
【効能・効果】高血圧症

losartan potassium

hydrochlorothiazide

losartan potassium
$C_{22}H_{22}ClKN_6O$ ： 461.00
monopotassium 5-{[4'-(2-butyl-4-
chloro-5-hydroxymethyl-1*H*-
imidazol-1-yl)methyl]biphenyl-2-yl}-
1*H*-tetrazol-1-ide

hydrochlorothiazide
$C_7H_8ClN_3O_4S_2$ ： 297.74
6-chloro-3,4-dihydro-2*H*-1,2,4-benzo-
thiadiazine-7-sulfonamide 1,1-dioxide

ロスバスタチンカルシウム
rosuvastatin calcium (JP)
rosuvastatin (INN)

HMG-CoA還元酵素阻害剤 218

【先発品等】クレストール，-OD
【効能・効果】高コレステロール血症，
家族性高コレステロール血症

$(C_{22}H_{27}FN_3O_6S)_2Ca$ ： 1,001.14
monocalcium bis[(3*R*,5*S*,6*E*)-7-{4-
(4-fluorophenyl)-6-(1-methylethyl)-
2-[methyl(methylsulfonyl)amino]
pyrimidin-5-yl}-3,5-dihydroxyhept-
6-enoate]

ロチゴチン
rotigotine (JAN, INN)

ドパミン作動性パーキンソン病治療剤，
レストレスレッグス症候群治療剤
116, 119

【先発品等】ニュープロ
【効能・効果】(1)パーキンソン病 (2)中
等度から高度の特発性レストレスレッ
グス症候群（下肢静止不能症候群）

$C_{19}H_{25}NOS$ ： 315.47
(6*S*)-6-{propyl[2-(thiophen-2-yl)
ethyl]amino}-5,6,7,8-
tetrahydronaphthalen-1-ol

ロピナビル・リトナビル
lopinavir (JAN, INN)・
ritonavir (JAN, INN)

抗ウイルス化学療法剤 625

【先発品等】カレトラ
【効能・効果】HIV感染症

lopinavir

ritonavir

lopinavir
$C_{37}H_{48}N_4O_5$ ： 628.80

ritonavir
$C_{37}H_{48}N_6O_5S_2$ ： 720.94

ロピニロール塩酸塩
ropinirole hydochloride (JAN)

ropinirole (INN)

ドパミンD₂受容体系作動薬　116

【先発品等】レキップ,-CR　ハルロピ
【効能・効果】パーキンソン病

$C_{16}H_{24}N_2O \cdot HCl$ ： 296.84
4-[2-(dipropylamino)ethyl]-2-indolinone monohydrochloride

ロピバカイン塩酸塩水和物
ropivacaine hydrochloride hydrate (JAN)

ropivacaine (INN)

アミド型長時間作用性局所麻酔剤　121

【先発品等】アナペイン
【効能・効果】術後鎮痛, 硬膜外麻酔, 伝達麻酔

$C_{17}H_{26}N_2O \cdot HCl \cdot H_2O$ ： 328.88
(S)-N-(2,6-dimethylphenyl)-1-propylpiperidine-2-carboxamide monohydrochloride monohydrate

ロフェプラミン塩酸塩
lofepramine hydrochloride (JAN)

lofepramine (INN)

三環系抗うつ剤　117

【先発品等】アンプリット
【効能・効果】うつ病・うつ状態

$C_{26}H_{27}ClN_2O \cdot HCl$ ： 455.43
4'-chloro-2-[[3-(10,11-dihydro-5H-dibenz[b, f]azepin-5-yl)propyl]methyl-amino]acetophenone hydrochloride

ロフラゼプ酸エチル
ethyl loflazepate (JP, INN)

ベンゾジアゼピン系抗不安剤　112

【先発品等】メイラックス
【効能・効果】(1)神経症における不安・緊張・抑うつ・睡眠障害 (2)心身症における不安・緊張・抑うつ・睡眠障害

$C_{18}H_{14}ClFN_2O_3$ ： 360.77
ethyl(3RS)-7-chloro-5-(2-fluorophenyl)-2-oxo-2,3-dihydro-1H-1,4-benzodiazepine-3-carboxylate

ロペラミド塩酸塩
loperamide hydrochloride (JAN)

loperamide (INN)

止瀉剤　231

【先発品等】ロペミン
【効能・効果】下痢症 など

$C_{29}H_{33}ClN_2O_2 \cdot HCl$ ： 513.50
4-[4-(p-chlorophenyl)-4-hydroxy-1-piperidyl]-N,N-dimethyl-2,2-diphenylbutyramide hydrochloride

ロミタピドメシル酸
lomitapide mesilate (JAN)

lomitapide (INN)

高脂血症治療剤　218

【先発品等】ジャクスタピッド
【効能・効果】ホモ接合体家族性高コレステロール血症

$C_{39}H_{37}F_6N_3O_2 \cdot CH_4O_3S$ ： 789.83
N-(2,2,2-trifluoroethyl)-9-[4-({4-[4'-(trifluoromethyl)biphenyl-2-yl]carboxamido}piperidin-1-yl)butyl]-9H-fluorene-9-carboxamide monomethanesulfonate

ロミデプシン
romidepsin (JAN, INN)

抗悪性腫瘍剤・ヒストン脱アセチル化酵素（HDAC）阻害剤　429

【先発品等】イストダックス
【効能・効果】再発又は難治性の末梢性T細胞リンパ腫

$C_{24}H_{36}N_4O_6S_2$ ： 540.70
(1S,4S,10S,16E,21R)-7-[(2Z)-ethylidene]-4,21-bis(1-methylethyl)-2-oxa-12,13-dithia-5,8,20,23-tetraazabicyclo[8.7.6]tricos-16-ene-3,6,9,19,22-pentone

ロメフロキサシン塩酸塩
lomefloxacin hydrochloride (JAN)

lomefloxacin (INN)

ニューキノロン系抗菌剤　131, 132, 624

【先発品等】バレオン　ロメフロン,-ミニムス
【効能・効果】〈適応菌種〉肺炎球菌, 腸球菌属, 淋菌, 赤痢菌, インフルエンザ菌, 緑膿菌 など 〈適応症〉リンパ管・リンパ節炎, 慢性膿皮症, 骨髄炎, 肺炎, 中耳炎, 副鼻腔炎, 結膜炎 など

$C_{17}H_{19}F_2N_3O_3 \cdot HCl$ ： 387.81
(RS)-1-ethyl-6,8-difluoro-1,4-dihydro-7-(3-methylpiperazin-1-yl)-4-oxoquinoline-3-carboxylic acid monohydrochloride

ロメリジン塩酸塩
lomerizine hydrochloride(JAN)

lomerizine (INN)

カルシウム拮抗剤　219

【先発品等】ミグシス
【効能・効果】片頭痛

$C_{27}H_{30}F_2N_2O_3 \cdot 2HCl$ ： 541.46
1-[bis(4-fluorophenyl)methyl]-4-(2,3,4-trimethoxybenzyl)piperazine dihydrochloride

ロラゼパム
lorazepam (JP, INN)

ベンゾジアゼピン系抗不安剤　112,113

【先発品等】ロラピタ　ワイパックス

【効能・効果】(1)神経症における不安・緊張・抑うつ (2)心身症における身体症候並びに不安・緊張・抑うつ

$C_{15}H_{10}Cl_2N_2O_2$ ： 321.16
(3RS)-7-chloro-5-(2-chlorophenyl)-3-hydroxy-1,3-dihydro-2H-1,4-benzodiazepin-2-one

ロラタジン
loratadine (JAN, INN)
持続性選択H_1-受容体拮抗剤,
アレルギー治療剤　449

【先発品等】クラリチン,-レディタブ
【効能・効果】アレルギー性鼻炎, 蕁麻疹, 皮膚疾患(湿疹・皮膚炎, 皮膚瘙痒症)に伴う瘙痒

$C_{22}H_{23}ClN_2O_2$ ： 382.88
ethyl 4-(8-chloro-5,6-dihydro-11H-benzo[5,6]cyclohepta[1,2-b]pyridin-11-ylidene)-1-piperidinecarboxylate

ロルノキシカム
lornoxicam (JAN, INN)
オキシカム系消炎鎮痛剤　114

【先発品等】ロルカム
【効能・効果】(1)関節リウマチ, 変形性関節症, 腰痛症, 頸肩腕症候群, 肩関節周囲炎の消炎・鎮痛 (2)手術後, 外傷後及び抜歯後の消炎・鎮痛

$C_{13}H_{10}ClN_3O_4S_2$ ： 371.82
6-chloro-4-hydroxy-2-methyl-N-(2-pyridyl)-2H-thieno[2,3-e]-1,2-thiazine-3-carboxamide 1,1-dioxide

ロルメタゼパム
lormetazepam (JAN, INN)
ベンゾジアゼピン系睡眠導入剤　112

【先発品等】エバミール　ロラメット
【効能・効果】不眠症

$C_{16}H_{12}Cl_2N_2O_2$ ： 335.18
(±)-7-chloro-5-(2-chlorophenyl)-3-hydroxy-1-methyl-1H-1,4-benzodiazepin-2(3H)-one

ロルラチニブ
lorlatinib (JAN, INN)
抗悪性腫瘍剤/
チロシンキナーゼ阻害剤　429

【先発品等】ローブレナ
【効能・効果】ALK融合遺伝子陽性の切除不能な進行・再発の非小細胞肺癌

$C_{21}H_{19}FN_6O_2$ ： 406.41
(10R)-7-amino-12-fluoro-2,10,16-trimethyl-15-oxo-10,15,16,17-tetrahydro-2H-4,8-methenopyrazolo[4,3-h][2,5,11]benzoxadiazacyclotetradecine-3-carbonitrile

ワルファリンカリウム
warfarin potassium (JP)
warfarin (INN)
抗凝血剤　333

【先発品等】ワーファリン
【効能・効果】血栓塞栓症(静脈血栓症, 心筋梗塞症, 肺塞栓症, 脳塞栓症, 緩徐に進行する脳血栓症等)の治療及び予防

$C_{19}H_{15}KO_4$ ： 346.42
monopotassium (1RS)-2-oxo-3-(3-oxo-1-phenylbutyl)chromen-4-olate

JAPIC（一般財団法人日本医薬情報センター）の出版物

【医療用医薬品集】 （CD-ROM付） **14,300円**	●約50年の編集実績 ●網羅性、正確性にすぐれた、使いやすい医薬品集です ●「薬剤識別コード一覧」を収載 ●更新情報メールの無料提供（要登録） ●CD-ROM付き（Windows版）
【医療用医薬品集 普及新版】 **5,280円**	●医療用医薬品集の普及版 ●投与上必須の効能効果、用法用量、使用上の注意に着目し抜粋 ●重要な項目はそのまま掲載し、妊産婦、高齢者、小児等への投与はコンパクトにまとめてあります
【一般用医薬品集】 **9,900円**	●国内に流通する一般用医薬品を網羅。「要指導医薬品」も掲載しております。 ●最新の一般用医薬品添付文書をJAPICで収集し、編集 ●付録として、ブランド名別成分比較表、一般用医薬品のリスク区分（第1類～第3類）等を収載
【医療用・一般用医薬品集インストール版】 （CD-ROM） 年4回セット **26,186円** 単品 **14,300円**	●毎年1・4・7・10月にデータ更新版を発行 ●Windows版 ●医療用・一般用医薬品データを収載 ●"院内採用医薬品集"編集機能を搭載
【漢方医薬品集】 効能効果対応標準病名一覧付 **3,080円**	●国内流通の医療用漢方製剤、一般用漢方製剤の添付文書情報を網羅 ●医療用漢方製剤に対応する標準病名の一覧（効能効果対応標準病名一覧）を収録 ●医療用漢方製剤の製品番号索引を収録
【添付文書記載病名集】 医薬品の効能効果と対応標準病名 **9,350円**	●医薬品の「効能効果」（適応症）をICD10の標準病名に対応させ、更に臨床上利用される詳細な病名に対応しています ●医薬品に対応する標準病名の妥当性を臨床医師、薬剤師により評価し、◎、○、△で分類
【改訂新版 重篤副作用疾患別対応マニュアル】 第1集、第2集、第3集、第4集、第5集 各 **2,112円**	●本マニュアルは厚生労働省の重篤副作用疾患総合対策事業として、平成17年度から作成されているものです。改訂新版では新規作成マニュアルを含め令和4年2月公開までのマニュアルを纏め、見やすい書籍版として発刊しました
【成分から調べる 医薬品副作用報告一覧】 **9,900円**	●独立行政法人医薬品医療機器総合機構運営の医薬品医療機器情報提供ホームページにおいて2004年4月～2013年6月の間に報告された"副作用が疑われる症例報告に関する情報"を収録 ●症例報告の第一被疑薬となっている有効成分ごとに有害事象発現件数を集計、一覧表にしました
新薬承認審査報告書集 **【日本の新薬】** 全125巻 ●1～120巻各巻 **24,200円** ●121～125巻各巻 **30,800円** ●最新121～125巻セット **77,000円**	●日本における新薬の承認審査報告書の集大成版 ●新医薬品の承認審査報告書の平成10年1月～令和4年12月公開分までの審査報告書の全文を収録
【日本の医薬品 構造式集】 **1,980円**	●国内で販売されている医療用医薬品約1,500成分の構造式を収載（一部の高分子製剤、低分子製剤などを除く） ●構造式、一般名、化学名、薬効分類、効能・効果、分子量、分子式、先発品等の代表品を記載

お問合せ・お申込先　一般財団法人日本医薬情報センター（JAPIC）
東京都渋谷区渋谷2-12-15
事務局 渉外担当　TEL：0120-181-276　FAX：0120-181-461
（URL）https://www.japic.or.jp/

日本の医薬品 構造式集 2024

令和 6 年 3 月 15 日 発行

発行者　赤 川 治 郎

発行所　一般財団法人 日本医薬情報センター
（JAPIC）

〒150-0002　東京都渋谷区渋谷2-12-15
長井記念館 5 F
電話（03）5466-1811（代）
https://www.japic.or.jp/

発売所　丸 善 出 版 株 式 会 社
〒101-0051　東京都千代田区神田神保町2-17
神田神保町ビル 6 F
電話（03）3512-3256
https://www.maruzen-publishing.co.jp

©2024 ISBN978-4-86515-231-9 C3547　印刷 TOPPAN株式会社